U0063820

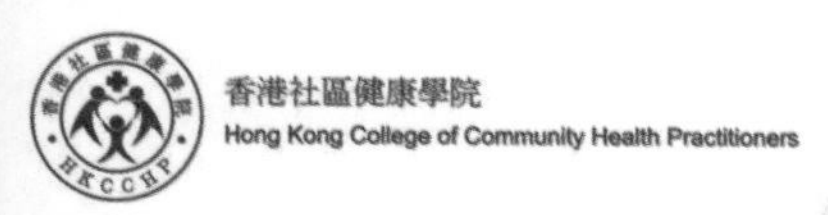


兒科專科醫生 趙長成
社會醫學專科醫生 方玉輝 合著

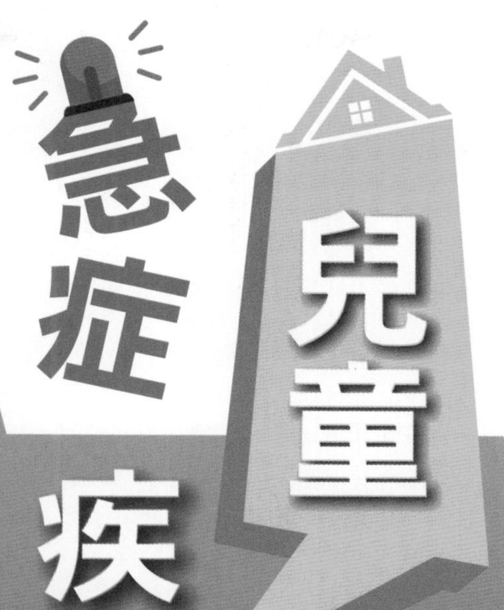

# 急症 兒童 疾病及意外

## 家庭應急手冊

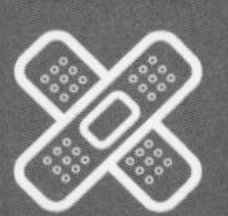

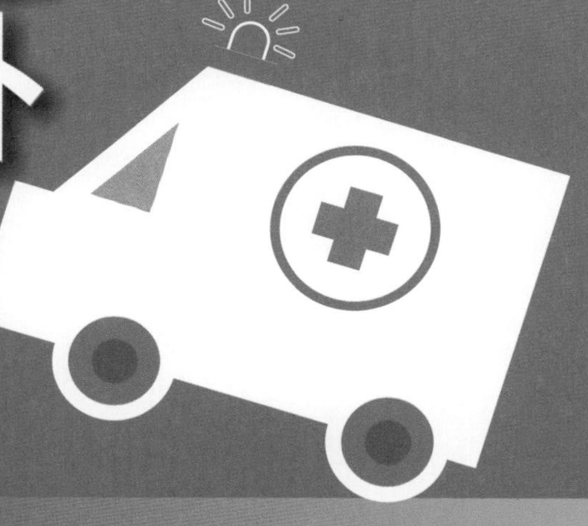

# 編者的話

這是一本專門為父母而寫的書，實際上是為了在兒童患急性病或者遇到危險的緊急意外情況下，為父母提供切實可行的幫助。

書中的資料都是通過臨床實踐檢驗而獲得的處理建議，以簡單易懂的形式和清楚明瞭的語言，引導父母按部就班依照程式處理兒童急性病，提供了：發高燒、腹瀉、肚痛、觸電、溺水、藥物中毒等近四十種情況下的處理方法。附錄還有：家庭急救箱、疫苗接種、家居及道路安全、運動及遊樂場安全、緊急救援電話等實用的資訊，為父母提供了在緊急情況下所需的簡要以及清晰的知識和指引，遇到緊急情況不會束手無策，找到方法挽救兒童的性命。

本書資訊豐富且具有權威性，方便迅速查找，是日常生活中必備的諮詢指南。

# 序一

孩子是父母的寶貝，天下間的父母都渴望孩子能夠無災無難、健健康康地成長，可是在成長的漫漫長路中，難免遇到一些波折挫敗，需要父母的扶持照護。要是遇上突發事故，例如意外或急性疾病，父母往往因為受驚而不知所措、進退失據，連自己也照顧不了，遑論照顧亟需他們照顧的孩子。

孩子不懂事，加上好奇活躍，特別容易發生意外。根據美國疾病控制及防禦中心的報導，美國 0 至 19 歲的兒童及青少年，每年死於意外受傷的超過一萬人，意外受傷的更是不計其數。至於急性疾病，兒童亦是高危一族，不論遺傳病、先天性毛病、感染、敏感等，都可以引發形形式式的急症，防不勝防。

為了給予孩子最佳保障，父母、家長、老師，以及負責照顧孩子的人士，必須做好準備，加深認識一般常見的兒童意外和急性症病，尤其要懂得怎樣活學活用意外的預防措施，以及常見兒童急症的處理方法。只有這樣，才可有效減少兒童意外，到了真正發生事故時，照顧孩子的人士也能夠處變不驚、臨危不亂，正確地給予孩子合適的照護。

基於上述原因，趙長成醫生和方玉輝醫生兩位構思籌備已久的本書終於面世，我感到很高興。我和兩位相識已久，他們都是享負盛名的資深醫生：趙醫生是兒科專家，曾擔任香港兒科學會會長；方醫生是社區醫學專家，曾擔任仁安醫院院長一職。兩位對兒童意外和急症有深刻的了解和經驗，基於對孩子的愛心，在百忙中出版本專書，就是為了讓孩子得到更好的照護和保障，我誠摯地向大家推薦這本好書。

霍泰輝教授

香港中文大學副校長

香港中文大學卓敏兒科講座教授

# 序二

我很榮幸得到趙長成醫生和方玉輝醫生的邀請，為他們的著作撰寫序言。趙醫生為資深的兒科專科醫生及醫療輔助隊前助理總監，其兒科醫學方面的心得深受家長及小朋友們的信任和愛戴。方醫生則為家庭醫學名譽臨床副教授及醫療輔助隊前高級助理總監，具豐富的臨床經驗，並在家庭醫學的教育和推廣上有傑出成就。由他們兩位撰寫有關兒童意外及急症的著作最合適不過。

不同成長階段的兒童對周遭的環境特別好奇，喜歡探索新事物，加上自身防禦及保護意識不足，有時難免會遇上意外。當發育中的兒童受到傷害，其影響可大可小，簡單可能只是輕微損傷，嚴重則有機會導致身體殘缺，甚至危害生命。可是，當意外發生的時候，不少人因急救知識不足或有誤解，未能及時作出適當的處理，最後弄巧反拙，加劇病情。家長在小朋友受傷或遇到急性疾病的時候亦難免驚慌失措，此書正好提供一個渠道，讓家長在意外發生之前懂得如何應對，防患未然。

本書以實用和精簡為主，將不同身體系統的常見疾病列出，讓讀者可以更容易掌握針對兒童的家居護理、意外、急病和常見疾病的知識及應對措施等。本書提供了要點列表、藥物治療、紅色警號、流程表等，方便日常及緊急情況下快速查閱。

本人深信本書能夠為大眾提供更多面對兒童急救和危疾的資訊和協助，保障兒童的安全，從而減輕家長的擔憂，讓兒童健康愉快地成長。

黃至生醫生

香港中文大學醫學院 賽馬會公共衛生及基層醫療學院（常務）副院長及教授

醫院管理局家庭醫學部榮譽顧問醫生

家庭醫學專科醫生

香港中文大學賽馬會大腸癌教育中心總監

# 序三

我自加入醫療輔助隊已認識方玉輝醫生和趙長成醫生，他們都是部隊的中堅份子，在急救醫學方面有豐富的知識及實戰經驗。除了實際參與服務外，他們亦為部隊出謀獻策，為本港市民提供安全的保障。

每當兒童遇上意外或生病時，父母和長輩是最為擔心的。香港大學在 2017 年公布的全港兒童受傷研究報告中，指出 2001 至 2012 年間約有 55 萬名 0 至 14 歲兒童曾因傷接受急症室服務。為保障兒童的安全，除了要為他們提供一個衞生及安全的環境外，兒童照顧者更要認識各種急性症狀、家居處理、預防方法、紅色警號和急救技巧。

本書正正是一本能提供上述重要資訊的書籍，為讀者深入淺出地介紹照料兒童的知識，保障兒童的安全，書中對各種常見的兒童意外及急症有系統地作出介紹，並提供簡單易明及有效的處理方法，本人謹向所有家長和兒童照顧者衷心推薦這本書。

最後，在此恭賀兩位作者完成了這部資料詳盡且具實用價值的書籍，也替大眾感謝他們一直以來對健康教育的貢獻。希望各位讀者能從中獲益，實現保障兒童健康快樂成長的願景。

許偉光

醫療輔助隊總參事

# 前言

從事醫療和急救的工作這麼多年，我們大家都曾經遇到不少各式各樣的例子。特別是在危急時，未能得到適當的處理而令病情加深，事件實在使人痛心，尤其是一些涉及兒童病患者。在我們的社區中，很多時都有兒童受到嚴重受傷的事情發生，例如在家中和學校都發生過食物哽塞而導致窒息死亡的個案。

小心照顧兒童、做好各項安全措施、學曉危急時照顧的技巧，都是大家要關注的事情。一些看來很普通的常識，很多家長、兒童照顧者和老師們都未必能夠把握，遇到危急及意外時又未能正確地處理，或甚至乎忽視或感到無助。有見及此，我們覺得需要將 2010 年出版的《兒童意外及急症家庭護理手冊》一書重新整理再出版，再次喚起大家對照顧兒童的關注。

這本書是從家長和兒童照顧者的角度出發，指出在家居環境、學校及戶外的情況下有可能發生的意外，並提供一些安全措施。這是一本容易翻查，使讀者們容易記憶的實用書籍。當中文字簡潔易明，並在一些重要的地方提供指引，讓大家參考，以決定是否將傷病兒童帶往見家庭醫生，或是立刻前往急症室。

本書內容包括了常見的意外，例如出血、燒傷灼傷、不省人事；急性症狀則包括發高燒、氣喘等；其他還有常見疾病、藥物的使用、疫苗接種等。我們希望家長們、老師們和照顧兒童的朋友能夠加深對兒童照料的知識，並靈活地應用各種技巧，使他們能夠在家中、在學校多一分保障，能夠健康地成長。

本書的修訂版很榮幸得到霍泰輝教授、黃至生教授和許偉光先生賜序，又得到醫療輔助隊前參事劉庭亮先生協助審閱稿件和提點，並提供不少寶貴意見，感謝他們的支持和鼓勵。同時，萬里機構的編輯和同事們給予全力支援，令編排和製版工作能夠順利完成，在此謹向各位致以萬二分的謝意。

趙長成
兒科專科醫生
英國皇家兒科醫學院榮授院士
香港兒科醫學會會長（2012-2014）
香港社區健康學院社區衛生應急管理科總監
前醫療輔助隊助理總監（少年團）
香港中文大學兒科名譽臨床副教授

方玉輝
社會醫學專科醫生
澳洲雪梨大學公共衛生科碩士
香港醫學專科學院院士（社會醫學）
香港社區健康學院院長
香港中文大學家庭醫學名譽臨床副教授
香港大學家庭醫學及基層醫療系榮譽臨床副教授
香港理工大學專業進修學院高級講師

# 香港社區健康學院簡介

香港社區健康學院於 2017 年 12 月成立，學院的使命是建立社區健康師的專業能力和為智慧型社區健康作出貢獻。學院的目標在於提升社區健康的專業工作、優化社區健康護理的素質、推動社區健康師的培訓和持續教育及科研的工作。學院的事務循着社區、專業和學術三個方向去發展，至今成立了專責的社區衞生應急管理科、學生事務，以及社區寧養關護科、健康快樂社區策略小組和編輯委員會。除了本港的工作，包括與葵涌中南分區委員會於 2018 年 10 月協辦「葵涌中南分區健康日——健康快樂每一天」，學院亦參加大灣區醫療衞生健康發展的活動，如惠港國際衞生健康講座。

社區健康是整個社會的事務，學院團隊來自各專業、學術教育界及社區服務的人士，有家庭醫生、專科醫生、牙科醫生、中醫師、中醫學博士、護士、精神科護士、職業治療師、放射技師、物理治療師、營養學家、大學講師和教授、醫療管理專家、公共衞生預防科碩士、運動醫學體育科學碩士、輔助醫療急救導師、特許會計師、大律師、資訊科技專家、數據科學專家、公共行政專家、專業老師和中學校長、以及衞生健康科的本科生和畢業生。同時，成員亦各自擁有多元的背景和經驗，包括國際衞生健康顧問、醫院院長、高級公務員、資深顧問護師、大學保健處處長、診所經理、健康體育教練、私營公司總裁、區議員、政策研究員、藥廠銷售主管和推廣統籌、醫療集團部門經理等。學院亦很榮幸邀請到資深大學教授擔任學院顧問，指導發展事宜。

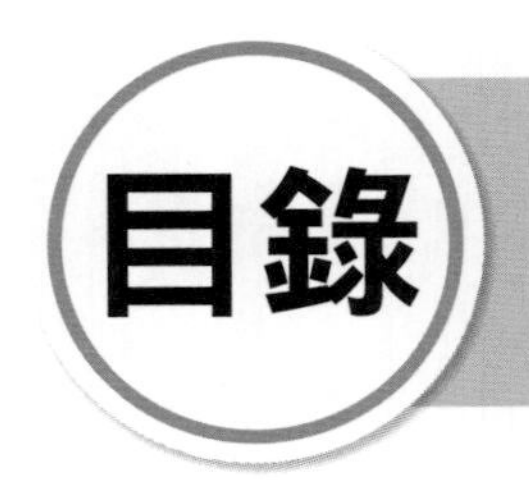

# 目錄



## I 基本須知



## II 急性症狀

## III 意外創傷及急救

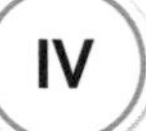

## IV 常見疾病

## 附錄 實用資料

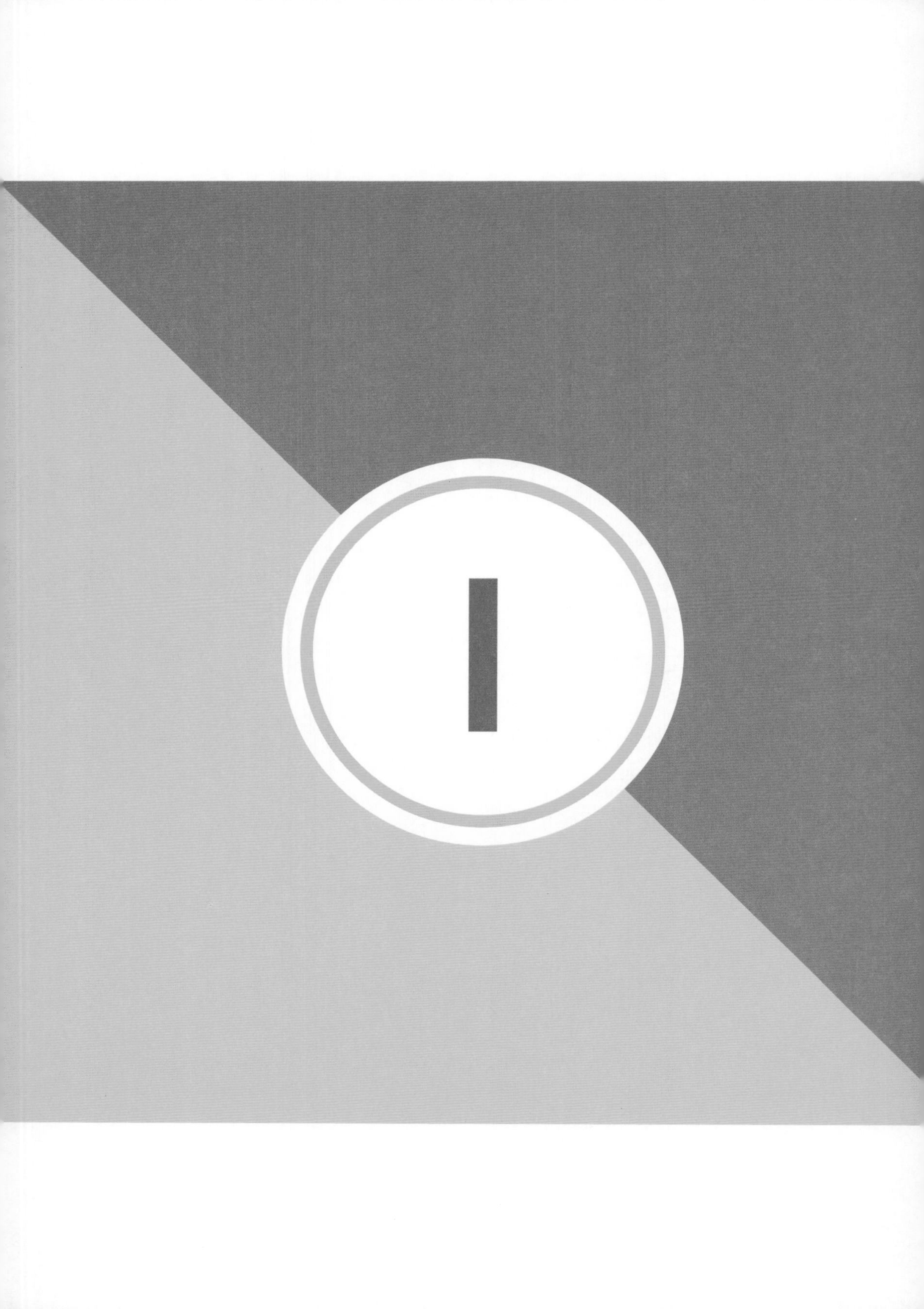
I

# 基本須知

# 如何使用本書

（作者註：本書的內容是提供醫療意見的參考資料，不能視作代替醫學診療；任何健康問題都應諮詢專業的醫護人員。）

## 這本書以實用和精簡為主：

Ⅰ. 介紹看醫生的要點、症狀提示、量度體溫、藥物的使用、以及如何照顧病兒。

現以「發高燒」為例，
令讀者更易理解。

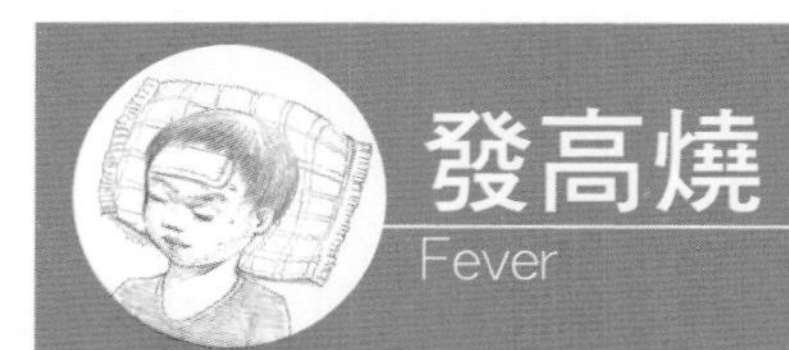

# 發高燒

Fever

簡易的闡述

**發高燒並不是一種疾病，而只是一種症狀，它提醒父母及醫生，孩子可能患上疾病。無論是肛探、耳探、口探或腋探，39.5℃（103 ℉）或以上稱為高熱，而41℃（106 ℉）被稱為超高熱。**

家居處理及預防

## 家居處理

處理發燒兒童，服食藥物和家居護理是相輔相成的。護理的方法因人而異，也因不同病因而需調整，應個別請教醫生，下列方法只能作參考和一般指導。

- 沖溫水浴

  可擴張汗腺，有助退燒，尤其適用於發高熱者，效果比抹身為佳。水溫應維持於30-35℃（86-95 ℉），需避免在通風地方進行，全身需浸入水內約 10-15 分鐘。

  最好是吃退燒藥或塞肛後半小時才進行，這可減少小孩抽筋的機會。

- 火酒

  單用火酒抹身會使孩子不適，不宜使用。

  切勿加火酒於溫水浴內，因火酒遇熱會蒸發，吸入後會引致昏迷。

- 退熱貼及冰袋

  用物理原理退燒，成效緩慢，高熱時必須和退熱藥合用才奏效。退熱貼可貼於前額，既可退熱也可止頭痛；如孩子不合作而撕掉，則可貼於背部。

- 衣服

  只需穿適量衣服，和平時一樣，尤以長袖鬆身單衣為佳。

- 空氣

  應保持空氣流通，但切勿讓小童正面吹疾風。室溫應保持適中，維持於 22-26℃（72-79 ℉）之間。

- 食物

  選擇容易消化和不油膩的食物，最好少食多餐，宜流食或半流食，不要灌水，以免嘔吐。每天應飲 8 杯水或飲品。如：稀粥、溫和的湯水、稀奶、豆漿、稀蘋果汁和不含氣的飲料等。

- 一般護理

  注意口腔衛生，常用溫水或鹽水漱口，可避免口腔潰瘍，唇乾可用水濕潤咀唇。多休息，暫停運動。

兒童急症疾病及意外家庭應急手冊

36

Ⅱ．則是一些急性症狀。
Ⅲ．包括常見的意外及急救方法。
Ⅳ．為兒童的常見疾病。
附錄　為一些實用資料。
每章的內容中列出多項提示：簡易的闡述、重點解釋、實用資料、特別警告、要點列表、藥物治療、紅色警號、家居處理及預防、流程表，方便平時及緊急的情況下查閱。

▲ 很多老人家會給孩子穿上厚衣或用厚被焗汗，這有礙退熱，更容易引起高熱痙攣，全身抽筋。

ⓘ 一般注射防疫針只會產生低燒。出牙、長高、普通頭傷等都不是發高熱成因。 —— 重點解釋

常見引致發高燒的疾病

| | |
|---|---|
| ‧ 流行性感冒、中耳炎、鼻竇炎 | ‧ 肺炎、肺結核、支氣道炎 |
| ‧ 喉炎、扁桃腺炎、咽喉炎、齦口炎 | ‧ 川崎病、風濕熱 |
| ‧ 尿道炎、腎盂炎 | ‧ 闌尾炎（盲腸）、腹膜炎 |
| ‧ 腸胃炎、傷寒 | ‧ 腦炎、腦膜炎 |
| ‧ 玫瑰疹、麻疹、猩紅熱 | ‧ 中暑 |

—— 要點列表

高熱可能引起的後果

很多父母都誤認為高熱代表危險、低熱代表安全，這是錯誤的。其實疾病的嚴重性與發燒高低無直接關係，反而和發燒的成因有關；低燒的腦炎造成的傷害，往往比高燒的玫瑰疹或尿道炎嚴重。

一般的發燒在 38.5-40℃（101.3-104 ℉）的範圍，是身體對付病菌、病毒入侵的正常反應。發燒時，白血球增多、抗體增加、吞噬細胞作用提升，循環系統（運輸系統）速率加快和肝臟解毒增強，並不會燒壞腦的。當然，超高熱 41℃（106 ℉）以上時，情況則迥然不同。超高熱可引起代謝增加、氧氣和能量大量消耗，中樞神經興奮性增高，可引致抽搐，對人體危害性很大。

紅色警號 —— 紅色警號

孩子發燒時，父母應不斷觀察（高熱時每 2 小時，低熱時每 4 小時），記錄發燒溫度和時間，評估精神狀況，留心呼吸情況，觀察小便、大便、嘔吐、痛症（口、喉、耳、關節）、皮疹和進食（包括藥物）情況。如有下列任何一項情況發生，父母應盡速帶孩子就診或到急症室。

| | |
|---|---|
| ☐ 昏迷、癱瘓 | ☐ 全身抽搐（抽筋）、頸梗僵直 |
| ☐ 呼吸困難、嚴重胸痛 | ☐ 皮下出血 |
| ☐ 面色蒼白或轉藍 | ☐ 咽食困難 |
| ☐ 咽（喉）痛、猛流口水 | ☐ 神志不清、精神恍惚 |
| ☐ 嚴重嘔吐 | ☐ 吃藥後情況急劇轉壞 |
| ☐ 腹瀉、腹痛 | ☐ 任何年紀，體溫在 40.5℃（104.9 ℉）或以上 |
| ☐ 腰痛、脫水 | ☐ 3 個月以下嬰兒體溫在 38.5℃（101.3 ℉）以上 |

Ⅱ．急性症狀

37

# 如何使用本書

特別警告

藥物治療

實用資料

抗生素（俗稱「消炎藥」Antibiotics）。這絕不是退熱藥，全無治標之用。如遇細菌感染，則有助殺菌因而退熱；遇上了濾過性病毒，抗生素便作用徒然。此外，抗生素可能會引起紅疹、嘔吐、肚瀉和增加抗藥性等問題，未經醫生處方，不宜亂用。

藥物治療

高熱時，孩子必須儘早服退燒藥，既可避免超高熱所構成永久傷殘或全身抽筋（高熱性抽搐），又可減輕孩子痛苦，從而增加食慾和減少脫水。常用的家居退燒藥物包括「口服藥」和「塞肛藥」，個別情況請跟隨醫生指引，下列資料只可供參考之用：

- 撲熱息痛片（Paracetamol）（例：必理痛）
  比較安全，可於便利店和超市處買到。過量服用可導致肝細胞壞死，肝病患者、新生及不足月的嬰兒、和小孩脫水時要特別小心。
- 非類固醇消炎片（例：Brufen；Ponstan；Indocid）
  可退熱、止痛及消炎。可引起胃痛和胃出血，需跟醫生指引或混合胃藥用。
- 水楊酸、阿士匹靈（Aspirin）
  十分有效，但有相當程度的危險，18歲前不應使用，尤其對G6PD（代謝酶）缺乏者，容易引起腸胃出血、胃痛、雷韋氏綜合症、甚至死亡。
- 塞肛藥、解熱栓（Suppository）
  效果通常比較強及快，但塞肛會引起孩子不快和痛楚，過量會引致超低溫，同樣危險。適合於高熱、尤其有嘔吐或神志不清的患者。

父母應定時持續觀察孩子，應診時詳告醫生病情及服藥紀錄。父母必須明白高熱並不是疾病，而是症狀。吃了退燒藥後燒退了，但不代表病已痊癒，如有下列任何一項，雖毋須到急症室，但必需翌日求診。

| | | |
|---|---|---|
| • 未明原委的發燒 | • 流鼻涕、咳嗽、胸痛、氣促 | • 面色蒼白、眼白發黃 |
| • 發燒超過 24 小時 | • 耳道流膿、耳痛 | • 全身肌肉痠痛 |
| • 燒退後，再復發 | • 尿頻尿急、腰痛 | • 皮膚潮紅、出疹 |
| • 喉嚨痛 | • 腹痛、腹瀉 | • 患者有抽筋病史 |

高熱並不等於危險，亦不一定會壞腦或變腦膜炎和肺炎，父母應保持冷靜，切忌亂用藥，造成更多傷害。

兒童急症疾病及意外家庭應急手冊

38

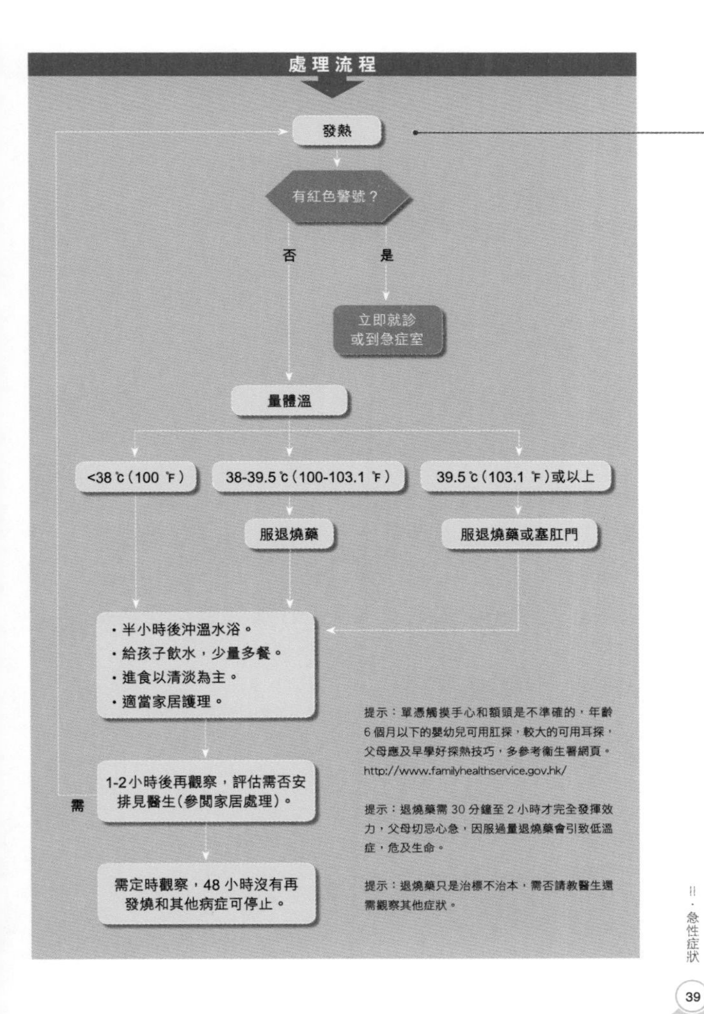


**參考資料：**

方玉輝、趙長成、劉庭亮主編《聯手抗疫防流感》萬里機構出版，2018年　香港

趙長成著《健康基本法：兒童疾病識別與護理》新雅文化事業有限公司出版，2009年　香港

方玉輝著《醫生話你知》和平圖書有限公司出版，2009年　香港

方玉輝主編《實用急救手冊》香港醫療輔助隊，2011年修訂版　香港

方玉輝主編《家庭醫學》：中文大學出版社出版，2000年初版、2003年修訂版　香港

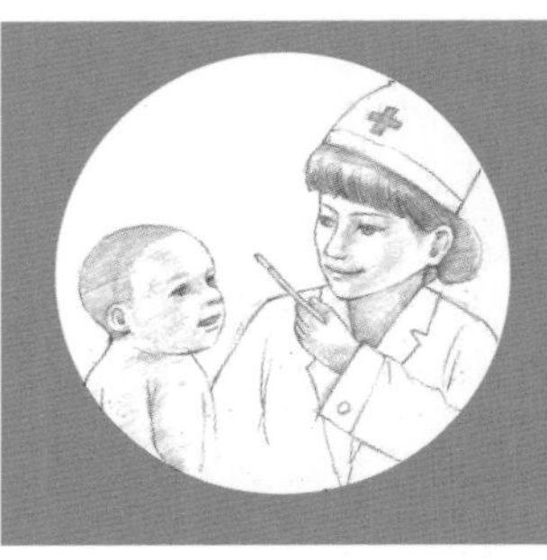

# 看醫生

## 為何去看醫生？

現時大多數的家庭都是生育一至兩個孩子，因此，兒童在我們的社會裏是非常矜貴的。基於家長的觀念、經驗和經濟基礎，在兒童生病時，有些人會選擇帶孩子去看兒童專科醫生，有的會有家庭醫生。不論是哪一種安排，當兒童感到不適，抑或是家長、兒童的照顧者發覺孩子的身體有問題時，便應往見醫生。有時，家長可先行致電醫生，作初步查詢，才決定是否需要見醫生。

ℹ 若是意外或危急的情況，便要趕快去見醫生，或者考慮直接到急症室。

## 把症狀告知醫生

- 家長向醫生提供詳細的病情，有助診斷和作出合適的治療，兒童通常不能清楚地表達和描述病情發生的經過。
- 家長及照顧兒童的成年人要留意孩子的症狀，在醫生問症時作出回答。
- 鼓勵兒童説出自己的感覺和讓較大的兒童直接回答醫生的問題。
- 如果是看「新」的醫生時，記着將孩子的病歷，如哮喘及住院紀錄，以及藥物敏感等告知醫生。
- 同時，也將自己的想法和期望告訴醫生，好讓醫生知道要解決些什麼問題，和為孩子做些什麼事情。
- 如果問題比較多時，可以先行寫在紙條上，看着題目問醫生。

ℹ
- 何時開始不適？
- 有些什麼異常或不舒服？
- 病狀的發展和變化？
- 誘因及與病情可能相關的事情，包括旅行、社交活動。
- 在家中做了什麼處理？
- 曾經給予的藥物。

- 體溫的紀錄。
- 精神狀況及神志的變化。
- 呼吸的異常。
- 任何痛楚？
- 流血或異常的分泌物？
- 小便次數、顏色及有否痛楚？
- 腹瀉次數和大便的外觀。
- 肚痛的情況。
- 嘔吐和嘔吐物。
- 食慾不振？
- 吃了什麼東西？

### 醫生的處理

- 醫生在問症後會為孩子作出檢查，父母及陪同的家人或照顧者可從旁協助，讓孩子和醫生建立互信。
- 醫生會提出診斷的意見。
- 講解病情及護理的要點，包括病因、併發症、防範措施、進食及戒口、何時可以返學、需否覆診等。
- 如病情需要，處方藥物，以及作進一步的檢查和化驗。

##  家居處理

切記醫生與兒童的父母及其照顧者是合作伙伴，不存在對立的關係。

> ⚠ 徵狀和病情都會有變化，縱使依足醫囑，也有可能出現意料之外的事情。
> 最重要的是留意孩子各方面的狀態，與醫生保持溝通。

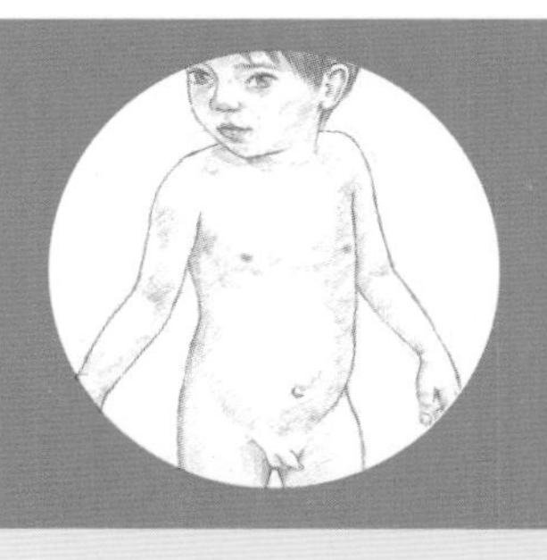

# 症狀提示指南

當發現孩子不舒服，健康上確有異常表現，即是症狀，而又不清楚孩子究竟患了甚麼病時，可查閱下列的症狀指南。這裏把兒童的身體分為六個部分，用圖解方式說明各部分可能出現的症狀和可能的疾病，方便大家進一步查閱相關的內容。

## 眼、口、頭皮

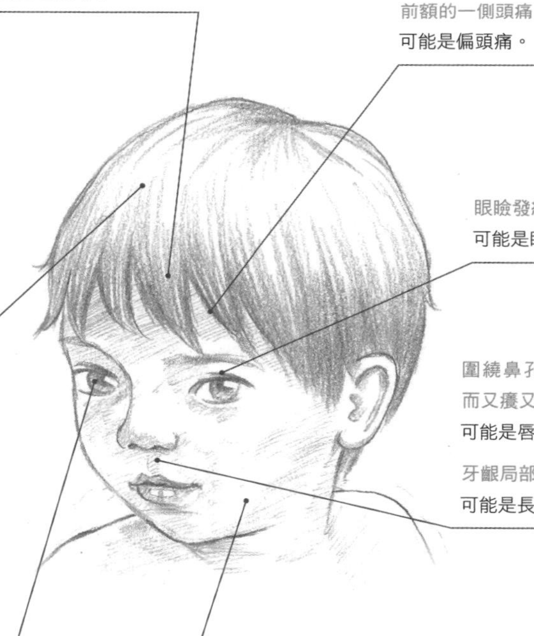

## 耳、鼻和喉

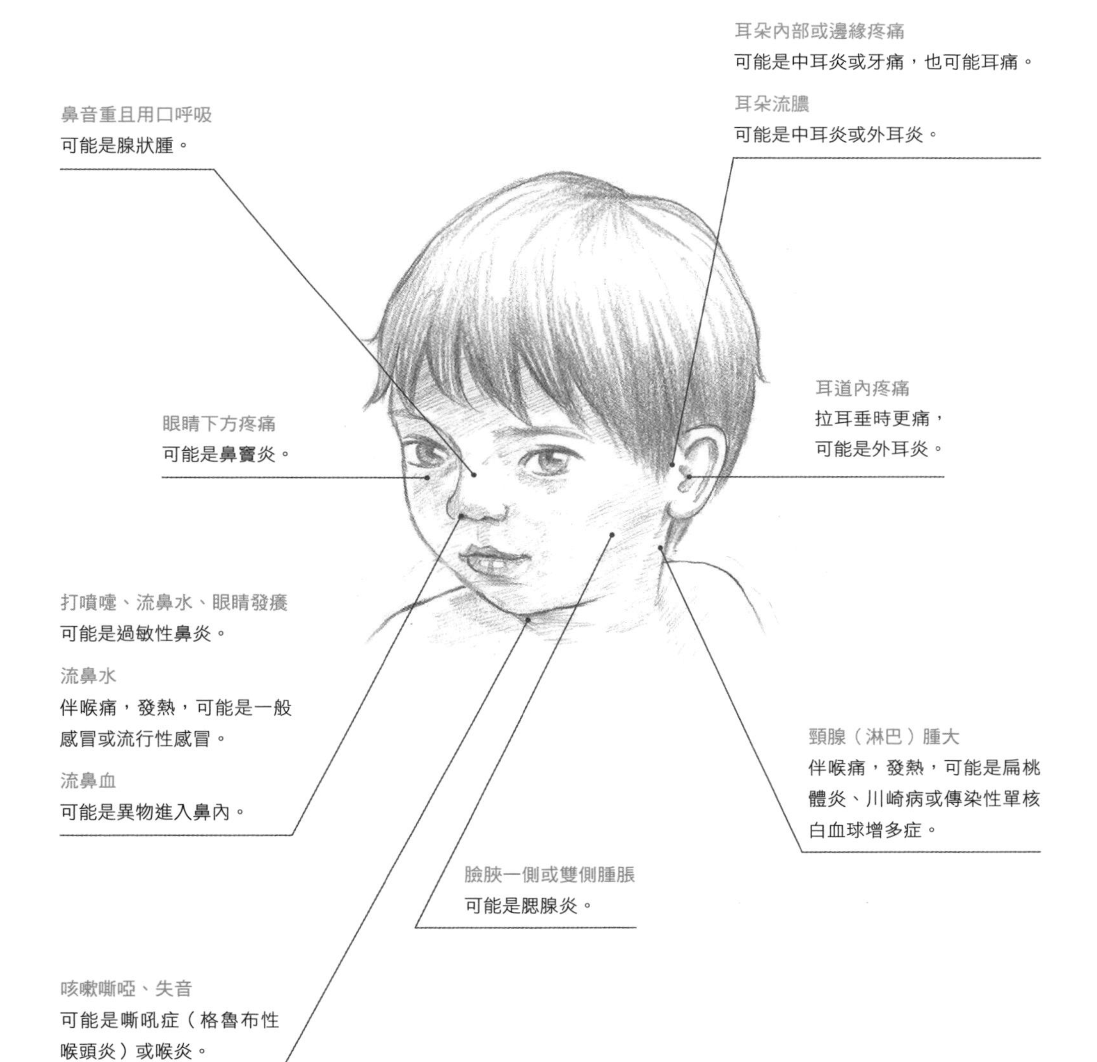
耳朵內部或邊緣疼痛
可能是中耳炎或牙痛，也可能耳痛。
耳朵流膿
可能是中耳炎或外耳炎。
鼻音重且用口呼吸
可能是腺狀腫。
耳道內疼痛
拉耳垂時更痛，
可能是外耳炎。
眼睛下方疼痛
可能是鼻竇炎。
打噴嚏、流鼻水、眼睛發癢
可能是過敏性鼻炎。
流鼻水
伴喉痛，發熱，可能是一般
感冒或流行性感冒。
流鼻血
可能是異物進入鼻內。
頸腺（淋巴）腫大
伴喉痛，發熱，可能是扁桃
體炎、川崎病或傳染性單核
白血球增多症。
臉頰一側或雙側腫脹
可能是腮腺炎。
咳嗽嘶啞、失音
可能是嘶吼症（格魯布性
喉頭炎）或喉炎。

## 腹、胸和背

呼吸急促、困難
一歲以下的嬰兒感冒後出現此現象，可能是毛細支氣管炎；較大的孩子小心肺炎和哮喘。

咳嗽發作時因吸入空氣而產生哮喘音
可能是百日咳。

乾咳伴發燒、呼吸困難，可能是支氣管炎。

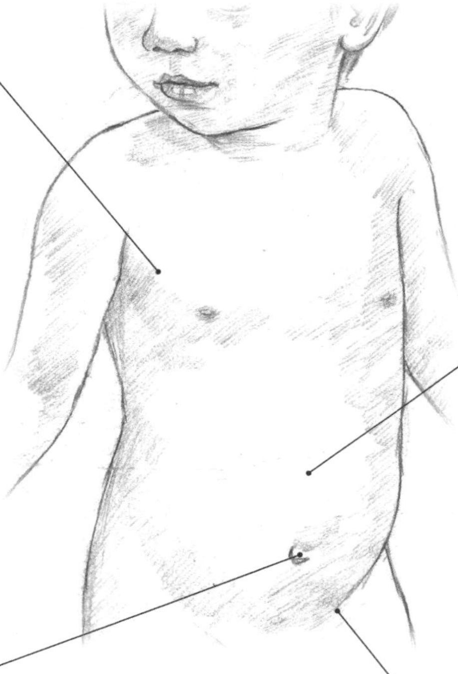

腳縮起像胃痛的樣子
三個月以內的嬰兒有此症狀，加上哭泣，可能是腹絞痛。

噴射性嘔吐
新生嬰兒在餵奶後強烈嘔吐，可能是幽門狹窄。

嚴重痙攣性腹部絞痛
一歲以下的嬰兒，伴嘔吐，大便呈紅色膠凍狀，帶血及黏液，可能是腸套疊。

肚臍處有不痛的突出物
用力或咳嗽時會變大，可能是臍疝。

腹股溝部分長出不痛的突出物，用力咳嗽時會變大，可能是腹股溝疝氣。

## 生殖器和腸道

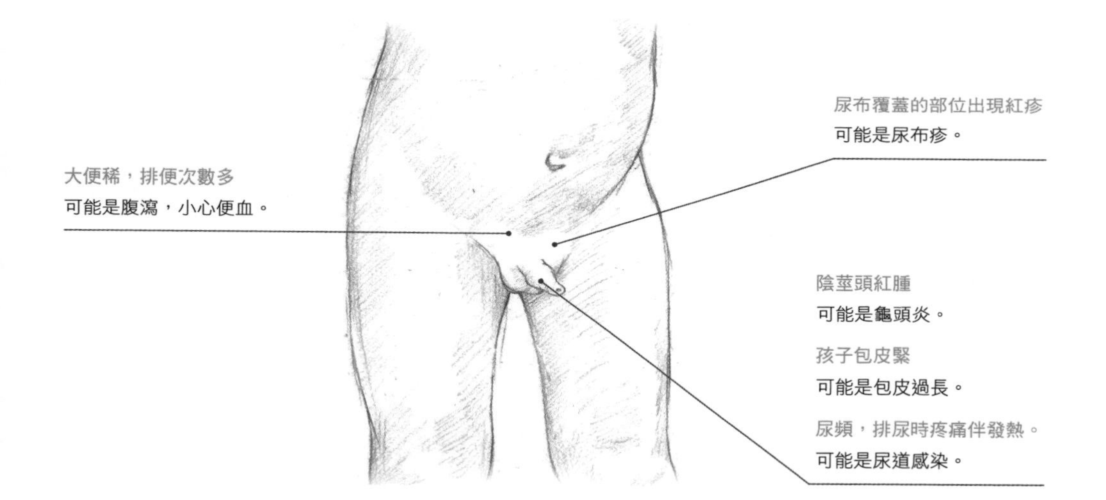

尿布覆蓋的部位出現紅疹
可能是尿布疹。
大便稀，排便次數多
可能是腹瀉，小心便血。
陰莖頭紅腫
可能是龜頭炎。
孩子包皮緊
可能是包皮過長。
尿頻，排尿時疼痛伴發熱。
可能是尿道感染。

## 臂、手、腿和足

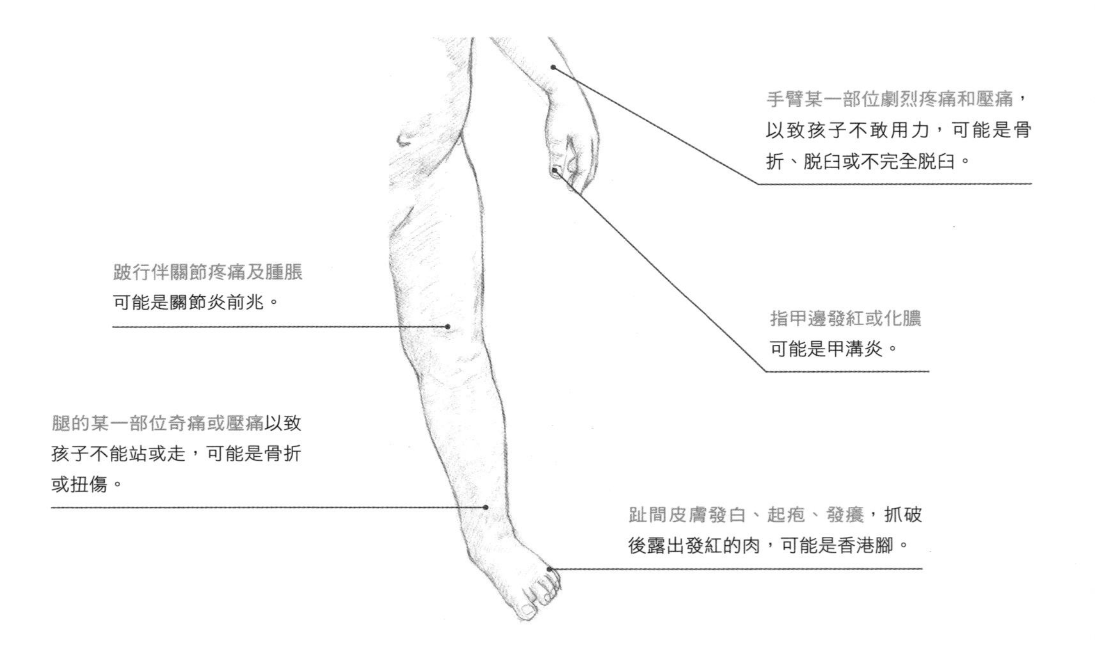
手臂某一部位劇烈疼痛和壓痛，以致孩子不敢用力，可能是骨折、脱臼或不完全脱臼。
跛行伴關節疼痛及腫脹可能是關節炎前兆。
指甲邊發紅或化膿可能是甲溝炎。
腿的某一部位奇痛或壓痛以致孩子不能站或走，可能是骨折或扭傷。
趾間皮膚發白、起疱、發癢，抓破後露出發紅的肉，可能是香港腳。

## 皮膚

一小片皮膚發癢，出現紅斑或灰斑，向外呈環狀擴展，而中間的皮膚看來則正常，可能是癬。

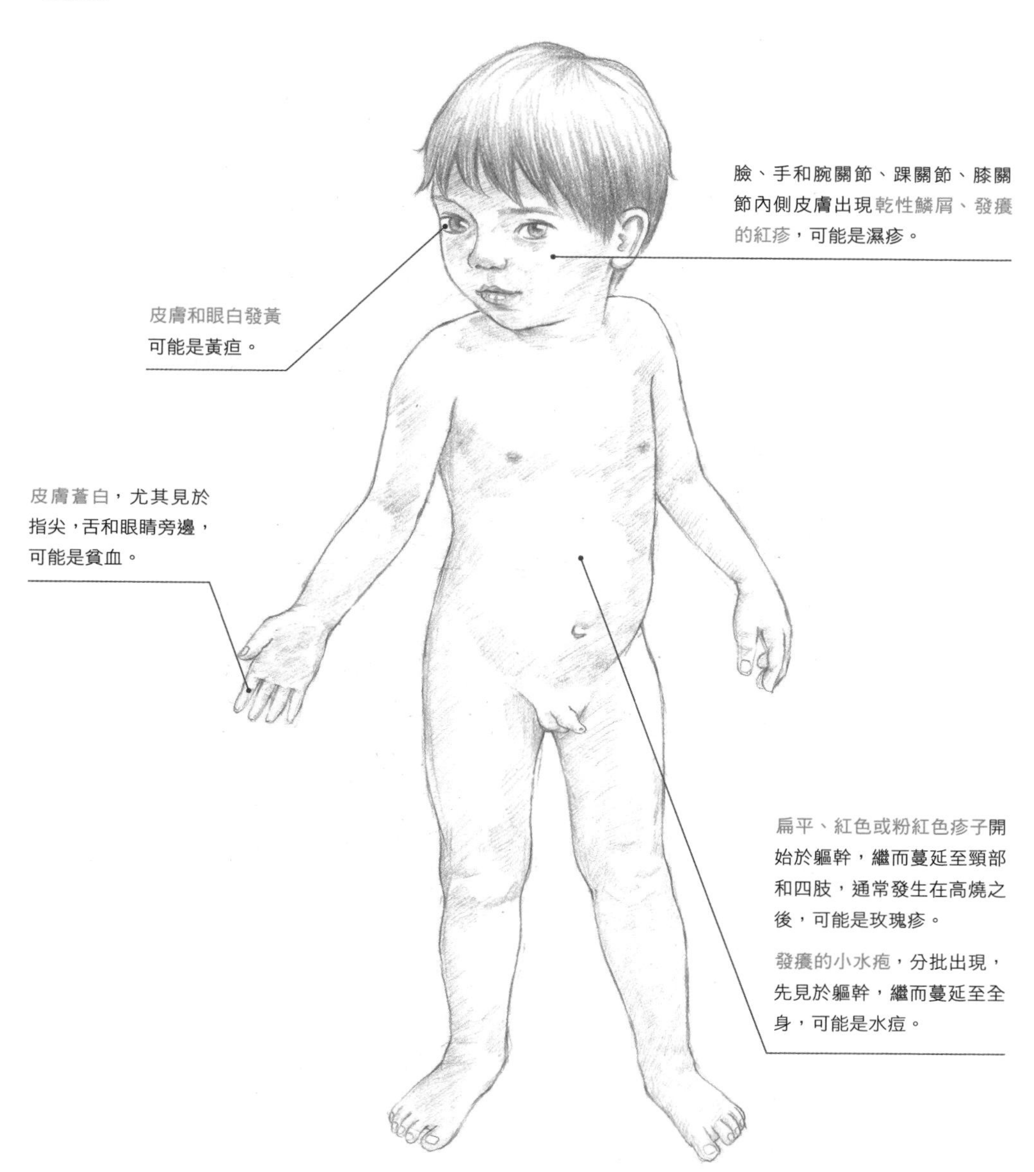


在紅色基底的皮膚上，成批出現白色發癢的腫塊，可能是蕁麻疹。

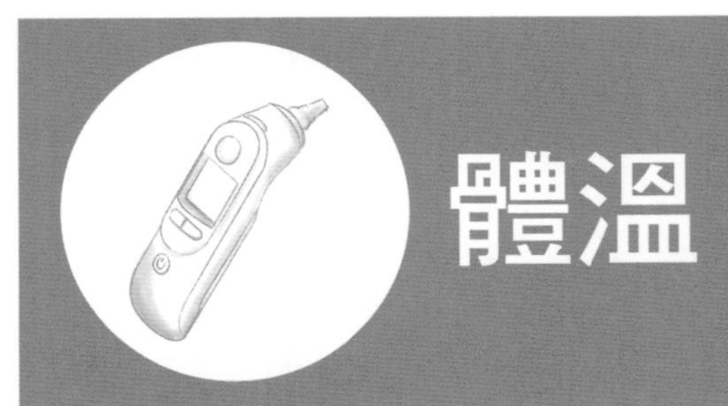

# 體溫

- 兒童的正常體溫在 36-37.8℃（96.8-100 ℉）之間，如果超過 38℃（100.4 ℉）屬發燒現象；如果低於 35℃（95 ℉）便屬體溫過低。
- 前額不正常的發熱是孩子發燒的最先徵狀，但單憑手觸額頭而評估發熱並不可靠。為了慎重起見，必須用體溫計測量體溫。
- 由於小孩子腦部的溫度控制中心尚未成熟，孩子的體溫會比成人上升得更快。如果有發燒現象，必須在 20 分鐘後再度測量。
- 體溫隨孩子的活動程度和日、夜間的不同而有差別。早晨體溫最低，因夜間睡眠時很少有肌肉活動，而經過白天的活動之後，在下午的後段時間體溫最高。另外，孩子跑步或大哭後體溫也會升高。如有懷疑，必須讓孩子安靜下來，等 20 分鐘後再測量。
- 高體溫只是疾病的一種徵狀，不能準確地顯示孩子的健康狀況和病因。
- 孩子（尤其是嬰兒）可能在沒有發燒的情況下，已經病得很重。父母必須整體評估孩子的狀況，不要誤會孩子無燒便是無病。

## 體溫計

體溫計有兩種：水銀體溫計和電子體溫計，以水銀體溫計最為正確。

- 水銀溫度計是玻璃製成，中間有一中空細管，當水銀遇熱膨脹沿細管上升到某一刻度，就是溫度的度數。使用前要用力甩，使水銀柱降到攝氏 35℃（95 ℉）以下。在使用後用火酒或冷水清洗，切不可用熱水，以免玻璃碎裂。
- 電子體溫計快速、安全而且方便，不同型號可以用於口部、肛門、額頭和耳道。最為廣泛地採用的是紅外線耳溫計。

**水銀溫度計量體溫之要點**

- 在孩子剛跑步或飲食後，需等 20 分鐘才量體溫。
- 當孩子口中含着水銀體溫計時，成人不要離開。

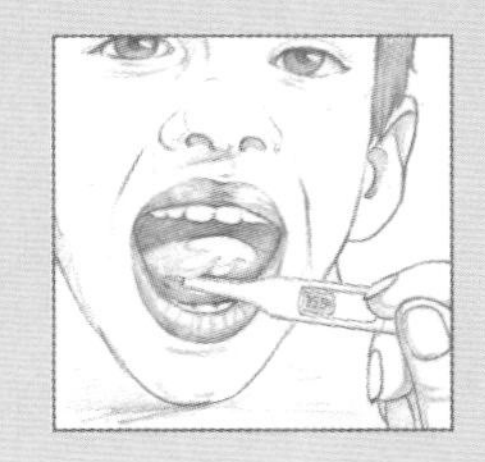

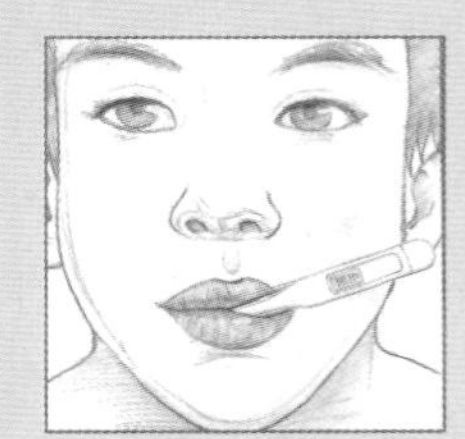

- 如果體溫計意外碎在孩子口中，要迅速、小心地清除玻璃碎片。如果孩子吞入水銀，不用驚慌，因探熱針的水銀是金屬，不會被融化及吸收的。為安全計，應告訴醫生。
- 為減少意外，口用水銀體溫計並不適用於 6 歲以下孩子。
- 用水銀體溫計探女孩肛門時，切忌錯插陰道。
- 用腋下探熱方法並不準確，不宜採用。

### 紅外線耳溫計

- 利用紅外線探測耳膜溫度。
- 一定要正確地放在耳道內才能準確量度。
- 使用方法：應先參考生產商的使用手冊，每次使用前都要套上新和清潔的護套。探熱時，要把耳道拉直（向後及向外拉直），才把探測器放入耳道內。
- 6 個月大或以下嬰兒、患中耳炎或外耳阻塞的兒童，肛探仍是較合適的方法。
- 如對探測結果有懷疑，可和肛探相比較。

註：可參閱衞生署家庭健康服務網頁：http://www.familyhealthservice.gov.hk/tc_chi/health_info/class_topic/ct_child_health/ch_parenting_p4.html

### 肛探體溫計

- 適用於任何年齡嬰孩，但較大的孩子會十分抗拒。
- 使用時，在水銀柱的一端塗抹少許潤滑油。
- 將嬰兒平臥，一隻手抓住嬰兒雙足跟，手指置於雙踝之間以免相互摩擦，提起嬰兒雙腿；或讓嬰兒伏在腿上，用一隻手扶住嬰兒背部，以免其扭動。
- 由肛門輕輕插入體溫計，保持在約 2.5 厘米（約 1 吋）的深度。
- 在約兩分鐘後取出體溫計，記錄讀數。

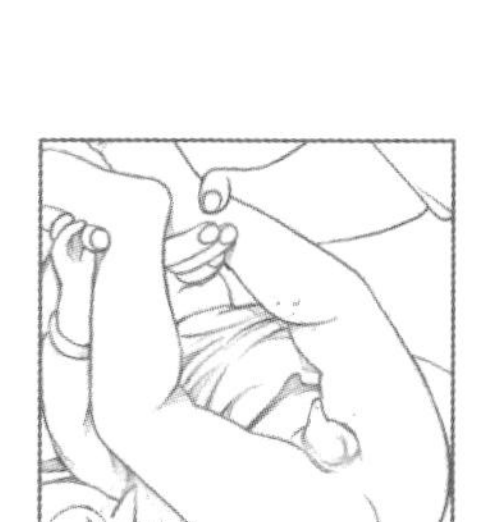

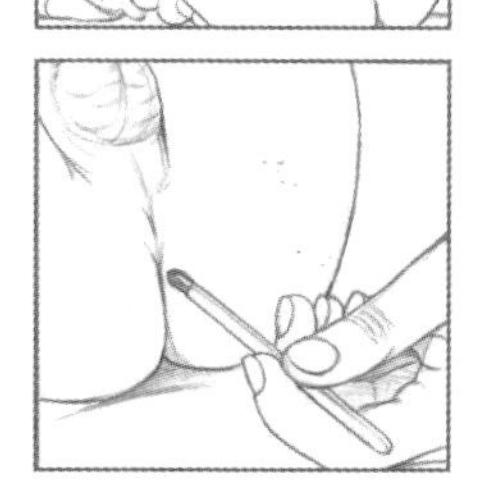

- 生病時，體溫升高是身體對感染的一種正常的生理反應，也是身體調動防禦功能的一種標誌。
- 發高燒使兒童很不舒服，表現出煩燥好哭，嬰幼兒還易引起痙攣（抽筋），所以小兒高熱時的重要措施是設法降低體溫。
- 如何照料發燒的孩子，請參閱「發高燒」一章。

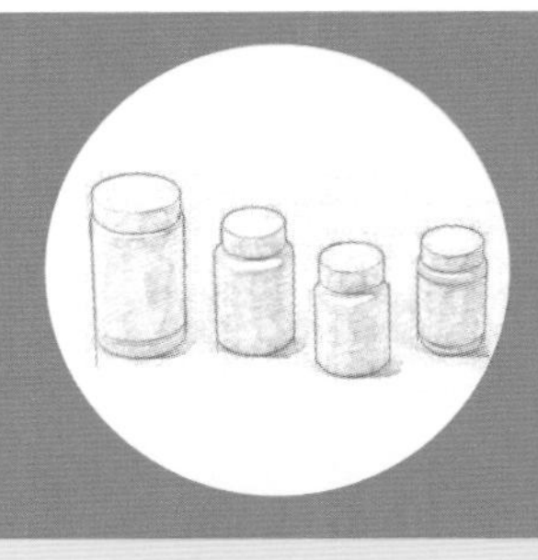

# 藥物的使用

孩子生病時，醫生可能開藥給病兒使用，而在耳、鼻或眼睛有不適時，會使用外用滴劑治療。盡量多向醫生請教有關的知識，譬如所用藥物有無副作用？給藥時需要不需要禁食？要特別注意哪些問題等。

- 給藥必須謹慎核對藥物的資料，特別是名字，確保孩子無用錯別人的藥。
- 必須查核藥物的用法、用途、份量、途徑、忌諱等。
- 必須查核藥物的有效日期和有否正確地貯藏（雪櫃內）。

## 家居處理

- 許多藥物製成糖漿，便於幼兒服用，可用匙羹或針筒餵食，較年長的兒童可服用片劑或膠囊。
- 遇到孩子不肯服藥時，可以哄騙一下，但態度要堅決，卻不要粗暴，如果兒童完全抗拒的話，就只好強行了。
- 給藥後，要給孩子多飲暖開水，但不要過量，以免引致嘔吐。

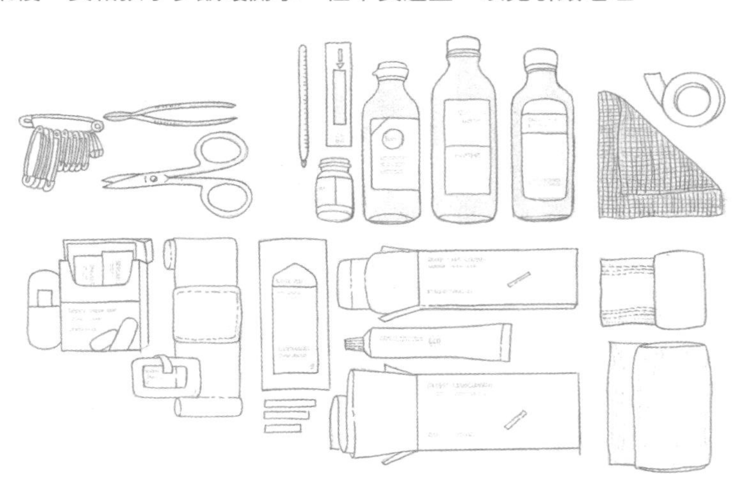

- 給嬰幼兒餵藥時甚感困難，因他們常扭動，最好請家人幫助。
- 餵藥時，將病兒抱好，使頭部仰高，千萬不要平臥，以免藥物吸入氣管或肺中。
- 如孩子容易嘔吐，可空腹先餵藥，休息片刻，然後才飲少量流質。

## 給口服藥物的方法

| | |
|---|---|
| **用針筒（較適用於嬰兒）** | • 吸取所需的藥量。<br>• 把針筒放在嬰兒的嘴角，慢慢地把藥物擠入口中。<br>• 切勿擠得太快，如嬰兒哭泣，要暫停，以免誤入氣管。 |
| **用匙羹** | • 看清楚匙羹上的容量標示。<br>• 吸取所需的藥量（半茶匙 =2.5ml；一茶匙 =5ml）。 |
| **混入飲料或食物中** | • 有些藥物可以混在奶、糖漿或其他可口的食品中給兒童服食。<br>• 若有疑問，先請教醫生。 |

用匙羹餵藥給嬰兒時，先用一臂抱住嬰兒，如病兒不肯張嘴，可用另一隻手輕輕把下巴往下拉，最好是請家人協助。把匙放在下唇，再將匙柄慢慢抬高，讓藥物流入口中。

## 塞肛藥（栓劑）的用法

- 塞肛藥經肛門塞進病兒體內，被體溫溶化後，經直腸黏膜吸收。因為不用經胃部消化和肝臟處理，功效會較快，特別適用於高熱病人。
- 常用塞肛藥包括退燒止痛塞、止抽搐、止嘔和通大便等栓劑。

## 給塞肛藥（栓劑）方法

- 核對栓劑的指引、用法及用量（半粒或一粒）。
- 安慰孩子，可減少抗拒。
- 戴上手套，用暖水或啫喱潤滑栓劑尖端。
- 將孩子放平或側放。
- 將栓劑塞入肛門內，用尾指或探熱針推入肛內 1 吋，以防滑出。

- 必須確定是肛門才用栓塞，切忌塞錯入女孩陰道內。
- 塞肛對嚴重嘔吐或高熱、痙攣和發羊癇的病人特別有效。但會引致肛門不舒服，切忌求快而濫用。
- 很多父母在緊急時，不小心將止嘔塞和退燒止痛塞互掉，注意！

## 氣管舒張劑（吸氣）的用法

- 吸氣管舒張劑的目的是治療及預防哮喘發作。
- 舒張劑可將已收窄的氣管肌肉放鬆，令病兒迅速回復正常呼吸。
- 類固醇亦可以吸氣方法使用，是治療長期哮喘的中流砥柱。

## 氣管舒張劑（吸氣）的使用方法

- 核對指引、用處及用量（每幾小時噴一下或兩下）。
- 移開吸入器（噴霧劑）封蓋，並將吸入器搖勻。
- 把吸入器插下助吸器背後。
- 將面罩蓋於口鼻位置並緊貼面部。
- 按一下噴霧劑便其藥射進助吸器內。
- 讓孩子呼吸 5-10 次。
- 如需要噴兩下，等候 30 秒再重複步驟。

- 面罩必須緊貼口鼻，不可漏氣。
- 要定期清潔助給器，以免細菌及霉菌滋生。
- 首次使用時最好請醫護人員作臨床示範後才進行。

## 滴劑的用法

| 滴耳 | • 令嬰孩側臥，患耳在上，把藥滴入耳內，可輕輕拉高耳朵，靜臥幾分鐘，待藥物進入耳管。 |
|---|---|
| 滴鼻 | • 令嬰孩頭部稍後仰，把藥物輕輕滴入每一側鼻孔內。<br>• 留意流入的量，太多會進入喉中，引起咳嗽或打噴嚏。 |
| 滴眼 | • 令嬰孩頭部稍側向一邊，使患眼在低處，必要時請人扶住嬰孩。<br>• 把下眼瞼輕輕往下拉，讓藥水滴入眼球與下眼瞼之中。 |

## 滴劑要訣

- 給嬰幼兒滴藥時，最好使其平臥，頭部保持後仰或側向一邊，請人扶住頭部固定位置，令其不動，便可滴藥。大一點的孩子會合作，只需要求孩子做某種頭部的姿勢便可滴藥。
- 盡可能不要讓滴管碰到鼻、耳或眼，否則會引致損傷，亦可能會把細菌帶回藥瓶內。
- 如未徵得醫生同意，各種滴劑藥物的使用時間不能過長，否則會引起不良的刺激和反應。
- 若有疑問，先請教醫生。

## 給孩子服藥的要訣

### 藥物治療

| | |
|---|---|
| **嬰兒** | • 找其他成人或較大的孩子幫忙。如果找不到人幫忙，最好用大毛巾裹住嬰兒的雙臂，以防其亂動，要確保其安定。<br>• 每次只放一點點藥到嬰兒嘴裏。<br>• 如果嬰兒吐出藥品，請他人幫忙弄開嬰兒的嘴。 |
| **較大的孩子** | • 允許孩子在服藥後飲一種可口的飲料，以消除藥物的不良味道。 |
| **處方藥物** | • 除了非處方藥（即是 OTC：over the counter 櫃檯購買的藥品）之外，沒有醫生的處方，不要到藥房自行配藥。<br>• 有些病是需要使用抗生素及類固醇等藥物來醫治的，這些藥物不是壞東西，但必須要在醫生的處方和指示下才會用得其所。 |

按醫生的處方給孩子服藥是一件重要的事情，若有疑問，先請教醫生。

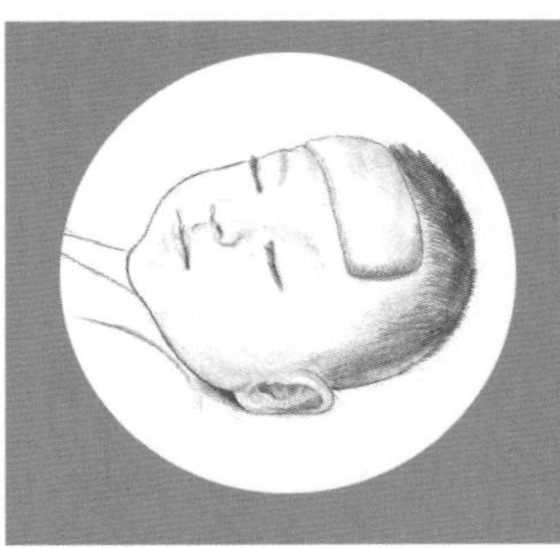

# 照顧病兒

- 孩子都有生病的時候，因此，所有的父母都有護理和照顧病兒的責任。嬰兒生病時更不想離開父母，表現比平常愛哭和要抱，要得到媽媽及成人更多的撫慰。
- 較大的兒童生病時也比較喜歡撒嬌，欠缺安全感，希望父母及成人陪伴。
- 護理病兒最需要的是愛，不是甚麼特別技術。
- 如果病兒病情變重，多數父母都能立即看出；如果不放心的話，應帶孩子去看醫生，並要確保遵照醫囑服藥，按醫生的指示護理病兒，想辦法減少孩子因生病而產生的緊張情緒。
- 孩子生病時，父母一定要心平氣和，不必一定堅持平時某些習慣，不要責怪孩子搞亂房間；相反，要多用些時間陪伴孩子，講故事給孩子聽，和孩子一起玩遊戲，如塗顏色，畫畫，搭積木，唱歌等都可以。

## 病兒一定要臥床休息嗎？

- 孩子患病後最好是留在空氣流通、室溫合適的房間內。
- 房間內不要太熱，父母如感到合適，對孩子也應足夠和暖了。
- 如果孩子病情較重，便需要安靜地躺在床上，睡得比平時多，醒來時總希望和父母在一起；因此，不妨在父母活動的房間裏暫時安置一張小床，讓孩子隨時都可看到父母，聽到他們的聲音，增加安全感。同時父母也不用時常進出孩子的房間。
- 如孩子要下床玩，可在父母活動的房間中玩。

## 哪些病需要隔離？

- 是否需要隔離，要根據病的性質來決定。
- 患水痘、麻疹等傳染病，家居隔離與否已不重要，而且把病兒用過的所有用品全部消毒的做法也顯得落伍；因為現已證明，許多傳染病在症狀未出現之前傳染性最強，而症狀一旦表現出來，反而沒甚麼傳染性了。但患病時，孩子是不應回校的，詳情可向醫生諮詢。

- 如果患的是較嚴重的傳染病，如肝炎或腦膜炎等，就需要隔離，醫生會安排病兒住院或告知家長要注意的事項。
- 當孩子得了德國麻疹時，應提醒孕婦或要接觸孕婦的人進行隔離。

## 照顧病兒的要訣

- 使用棉質被單可使發燒的病兒感到舒服些。
- 病兒如果發燒時間長，大量出汗，把被單弄潮濕了，便應立刻更換。
- 病兒起床後，要立即穿好外衣、襪子、拖鞋。
- 在床邊的桌子上放一盒紙巾。
- 在床邊放一個便盆，以便孩子感到不適又來不及到洗手間時應用。
- 如病兒嘔吐時，托住孩子的頭並安慰孩子，給予一片薄荷糖之類的糖果，或幫助漱口，以去除嘔吐後口腔內留下的氣味。

## 如何安排病兒的飲食？

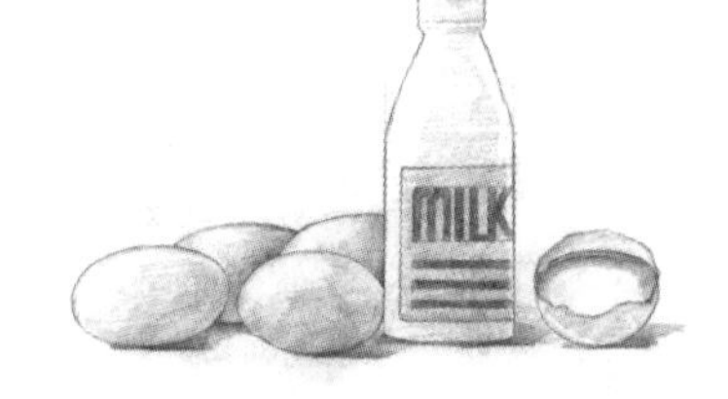


- 許多發熱的孩子都不想吃東西，不應強迫病兒吃東西，只要保證足夠的飲水量，即使吃得很少，在二、三天內也不會有甚麼大問題。
- 病兒不想吃東西時，可改變一下平時的飲食規定，給病兒選擇喜歡的東西吃，這樣的臨時措施不會令孩子養成飲食不均衡的壞習慣。
- 如病兒喉嚨痛，可吃雪糕、冰棒。
- 病癒後，孩子就會有食慾，但需依照平時的規定進食。
- 當孩子發燒時，盡可能多喝水。

- 孩子生病時吃不下很多東西，卻要盡量多飲水，以補充出汗、嘔吐或腹瀉時所丟失的水份。
- 盡可能讓孩子經常飲水，最好每半小時一次，即使每次飲少量也要堅持。變換飲料的品種，以及用小一點的杯子、用捲曲或彎曲的吸管等來吸引孩子。
- 對嬰幼兒，可用長柄茶匙，像做遊戲一樣地逗病兒飲水。

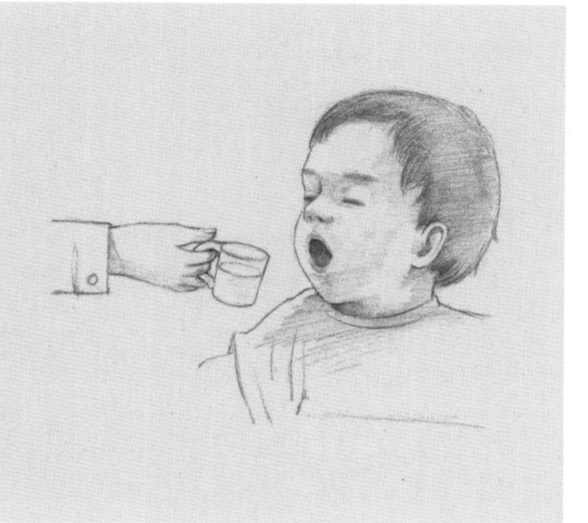

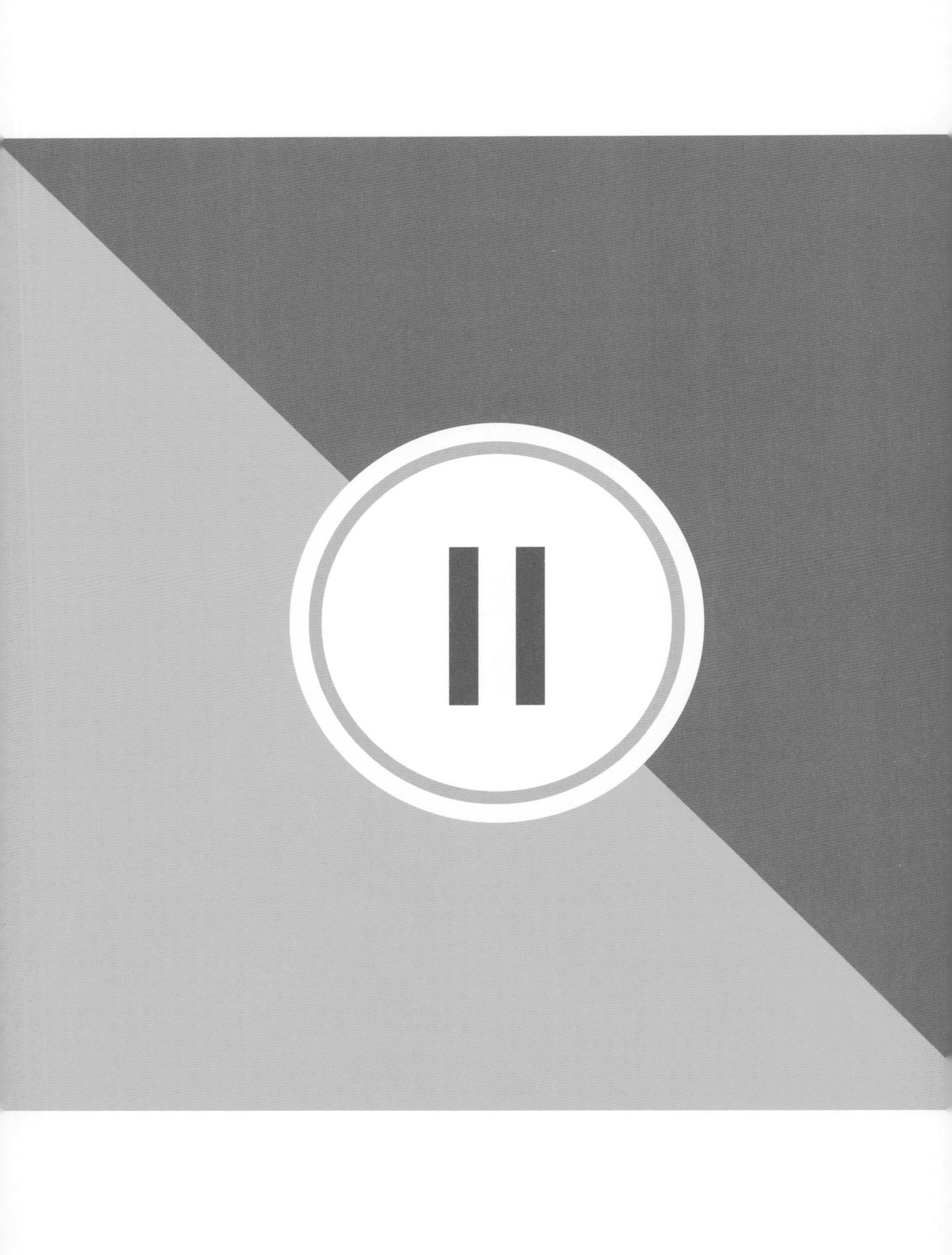

# 急性症狀

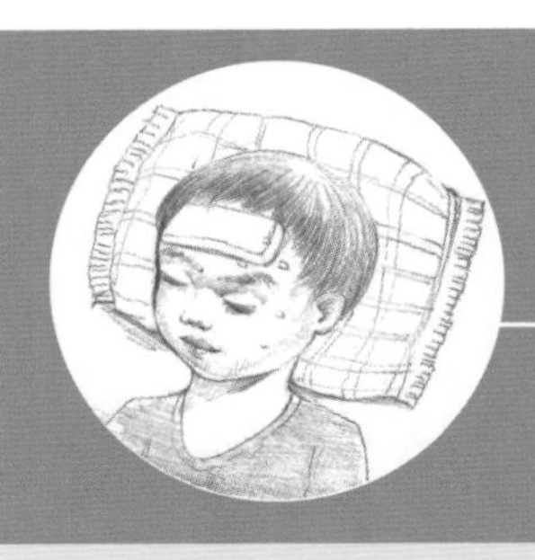

# 發高燒

## Fever

**發高燒並不是一種疾病，而只是一種症狀，它提醒父母及醫生，孩子可能患上疾病。無論是肛探、耳探、口探或腋探，39.5℃（103 ℉）或以上稱為高熱，而41℃（106 ℉）被稱為超高熱。**

## 家居處理

處理發燒兒童，服食藥物和家居護理是相輔相成的。護理的方法因人而異，也因不同病因而需調整，應個別請教醫生，下列方法只能作參考和一般指導。

- 沖溫水浴

  可擴張汗腺，有助退燒，尤其適用於發高熱者，效果比抹身為佳。水溫應維持於30-35℃（86-95 ℉），需避免在通風地方進行，全身需浸入水內約 10-15 分鐘。

  最好是吃退燒藥或塞肛後半小時才進行，這可減少小孩抽筋的機會。

- 火酒

  單用火酒抹身會使孩子不適，不宜使用。

  切勿加火酒於溫水浴內，因火酒遇熱會蒸發，吸入後會引致昏迷。

- 退熱貼及冰袋

  用物理原理退燒，成效緩慢，高熱時必須和退熱藥合用才奏效。退熱貼可貼於前額，既可退熱也可止頭痛；如孩子不合作而撕掉，則可貼於背部。

- 衣服

  只需穿適量衣服，和平時一樣，尤以長袖鬆身單衣為佳。

- 空氣

  應保持空氣流通，但切勿讓小童正面吹疾風。室溫應保持適中，維持於 22-26℃（72-79 ℉）之間。

- 食物

  選擇容易消化和不油膩的食物，最好少食多餐，宜流食或半流食，不要灌水，以免嘔吐。每天應飲 8 杯水或飲品。如：稀粥、溫和的湯水、稀奶、豆漿、稀蘋果汁和不含氣的飲料等。

- 一般護理

  注意口腔衛生，常用溫水或鹽水漱口，可避免口腔潰瘍，唇乾可用水濕潤咀唇。多休息，暫停運動。

很多老人家會給孩子穿上厚衣或用厚被焗汗，這有礙退熱，更容易引起高熱痙攣，全身抽筋。

一般注射防疫針只會產生低燒。出牙、長高、普通頭傷等都不是發高熱成因。

## 常見引致發高燒的疾病

| | |
|---|---|
| • 流行性感冒、中耳炎、鼻竇炎 | • 肺炎、肺結核、支氣道炎 |
| • 喉炎、扁桃腺炎、咽喉炎、齦口炎 | • 川崎病、風濕熱 |
| • 尿道炎、腎盂炎 | • 闌尾炎（盲腸）、腹膜炎 |
| • 腸胃炎、傷寒 | • 腦炎、腦膜炎 |
| • 玫瑰疹、麻疹、猩紅熱 | • 中暑 |

## 高熱可能引起的後果

很多父母都誤認為高熱代表危險、低熱代表安全，這是錯誤的。其實疾病的嚴重性與發燒高低無直接關係，反而和發燒的成因有關；低燒的腦炎造成的傷害，往往比高燒的玫瑰疹或尿道炎嚴重。

一般的發燒在 38.5-40℃（101.3-104 ℉）的範圍，是身體對付病菌、病毒入侵的正常反應。發燒時，白血球增多、抗體增加、吞噬細胞作用提升，循環系統（運輸系統）速率加快和肝臟解毒增強，並不會燒壞腦的。當然，超高熱 41℃（106 ℉）以上時，情況則迥然不同。超高熱可引起代謝增加、氧氣和能量大量消耗，中樞神經興奮性增高，可引致抽搐，對人體危害性很大。

### 紅色警號

孩子發燒時，父母應不斷觀察（高熱時每 2 小時，低熱時每 4 小時），記錄發燒溫度和時間，評估精神狀況，留心呼吸情況，觀察小便、大便、嘔吐、痛症（口、喉、耳、關節）、皮疹和進食（包括藥物）情況。如有下列任何一項情況發生，父母應盡速帶孩子就診或到急症室。

- ☐ 昏迷、癱瘓
- ☐ 呼吸困難、嚴重胸痛
- ☐ 面色蒼白或轉藍
- ☐ 咽（喉）痛、猛流口水
- ☐ 嚴重嘔吐
- ☐ 腹瀉、腹痛
- ☐ 腰痛、脫水
- ☐ 全身抽搐（抽筋）、頸梗僵直
- ☐ 皮下出血
- ☐ 咽食困難
- ☐ 神志不清、精神恍惚
- ☐ 吃藥後情況急劇轉壞
- ☐ 任何年紀，體溫在 40.5℃（104.9 ℉）或以上
- ☐ 3 個月以下嬰兒體溫在 38.5℃（101.3 ℉）以上

抗生素（俗稱「消炎藥」Antibiotics）。這絕不是退熱藥，全無治標之用。如遇細菌感染，則有助殺菌因而退熱；遇上了濾過性病毒，抗生素便作用徒然。此外，抗生素可能會引起紅疹、嘔吐、肚瀉和增加抗藥性等問題，未經醫生處方，不宜亂用。

## 藥物治療

高熱時，孩子必須儘早服退燒藥，既可避免超高熱所構成永久傷殘或全身抽筋（高熱性抽搐），又可減輕孩子痛苦，從而增加食慾和減少脫水。常用的家居退燒藥物包括「口服藥」和「塞肛藥」，個別情況請跟隨醫生指引，下列資料只可供參考之用：

- 撲熱息痛片 （Paracetamol）（例：必理痛）
  比較安全，可於便利店和超市處買到。過量服用可導致肝細胞壞死，肝病患者、新生及不足月的嬰兒、和小孩脫水時要特別小心。
- 非類固醇消炎片（例：Brufen；Ponstan；Indocid）
  可退熱、止痛及消炎。可引起胃痛和胃出血，需跟醫生指引或混合胃藥用。
- 水楊酸、阿士匹靈（Aspirin）
  十分有效，但有相當程度的危險，18 歲前不應使用，尤其對 G6PD（代謝酶）缺乏者，容易引起腸胃出血、胃痛、雷韋氏綜合症、甚至死亡。
- 塞肛藥、解熱栓（Suppository）
  效果通常比較強及快，但塞肛會引起孩子不快和痛楚，過量會引致超低溫，同樣危險。適合於高熱、尤其有嘔吐或神志不清的患者。

父母應定時持續觀察孩子，應診時詳告醫生病情及服藥紀錄。父母必須明白高熱並不是疾病，而是症狀。吃了退燒藥後燒退了，但不代表病已痊癒，如有下列任何一項，雖毋須到急症室，但必需翌日求診。

| • 未明原委的發燒 | • 流鼻涕、咳嗽、胸痛、氣促 | • 面色蒼白、眼白發黃 |
|---|---|---|
| • 發燒超過 24 小時 | • 耳道流膿、耳痛 | • 全身肌肉痠痛 |
| • 燒退後，再復發 | • 尿頻尿急、腰痛 | • 皮膚潮紅、出疹 |
| • 喉嚨痛 | • 腹痛、腹瀉 | • 患者有抽筋病史 |

高熱並不等於危險，亦不一定會壞腦或變腦膜炎和肺炎，父母應保持冷靜，切忌亂用藥，造成更多傷害。

## 處理流程

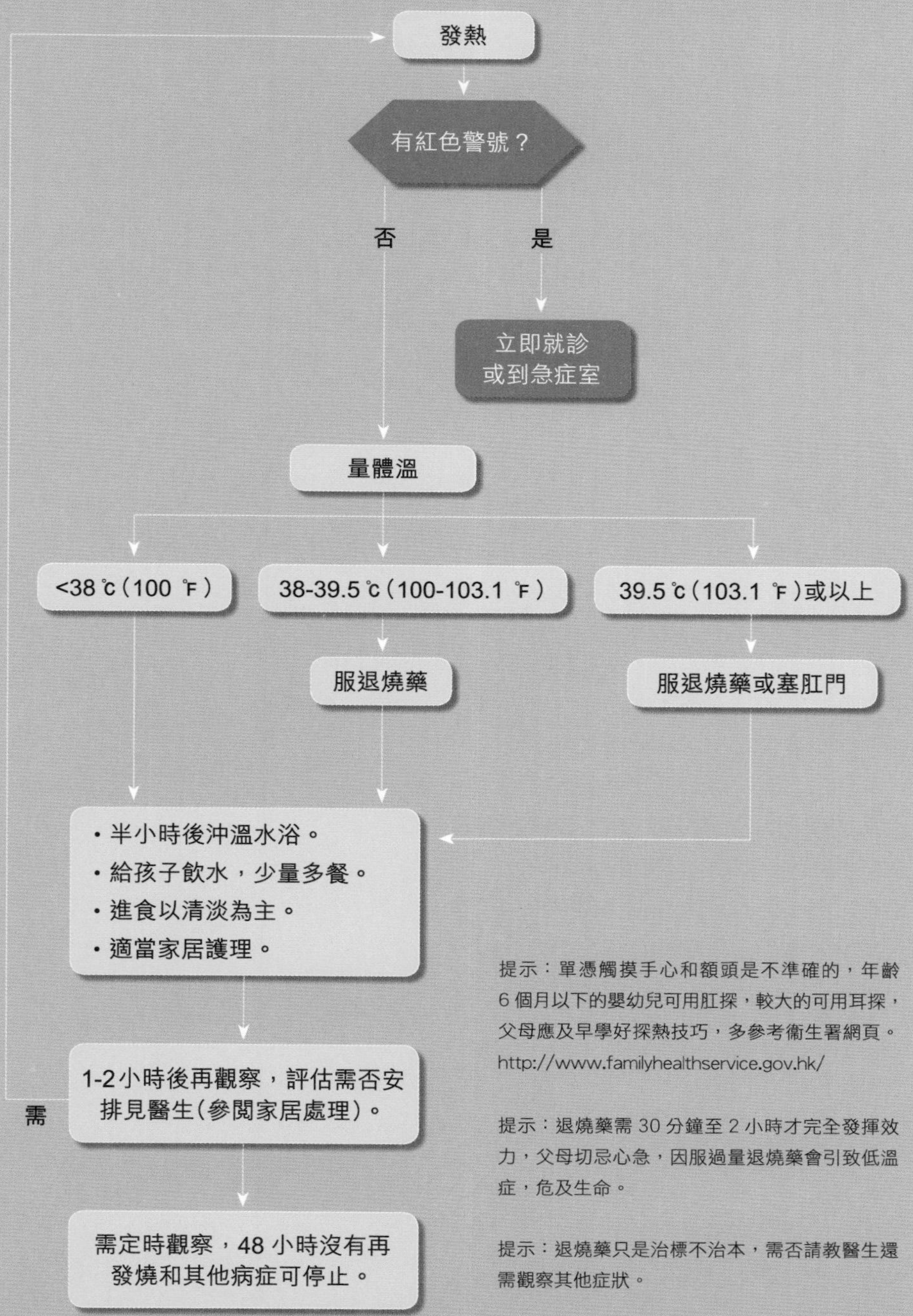

發熱

有紅色警號？

否

是

立即就診
或到急症室

量體溫

<38 ℃ (100 ℉)

38-39.5 ℃ (100-103.1 ℉)

39.5 ℃ (103.1 ℉) 或以上

服退燒藥

服退燒藥或塞肛門

- 半小時後沖溫水浴。
- 給孩子飲水，少量多餐。
- 進食以清淡為主。
- 適當家居護理。

1-2小時後再觀察，評估需否安排見醫生(參閱家居處理)。

需

需定時觀察，48 小時沒有再發燒和其他病症可停止。

提示：單憑觸摸手心和額頭是不準確的，年齡 6 個月以下的嬰幼兒可用肛探，較大的可用耳探，父母應及早學好探熱技巧，多參考衞生署網頁。http://www.familyhealthservice.gov.hk/

提示：退燒藥需 30 分鐘至 2 小時才完全發揮效力，父母切忌心急，因服過量退燒藥會引致低溫症，危及生命。

提示：退燒藥只是治標不治本，需否請教醫生還需觀察其他症狀。

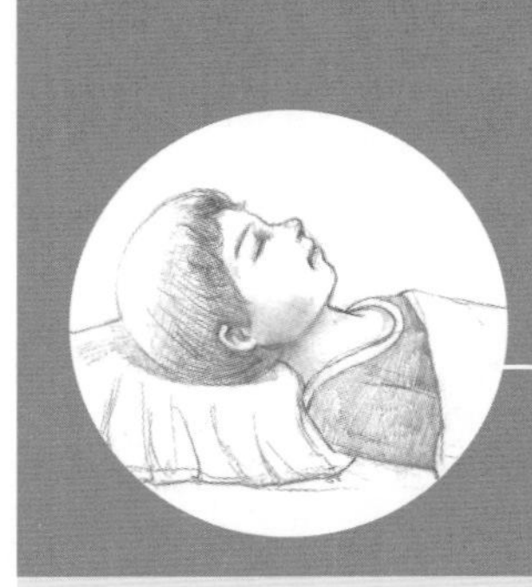

# 高熱痙攣及急驚風（全身抽搐）

Febrile Convulsion

**孩子發熱又高又急時，可能會引致全身抽搐，稱為「高熱性痙攣」或「急驚風」。通常有 5% 的嬰幼兒，在 6 個月至 6 歲間發病。病因是嬰幼兒大腦發育還未成熟，未能適應又急又高的燒，導致大腦電波失控而引致全身肌肉抽搐。**

## 家居處理

### 抽筋時處理

- 把小孩放置於安全地方，不可留於浴盆內，要避免頭碰硬物和跌落床。
- 如沒頸傷，必須將病兒放平側臥、將頭部向側俯臥（復原臥式），使口內分泌物容易流出。
- 清理呼吸道，解開領口，不可讓異物阻塞或緊束氣管。
- 如有嘔吐物，須立即清理。
- 如伴有高熱，可用塞肛藥退熱。
- 在醫生指示下，可用停止抽筋的塞肛劑。
- 溫水抹身及脫去厚衣物，有助退燒及縮短抽筋時間。
- 應避免強光及其他物質刺激病兒。
- 細心觀察，留意是全身抽搐還是半身或單一肢體，記錄抽搐的時間。
- 因抽筋咬傷舌頭引致死亡絕無僅有，縱使咬傷舌頭亦無危險，會很快痊癒。
- 搽藥油與否，對抽筋沒有任何特別的幫助。

ℹ
- 大部分抽筋在 10-15 分鐘內會自然停止，多數不會引起永久腦損傷或弱智。
- 必須保持冷靜，如有紅色警號，立即聯絡救護車送往醫院治療。

### 抽筋停止後處理

- 檢查氣道及呼吸狀況。
- 檢查心臟及循環系統。

- 如有需要，施行心肺復蘇法。
- 孩子甦醒後，安慰孩子，讓孩子休息。
- 完全清醒後，可給予口服退熱藥或飲水。
- 詳細記錄發燒詳情、抽筋細節、有否服藥物及其他病徵。
- 求診時告訴醫生過去和家族抽筋史。

**遇下列病徵須儘早求診：**

| | | |
|---|---|---|
| • 未明原因的發燒 | • 咳嗽、胸痛、呼吸困難 | • 面色蒼白、眼白發黃 |
| • 發燒超過 24 小時 | • 喉嚨痛 | • 全身肌肉痠痛 |
| • 燒退後，再復發 | • 耳道流膿、耳痛 | • 皮膚潮紅、出疹 |
| • 頸梗難彎 | • 尿頻尿急、小便出血 | • 患者有抽筋病史 |
| • 三天內有頭傷 | • 嘔吐、腹痛、腹瀉 | • 行為轉變 |

**高熱性痙攣有什麼徵狀？**

- 病兒全身僵直、四肢及面部肌肉不停抽搐、眼球上翻而固定不動。
- 口吐白沫或嘔吐、呼吸暫停、面色發青或紫紺、神志不清、呼之不應。
- 以上症狀會持續數分鐘，通常很少會超過 15 分鐘。大部分兒童抽筋過後會恢復知覺和活動能力，但小便及大便可能失禁。
- 有些孩子需要在 12-24 小時後，四肢才完全恢復活動。
- 兒童高燒時常發冷，這是身體的正常反應，稱為「寒顫」，而且孩子在發抖時神志清醒，父母切勿誤會為抽筋。

## 什麼疾病會引致高熱性痙攣？

其實任何高熱性疾病，都可引起全身抽筋。常見的原因包括玫瑰疹、尿道炎、扁桃腺炎、甲型流感、中耳炎、腸胃炎等。嚴重疾病如腦炎、腦膜炎、產傷、頭傷及代謝失調等雖較少見，但也不容忽視。有部分兒童有發燒抽筋的家族傾向，亦有部分兒童（3%）抽筋是患有腦癇病（發羊癇），但須醫生確診。很多人誤會發燒抽筋便是患上腦膜炎，這是不正確的。

## 抽筋會引起有何種併發症？

- 一般發燒抽筋不會引致終生殘廢或傷腦，父母毋須過份恐慌。
- 抽筋時常伴有嘔吐，亦可能會引致中耳炎、肺炎或窒息。
- 抽筋時如受過度束縛或跌落床，可能引起外傷、脫臼或骨折。
- 當抽筋牙關緊咬時切勿強行將硬物塞進牙縫，以免引起牙齒脫落和口腔創傷。

- 長時間抽搐（歷時 30 分鐘以上），可能會引致缺氧及腦損傷。
- 如同時有外傷、脫水、腦炎或腦膜炎，便可能會引致腦部細胞缺氧及壞死，以至終身殘廢或死亡。

**紅色警號**

如有下列任何一項情況，應盡速帶孩子就診或到急症室：

- ☐ 病兒年齡在 6 個月以下
- ☐ 第一次全身抽搐
- ☐ 抽筋歷時超過 15 分鐘
- ☐ 嚴重嘔吐、腹瀉、腹痛、腰痛、脫水
- ☐ 抽筋時，只影響局部位置，左右不均
- ☐ 抽筋發生前三天內曾有頭傷引致昏迷
- ☐ 抽筋停止後，手或腳癱瘓、頭痛
- ☐ 抽筋停止後，仍然呼吸困難、嚴重胸痛
- ☐ 抽筋停止後，仍然面色蒼白或轉藍
- ☐ 出血性皮疹
- ☐ 頸梗僵直，或有腦膜炎症狀
- ☐ 咽食困難、咽（喉）痛、猛流口水
- ☐ 抽筋停止後，再反覆抽筋
- ☐ 曾食錯藥物或懷疑中毒
- ☐ 抽筋停止後，仍然神志不清、昏迷
- ☐ 任何年紀，溫度於≧ 40.5℃（104.9 ℉）
- ☐ 3 個月以下嬰兒體溫≧ 38.5℃（101.3 ℉）
- ☐ 情況轉壞、或有任何憂慮。

## 藥物治療

- 退燒用藥：請參閱 P.36「發高燒」一章。
- 防止抽筋藥可縮短抽搐時間，但可引致呼吸停頓，如沒醫生指示切忌自用。
- 誤用腦癇藥物可引致精神恍惚、學習障礙，亦會傷及肝臟，須遵醫囑採用。
- 抗生素只適用於細菌感染，對治療發燒抽筋無效，不宜濫用。

### 預防發燒抽筋方法

孩子首次抽筋後，父母必須請醫生詳細檢查找尋病因，對症下藥以避免再發。有腦癇傾向或已復發抽筋數次的，應跟從醫生指示定期服預防藥。有家族史，或曾抽過筋，或有腦疾的病人，每當發燒急或高時，可能會再次抽筋。

預防再發方法如下：

- 如有患病，應早些吃退燒藥（肛探 38℃或 100.4 ℉）。
- 先吃退燒藥才去看醫生，減少途中抽筋。
- 服退燒藥，直至 24 小時都無發燒後為止。
- 多飲水、不要穿過量衣服。
- 打防疫針前可先吃退燒藥，直至 24 小時都無發燒後為止。

- 切勿在抽筋發作時將兒童彎曲抱，否則容易引致窒息。
- 切勿獨自把孩子留於溫水浴盆內，防止溺斃。
- 當抽筋時，如牙關緊咬，絕不應強行將硬物塞進口內。
- 抽筋時不應進行心肺復蘇法。
- 慎防孩子跌落床或因嘔吐物阻塞氣道。
- 切忌用厚被包裹孩子，否則抽筋會持續或再發。
- 切忌強行緊抱孩子及企圖搖醒病兒，易造成骨折和脫臼。
- 如神志未完全回復清醒，切忌用口服藥、飲水或進食。

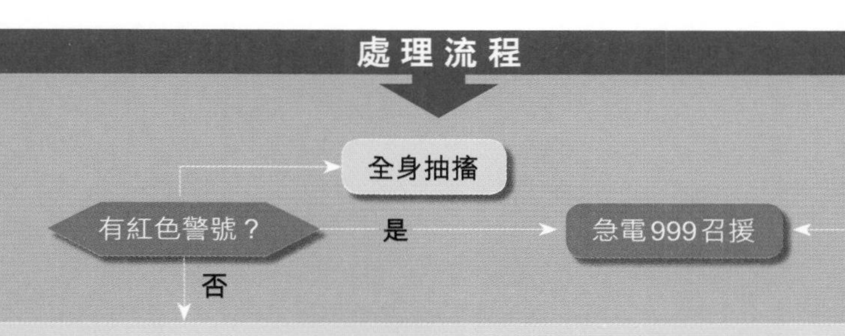


- 放置小孩於安全地方，不可留於浴盆內及避免頭碰硬物和跌落床。
- 必須將病兒放平側臥、將頭部向側俯臥（復原臥式）。
- 清理呼吸道及嘔吐物。
- 如伴有高熱或有醫生事前指示，可用塞肛藥退熱或用停止抽筋塞肛劑。
- 溫水抹身及脫去厚衣，有助退燒及減短抽筋時間。
- 細心觀察抽筋情況（參閱家居處理）。

抽搐超過15分鐘或異常（參閱紅色警號）。 是

**抽筋停止後**

- 檢查氣道、呼吸狀況、心臟及循環系統。
- 如有需要，進行心肺復蘇法。
- 孩子甦醒後，安慰孩子，讓孩子休息。
- 完全回復清醒後，可給予口服退熱藥或飲水。
- 如大小便失禁，妥善處理。

- 詳細記錄發燒詳情、抽筋細節、有否服藥物、其他病徵、過去抽筋史和家族抽筋史，求診時告訴醫生。
- 決定需否立即或翌日求醫（參閱家居處理）。

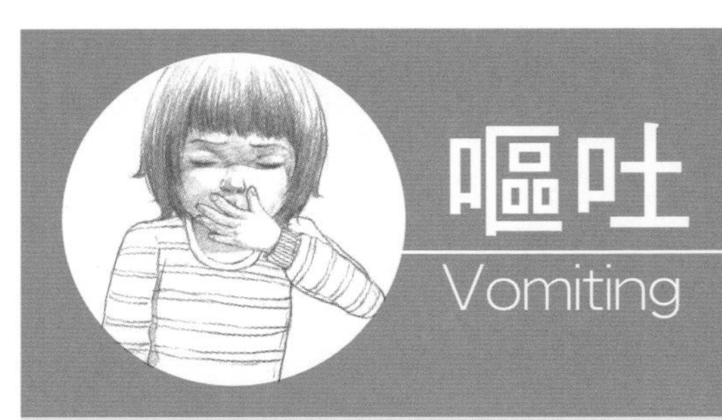

# 嘔吐

## Vomiting

嘔吐是由於胃急劇收縮，或者是受到腹部肌肉和橫隔膜突然收縮的壓力，將胃部的食物或水份從口排出。嘔吐出來的奶類狀似豆腐渣，可從口及鼻孔齊出。嘔吐是常見的兒科問題，可幸大部分的嘔吐都是輕微的，若果處理適當，基本上能夠不藥而癒。但當嘔吐嚴重、反覆時，若處理不當，就會引致很嚴重的問題，甚至危及生命。

### 家居處理

- 嘔吐的處理首先要確定沒有頭傷及急性外科病。
- 保持冷靜，安慰孩子，減少因啕哭而加劇嘔吐。
- 立即停止可能的誘因，特別是懷疑食物中毒。
- 遇紅色警號，立即帶小朋友往急症室求診。
- 停止吃任何藥物（如有發高燒，可以考慮塞肛門退熱）。
- 如無醫生指示，勿胡亂吃止嘔藥或塞肛止嘔。
- 嘔吐後的首兩小時要禁飲、禁食，盡量讓胃休息，可讓小孩小睡。
- 嘔吐停止後 1 小時，可給孩子飲水，但份量一定要少，以免令胃部再受壓力而膨脹和受傷，每次最好是 2-3 茶匙，可每 15 分鐘喝 3 匙羹。
- 如果情況穩定，就可以慢慢增加飲水份量，每次半安士、1 安士，循序漸進地增加。
- 4-6 小時後，如沒有嘔吐，給較大孩子一些固體的食物，但仍須以少食多餐為本。
- 切忌進食一些傷胃的食物，如咖喱、煎炸熱氣及肥膩的食物。
- 孩子進食後，最好是側身睡，以免嘔吐物嗆入氣道及肺部。
- 定時觀察，留心有沒有腹瀉和脫水。如遇下列情況，儘早求診：

| | | |
|---|---|---|
| • 6 個月以下，嘔吐超過 4 小時 | • 腹瀉、便秘、肚脹 | • 沒小便 8 小時 |
| • 1 歲以下，嘔吐超過 12 小時 | • 全身抽搐 | • 小便赤痛 |
| • 任何年紀，嘔吐超過 24 小時 | • 神志不清、嗜睡 | • 耳痛 |
| • 嘔吐受控後又再復發 | • 前囟下陷 | • 脈搏快、血壓低 |
| • 嘔黃疸水（青綠色） | • 發燒、咀唇乾裂 | • 黃疸、口氣怪味 |
| • 嘔吐物有血 | • 氣促 | • 任何憂慮 |

- 新生嬰兒出風時，常常「溢奶」，吐出來是完全未凝結的奶水，這不是真正的嘔吐，切勿混淆。
- 腦膜炎、腦積水是嚴重疾病，必須及早醫治。
- 頭傷、腸道閉塞等疾病，屬嚴重急性外科疾病，需要做手術，不能耽誤。

什麼因素導致嘔吐？

| | | |
|---|---|---|
| • 吞風入肚（吵鬧之後） | • 食物中毒 | • 乘車暈浪 |
| • 餵哺過量 | • 誤服藥物 | • 中耳炎、尿道炎 |
| • 腸胃炎 | • 腦膜炎、腦積水等 | • 糖尿、雷韋氏綜合症 |
| • 腸道閉塞、腸套疊 | • 頭傷 | • 心理因素 |

腸胃炎是引致嘔吐最常見的原因，常見病毒包括輪狀病毒、諾如病毒、腺病毒、腸道病毒。

## 嘔吐有什麼危險？

- 輕微的嘔吐會使孩子不舒服，但沒有什麼危險。
- 嘔吐時食物可能衝進耳咽管，引致中耳炎；嗆入氣道則會引致肺炎。
- 嚴重嘔吐可能會引致食道及胃損傷，以致嘔血。
- 持續嚴重的嘔吐可以令孩子脱水、電解質紊亂、腎衰竭、休克，甚至死亡。
- 如伴同有腹瀉，情況會更加嚴重。

- 嘔吐後，不可立即強迫孩子大量飲水，以免再傷胃部，令孩子越飲越嘔。
- 最佳補充液是電解水（俗稱營養水）。
- 如晚間家中沒有營養水，可將 2 茶匙葡萄糖及小半茶匙幼鹽加入 8 安士水暫代。

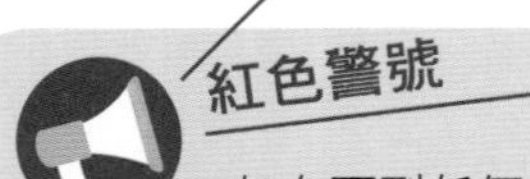

## 紅色警號

如有下列任何一項情況，父母應盡速帶孩子就診或到急症室。

- ☐ 嚴重及持續性嘔吐
- ☐ 懷疑中毒（食物或藥物）
- ☐ 肚脹，特別是伴有便秘
- ☐ 嘔吐物有血液
- ☐ 神志不清或行為變異
- ☐ 腹部創傷
- ☐ 嚴重腹瀉、大便出血
- ☐ 全身抽搐
- ☐ 脫水症狀
- ☐ 8 小時內沒小便
- ☐ 頸痛、頸梗難彎
- ☐ 嚴重頭傷
- ☐ 嚴重肚痛 4 小時以上
- ☐ 呼吸困難
- ☐ 可能有異物進入肚內

脫水症狀要特別注意，包括口乾唇裂、皮膚鬆弛、兩眼無神、眼窩凹陷、前囟下陷、哭而無淚、無尿或尿少又濃、心跳加速、血壓降低、手腳血氣呆滯或呈紫藍色、呼吸急速、嗜睡、神情呆滯、疲倦無力。

- 留心觀察嘔吐的嚴重性（次數、時間和份量）、嘔吐物的顏色和特色。
- 留心小便量及時間，因小便是衡量脫水相當重要的指標。
- 留心大便及是否有肚脹。如果大便有棗紅色（黑加侖子），小心是腸套疊。
- 應診時告訴醫生有關孩子一貫的重量、曾經食過的藥物和食物，以供參考。

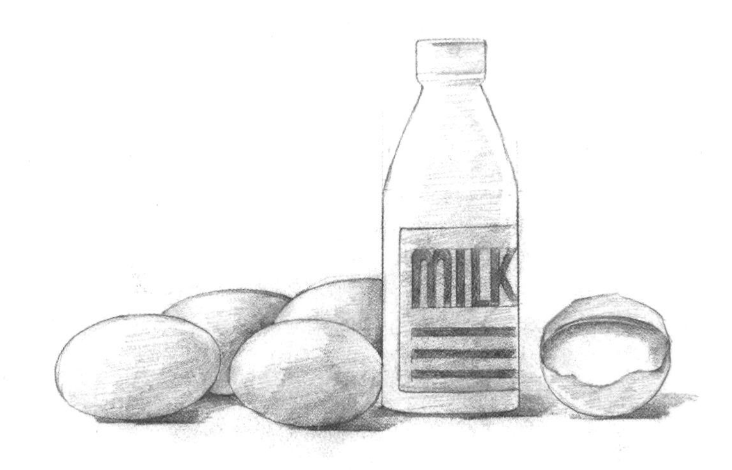

## 處理流程

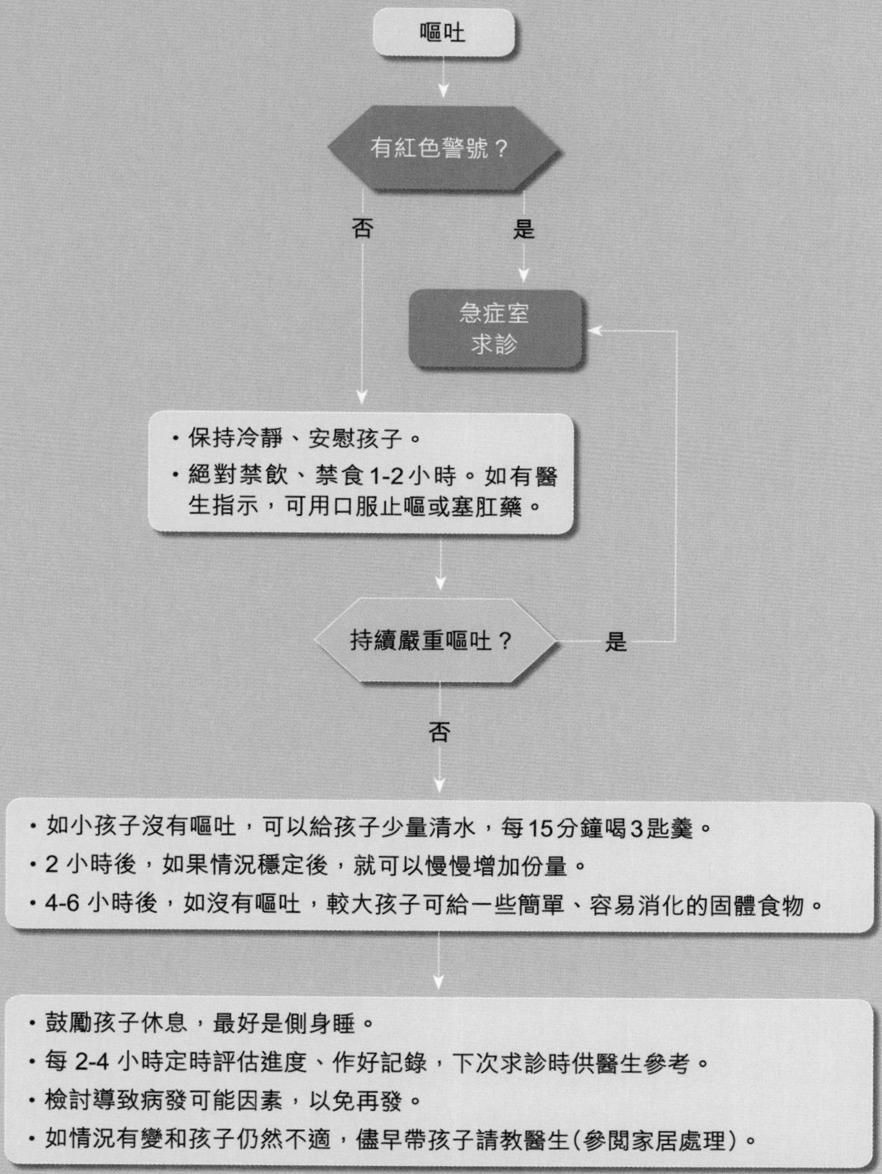

嘔吐

有紅色警號？

是 → 急症室求診

否 ↓

- 保持冷靜、安慰孩子。
- 絕對禁飲、禁食1-2小時。如有醫生指示，可用口服止嘔或塞肛藥。

持續嚴重嘔吐？

是 → 急症室求診

否 ↓

- 如小孩子沒有嘔吐，可以給孩子少量清水，每15分鐘喝3匙羹。
- 2 小時後，如果情況穩定後，就可以慢慢增加份量。
- 4-6 小時後，如沒有嘔吐，較大孩子可給一些簡單、容易消化的固體食物。

↓

- 鼓勵孩子休息，最好是側身睡。
- 每 2-4 小時定時評估進度、作好記錄，下次求診時供醫生參考。
- 檢討導致病發可能因素，以免再發。
- 如情況有變和孩子仍然不適，儘早帶孩子請教醫生(參閱家居處理)。

提示：嘔吐是很常見症狀，成因很多，吃止嘔藥只是治標不能治本，最重要是找出原因，才能根治。太遲或錯誤處理，可能會引致死亡或嚴重併發症。

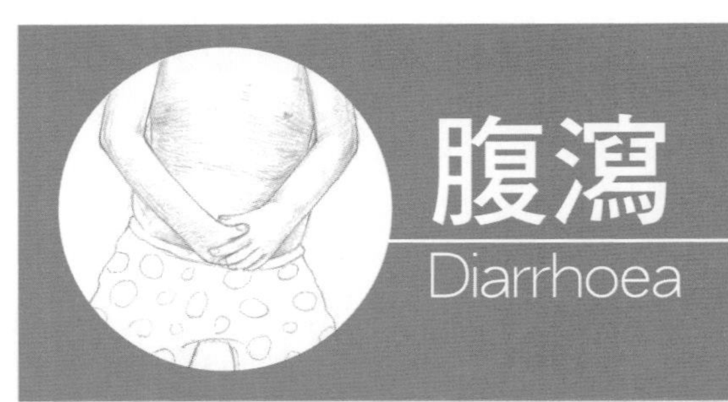

# 腹瀉

Diarrhoea

**「急性腹瀉」，廣東人俗稱「肚屙」或「屙」，北方人叫「拉肚子」，其定義絕不是單憑次數、而是要綜合大便的質素、顏色、份量和次數而決定。腹瀉患者大便次數增加了，質地也變稀爛或變成坑渠水樣，顏色由黃轉青綠色。輕則不藥而癒，但嚴重的會引致脫水、腎衰竭，以及死亡。**

## 家居處理

處理腹瀉最重要不是止瀉，而是避免脫水。

- 有紅色警號，應立即到急症室求診。
- 較輕的可跟隨醫生的指示，在家中處理。
- 補充水份最重要，補充營養次要。
- 最佳補充液是電解水（俗稱營養水），10 公斤重孩子每小時約 60 毫升（2 安士）。
- 如晚間家中沒有營養水，可將 2 茶匙葡萄糖及小半茶匙幼鹽加入 8 安士水暫代。
- 電解水和稀粥水的營養價值不高，只適宜首兩天飲用，長期單靠營養水會有危險。
- 補充液過濃或過鹹會引起血液鈉過高，引致全身抽搐。
- 如有嘔吐、需少食多餐（請參閱 P.44「嘔吐」）。
- 食物應以清淡為主，必須容易消化。
- 奶類食品含大量乳糖，較難消化，按情況適宜停止或減少。
- 脂肪會令腹瀉惡化，應避免進食。
- 果汁會增加腹瀉危險，不宜飲用。
- 不要為了止瀉，而讓孩子挨餓，「吃得多屙得多」一般比「不吃不屙」有利。

遇下列情況，雖無須立即到急症室，翌日也應求診：

| | | |
|---|---|---|
| • 小便量少及深黃色 | • 精神欠佳 | • 發燒 |
| • 嘔吐 | • 情況惡化 | • 肚痛 |
| • 腹脹 | • 拒食 | • 肛裂、肛門附近有皮膚炎 |

見醫生時需提供下列資料：

- 每天大便的變化、小便份量和時間、患者精神、進食情況（什麼時候和曾吃過什麼）、有沒有嘔吐、有沒有其他症狀（發燒、肚痛等）、吃過什麼藥物，家人有沒有腹瀉。
- 大便次數、份量、質地、顏色、排出時間、有沒有帶血黏液或膿。

- 嬰幼兒脫水的速度很快，須加倍小心。
- 吃母乳的孩子，母親的食物也要留心。母親忌吃瀉藥及過量果汁（特別是西梅汁）等。

- 每天排便次數因人而異，並不需要每天一次。
- 一般而言，孩子每天排 4 次爛大便屬輕微腹瀉，8 次水樣大便屬嚴重。

## 什麼因素導致腹瀉？

| | | |
|---|---|---|
| • 濾過性病毒 | • 食物敏感 | • 腸胃疾病，如腸套疊 |
| • 微菌感染 | • 水土不服 | • 藥物副作用 |
| • 進食過量 | • 急性食物中毒 | • 寄生蟲（在香港現時不常見） |

- 濾過性病毒是引致腸胃炎最常見的原因，包括輪狀病毒、諾如病毒、柯薩奇手足口病毒、腺病毒等濾過性病毒。
- 如有大便出血，要小心是細菌感染，包括大腸桿菌、沙門氏菌、空腸彎曲桿菌及志賀氏痢疾，但亦有可能是肛裂引起。
- 非腸胃性感染如中耳炎、尿道炎等，亦會引致腹瀉，這是孩子常見情況。
- 藥物可引致腹瀉，尤其是瀉藥、抗生素、甲狀腺素和部分中藥如開奶茶等。

## 腹瀉有什麼危險？

- 輕微腹瀉會令孩子肚痛、很不舒服，但沒有什麼危險。
- 嚴重腹瀉可能會引致肛裂或出血。
- 持續嚴重腹瀉可能令孩子脫水、酸中毒、電解質（鈉、鉀、鈣）紊亂，全身抽筋、腎衰竭、休克，甚至死亡。

## 主要預防方法包括：

- 保持個人清潔，勤洗手（準備食物前、進食前、如廁後）。
- 避免用奶嘴，如必要用奶嘴或咬牙膠，必須勤洗乾淨。

- 選擇清潔食物，不宜在街邊吃無牌小販出售的不潔食物。
- 食物必須清洗乾淨，避免農藥。
- 食物必須新鮮，更須煮熟。
- 食物煮熟後必須和未煮食物分隔、以免交叉感染。
- 禽蛋、鴨心、鴨腎、鵪鶉等食物易藏沙門氏菌，進食前應小心煮熟。
- 腹瀉時，必須將病者的糞便隔離，勤洗手。

普通出牙是不會引起腹瀉的，但出牙時，幼兒很喜歡咬硬物，如被咬的物件不潔，便會引起腸胃炎和腹瀉。

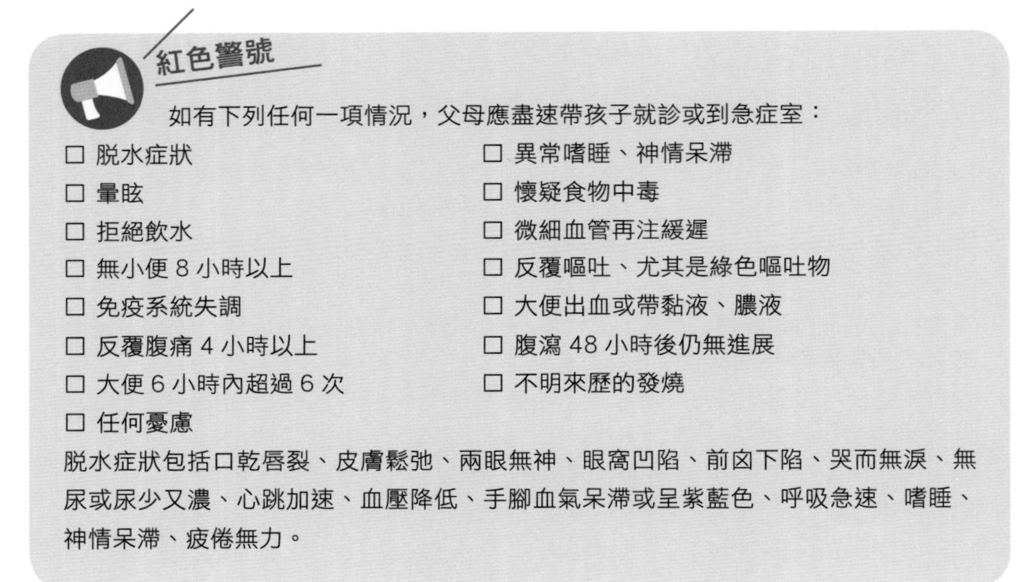

**紅色警號**

如有下列任何一項情況，父母應盡速帶孩子就診或到急症室：

- ☐ 脫水症狀
- ☐ 暈眩
- ☐ 拒絕飲水
- ☐ 無小便 8 小時以上
- ☐ 免疫系統失調
- ☐ 反覆腹痛 4 小時以上
- ☐ 大便 6 小時內超過 6 次
- ☐ 任何憂慮
- ☐ 異常嗜睡、神情呆滯
- ☐ 懷疑食物中毒
- ☐ 微細血管再注緩遲
- ☐ 反覆嘔吐、尤其是綠色嘔吐物
- ☐ 大便出血或帶黏液、膿液
- ☐ 腹瀉 48 小時後仍無進展
- ☐ 不明來歷的發燒

脫水症狀包括口乾唇裂、皮膚鬆弛、兩眼無神、眼窩凹陷、前囟下陷、哭而無淚、無尿或尿少又濃、心跳加速、血壓降低、手腳血氣呆滯或呈紫藍色、呼吸急速、嗜睡、神情呆滯、疲倦無力。

- 處理腹瀉最重要不是止瀉，而是保充水份和電解質，讓不潔食物和毒菌一起排出來。
- 止瀉藥物使用不當，會有潛在危機，可引致肚脹、呼吸停頓，切忌濫用。

## 處理流程

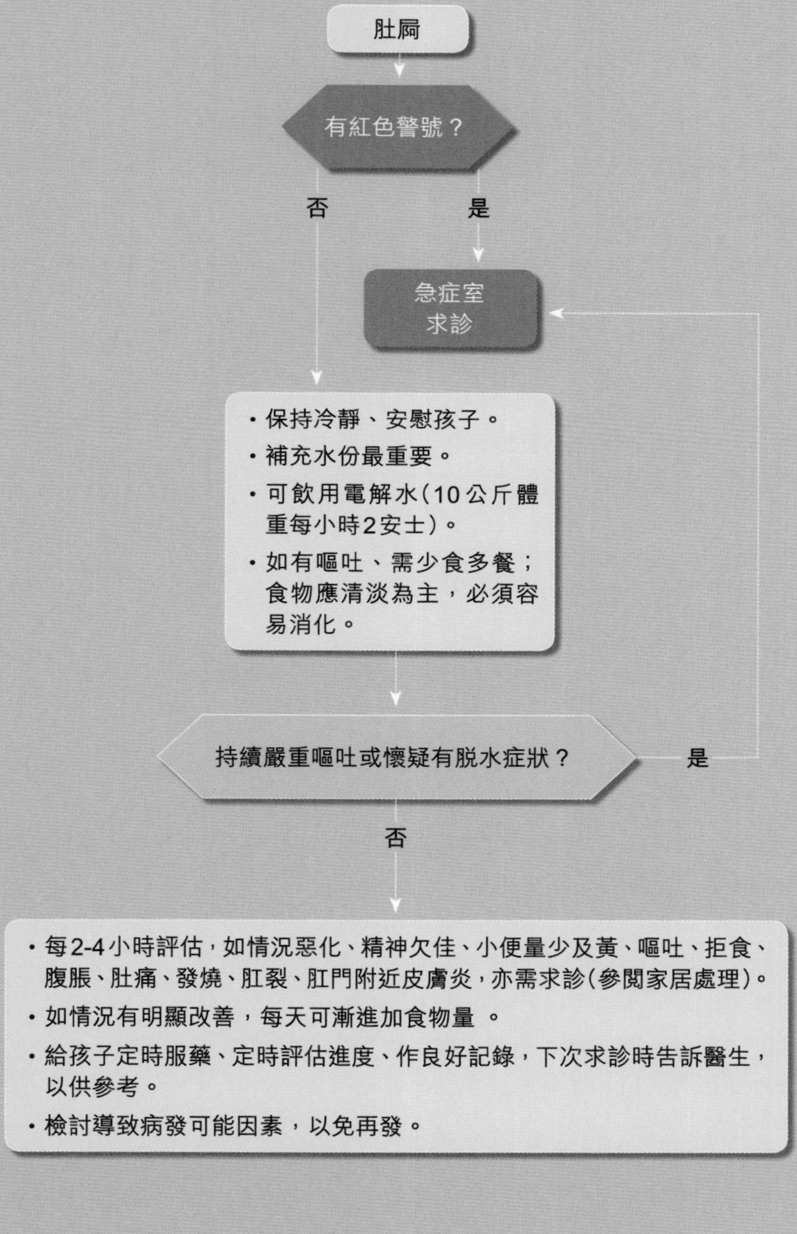

肚屙

有紅色警號？

否 / 是

是 → 急症室求診

否 →

- 保持冷靜、安慰孩子。
- 補充水份最重要。
- 可飲用電解水（10公斤體重每小時2安士）。
- 如有嘔吐、需少食多餐；食物應清淡為主，必須容易消化。

持續嚴重嘔吐或懷疑有脫水症狀？

是 → 急症室求診

否 →

- 每2-4小時評估，如情況惡化、精神欠佳、小便量少及黃、嘔吐、拒食、腹脹、肚痛、發燒、肛裂、肛門附近皮膚炎，亦需求診（參閱家居處理）。
- 如情況有明顯改善，每天可漸進加食物量 。
- 給孩子定時服藥、定時評估進度、作良好記錄，下次求診時告訴醫生，以供參考。
- 檢討導致病發可能因素，以免再發。

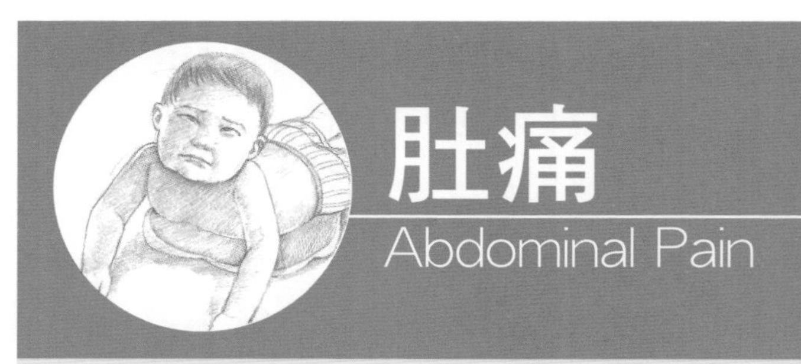

# 肚痛

Abdominal Pain

**肚痛是很常見的兒童症狀，大部分是由於小問題引起，但也有些時候是由闌尾炎（俗稱盲腸炎）、腸套疊等嚴重外科疾病引起，太遲醫治可能會影響生命。**

## 家居處理

- 病發時，父母應保持冷靜、盡量安慰小朋友。
- 如果懷疑或有紅色警號，父母應立即讓小朋友停止進食，絕對不能喝水，立刻到急症室求診。
- 在一般情況下，可以繼續觀察和作定時評核。
- 讓孩子休息，替其按摩肚子，分辨真假肚痛，留心下列問題：
  * 肚痛的位置，在肚臍附近、或是左右、或是上下角？
  * 何時開始肚痛、頻密、程度、持續還是間竭性、抑或突發性。
  * 肚痛的特性，痛楚像針刺或像壓疼？
  * 過往有沒有同樣病史，有沒有其他因素可舒緩肚痛。
  * 其他徵狀，例如嘔吐、發燒、肚屙、黃疸、小腸氣等。
  * 最近進食方面有沒有轉變、有沒有服食任何藥物、有沒有撞傷之類。
- 情況穩定後，可以給孩子喝少量水。
- 如果有發燒，可服退燒藥或塞肛退燒，但絕對不能使用阿士匹靈（水楊酸）。
- 屙嘔的處理可以參閱 P.48「腹瀉」和 P.44「嘔吐」兩章。
- 沒有醫生的指示，絕對不可以隨便用止肚痛藥。
- 搽藥油或者敷熱水袋，通常沒有問題。搽藥油和按摩腹部，可能會令孩子安心，也會舒張腸部抽筋，但切勿單靠搽藥油而耽誤就診。如果孩子有皮膚敏感的話，藥油可能令其腹部出紅疹。
- 孩子的睡姿沒有太大的影響，如果舒服的話，平睡、側睡、臥睡都可以。
- 若果肚痛在大便後紓緩、消失，或一兩小時後肚痛完全消失，則不用帶孩子看醫生。
- 遇下列情況，雖無須立即到急症室，翌日也應求診：
  * 肚痛超過 6 小時。
  * 用油按摩後，肚痛更為嚴重。

＊ 肚痛紓緩後又再度出現。

＊ 肚痛不再是在肚臍附近，而是轉移至一側。

＊ 伴有發燒、屙、嘔、黃疸、小便赤痛。

＊ 玩耍時行動不便、行為變異。

要決定肚痛孰真孰假，切忌先入為主，如有懷疑，最安全的方法是當真的肚痛處理。

肚痛有什麼特徵？

- 嬰兒會彎着肚子，大聲狂叫，可能是正患肚痛。
- 新生嬰兒表達肚痛的方法只會叫和哭，但哭叫卻不一定是肚痛。
- 肚皮冰涼、肚皮硬不一定是代表肚痛。
- 一至兩歲大的小孩的語言表達能力及理解能力有限，未必真的是肚痛。
- 另一方面，較大的孩子可能會藉肚痛來逃避吃飯、溫習功課、上學，家長必須小心了解。

## 什麼因素導致肚痛？

- 肚痛主要是因為腸道或胃部肌肉抽搐引起，亦有部分是因為腹膜或內臟發炎引起，罕有地亦可能是因為肺炎引致。

| | | |
|---|---|---|
| • 便秘 | • 食物、牛奶、乳糖敏感 | • 撞傷（腹、腸、睾丸） |
| • 吃得過飽 | • 腹部淋巴核發炎 | • 睾丸發炎、睾丸扭轉 |
| • 腸胃發炎 | • 闌尾炎（盲腸炎）、腹膜炎 | • 尿道炎、膀胱炎 |
| • 胃潰瘍 | • 腸套疊、腸扭曲或阻塞 | • 肺底部的肺炎、肝炎 |
| • 吵百囉、肚風 | • 心理因素、壓力 | • 經期痛楚（10 歲以上） |

- 兒童最常患的寄生蟲疾病是蟯蟲感染，會引起肛癢，但多不會引致肚痛。
- 大量的蛔蟲，可能會引起肚痛，在現今香港已很罕見。
- 外國常見腸痛成因，如「壞死性的大腸炎」及「發炎性腸炎」，香港暫時仍不太常見。

## 肚痛引起有何種併發症？

- 肚痛並不是疾病，併發症則視乎成因而定。
- 輕微肚痛在排便後多數可不藥而癒，不留下問題。
- 嚴重疾病如腸套疊或闌尾炎可引致死亡及嚴重併發症，應及早處理，不容輕視。

## 紅色警號

如有下列任何一項情況，父母應盡速帶孩子就診或到急症室：

- ☐ 病容很重
- ☐ 精神昏迷或精神紊亂
- ☐ 懷疑盲腸炎、小腸氣
- ☐ 嚴重肚痛 6 小時以上
- ☐ 皮下出血
- ☐ 大便帶血、腸套疊
- ☐ 嚴重嘔吐、嘔黃膽水或血
- ☐ 情況愈來愈壞
- ☐ 撞傷腹部、睾丸、睾丸赤痛
- ☐ 懷疑藥物或食物中毒
- ☐ 呼吸困難
- ☐ 肚脹、表皮看到腸臟蠕動
- ☐ 嚴重肚瀉
- ☐ 有脫水症狀
- ☐ 小便出血

肚痛只是症狀，服止痛藥只止了肚痛，並不代表解決問題，更有可能只是將病徵蓋過、延誤診斷及引致併發症，故無醫生指示，切勿胡亂用藥。

### 分辨真假肚痛的提示

- 首先，必須給小孩表述機會，問一些較廣泛問題，讓其形容有什麼不舒服。
- 盡量避免直接問「是否肚痛？」「是否這裏痛？」這些引導性的問題。
- 肚痛時可以替孩子按摩腹部。按摩時，分散他們的注意力，從他們的面部表情及反應，往往已能得到更可靠的答案。
- 按摩後，觀察他們的反應和行為。如果小孩子迅速忘記了肚痛，而很開心地跑來跑去，相信問題不會太大。
- 請孩子指出肚痛的位置，是會對診斷有幫助的。例如腸胃炎小腸絞痛多在肚中央肚臍附近；盲腸炎在腹部右下角；便秘的肚痛則在腹部左下角等。
- 年紀太小的兒童會容易忘記肚痛的位置而胡説，要小心分析。
- 隔一段時間後，可以再問同一問題，看看所指的位置是否和之前所指的相符。

復發性的肚痛可能有心理因素，應盡量和小朋友溝通，了解他們在學業上及心靈上的需求，才能根治。同時亦不能讓孩子藉肚痛為由，逃避責任，切記！

## 處理流程

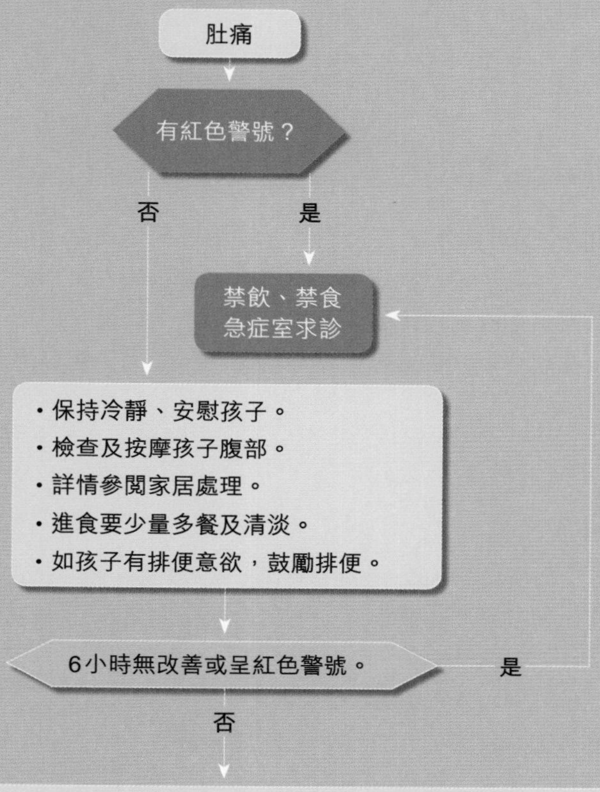

肚痛

有紅色警號？

否 / 是

是 → 禁飲、禁食
急症室求診

否 →

- 保持冷靜、安慰孩子。
- 檢查及按摩孩子腹部。
- 詳情參閱家居處理。
- 進食要少量多餐及清淡。
- 如孩子有排便意欲，鼓勵排便。

6小時無改善或呈紅色警號。

是 → 禁飲、禁食、急症室求診

否 →

- 每2-4小時評估，如有下列情況亦需求診(參閱家居處理)。
  - ☐ 發燒、黃疸、小便赤痛。
  - ☐ 嘔吐、肚屙、不能進食。
  - ☐ 肚痛超過6小時。
  - ☐ 肚痛不再是在肚臍附近，而轉移在一側。
  - ☐ 肚痛紓緩後又再度出現。
  - ☐ 玩耍時行動不便、行為變異。
  - ☐ 整夜不能睡覺。
- 如情況有明顯改善，父母仍需定時評估進度、作好記錄，下次求診時告訴醫生，以供參考。
- 檢討導致病發的可能因素，以免再發。

提示：肚痛只是症狀，尋找肚痛的原因，對症下藥才是良策，胡亂吃止痛藥或成藥可能掩蓋病因，引致更多併發症。

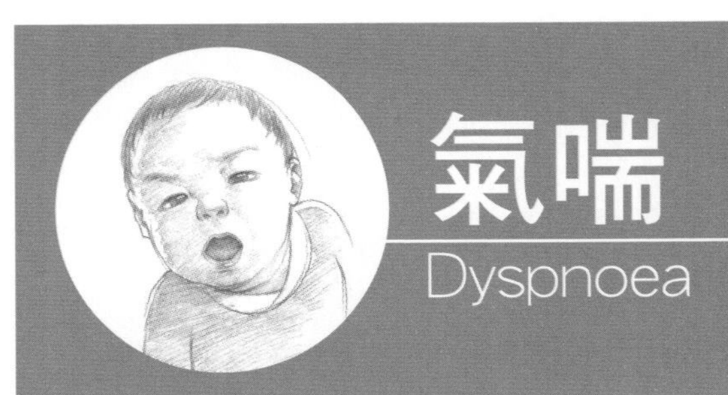

# 氣喘

Dyspnoea

氣喘是呼吸困難的統稱，是一個令父母極度恐慌和手足無措的急症。氣喘的成因很多，必須請醫生確定疾病的種類及評估其嚴重性，作出適當治療；任何錯誤及延遲的處理，都會引起危險和產生併發症，切忌自行治理。哮喘是最常見氣喘原因，患者會感覺咽喉痕癢、多痰、胸口悶，繼而不斷咳嗽，甚至哮鳴和喘息，發出 Hee-Hee 聲。

## 家居處理

- 病發時，父母及照顧兒童者應保持冷靜，抱着孩子，讓孩子安定下來，減少大叫大喊。
- 暫停運動，可參照流程表處理，遇紅色警號，立即帶小孩往急症室求診。
- 如情況嚴重或有缺氧徵狀，應電召 999，可儘早得到氧氣及其他治療。
- 鼻塞引起的呼吸困難可滴鹽水或噴鼻。
- 哮喘的處理，請參閱 P.144「哮喘」一章。
- 如呼吸困難較輕微，可在家中處理，多給孩子飲暖開水；遇下列情況，雖無須立即到急症室，翌日也應求診：

| | | |
|---|---|---|
| • 發燒或有感染 | • 整夜不能睡覺 | • 咳嗽嚴重 |
| • 痰又黃又濃 | • 嘔吐，甚至不能進食 | |

氣喘的正確診斷和及早適當治療是相當重要的，可以令小孩的氣促得以紓緩，更可以避免併發症。

## 氣喘有什麼特徵？

- 症狀因不同疾病或病因而異。
- 一般患童會煩燥不安和拒食，不活動，甚至不能平臥，要直坐及彎身向前。
- 病童呼吸急促，會感到胸口痛或有壓迫感。
- 患童頸部和胸部的肌肉可能會異常突出、胸腹中間的橫隔膜會呈現凹位。
- 嚴重時，面色會青白和出汗，而病情嚴重至缺氧時，舌、唇、指甲會呈紫藍色。

- 病童可能會全身乏力、說話無力、神志不清。
- 如有敏感及呼吸道感染，可能伴有發熱、鼻水、鼻塞等徵狀。
- 如有心臟病或腎病，會出現水腫。
- 如氣喘是因驚慌引起換氣過度，可能會出現手足痙攣。

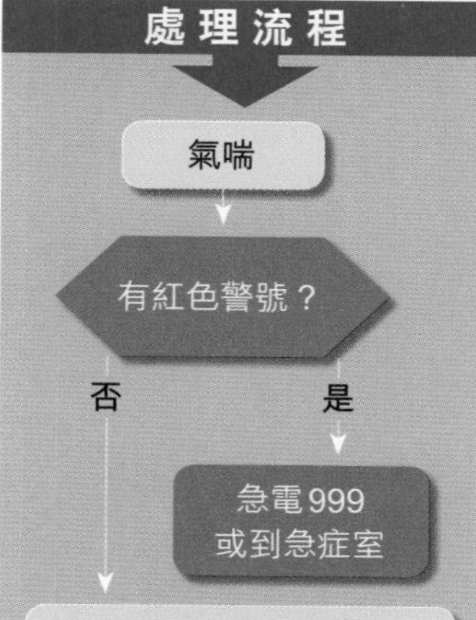


- 保持冷靜、安慰孩子，停止運動、離開誘因。
- 飲暖水，少量多餐。
- 每2-4小時評估，作良好記錄。如有發燒、痰又黃又濃、懷疑有感染或肺炎、整夜不能睡覺、嘔吐、不能進食，亦需求診。
- 檢討導致病發可能因素，以免再發。

## 什麼因素導致氣喘？

| | |
|---|---|
| • 哮喘 | • 哽塞、嗆入異物 |
| • 嚴重傷風、感冒、鼻敏感引致嚴重鼻塞 | • 情緒過激、換氣過度 |
| • 嘶哮症 | • 過劇運動 |
| • 毛細支氣管炎 | • 異常敏感（藥物、食物） |
| • 先天氣管或軟骨缺陷 | • 心臟病、貧血、腎病 |
| • 肺炎、肺積水、積膿、肺結核 | • 中毒（一氧化碳、 藥物） |
| • 胸肺創傷、氣胸 | • 囊性纖維化病（香港罕有） |

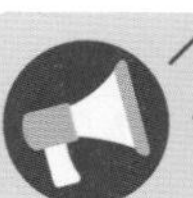

有哮、有喘、有咳、有呼吸困難，並不一定是由哮喘引起的，這些診斷要由醫生確定。

## 紅色警號

如有下列任何一項情況，應盡速帶孩子就診或到急症室：

- ☐ 嚴重哮喘發作
- ☐ 精神呆滯、難入睡
- ☐ 懷疑有異物嗆入氣管
- ☐ 喘鳴（Hee-Hee 聲）
- ☐ 休克、全身出冷汗
- ☐ 脈搏又快又弱、血壓又低
- ☐ 胸部有創傷
- ☐ 情況不斷惡化
- ☐ 嘔吐、不能進食
- ☐ 胸口痛
- ☐ 呼吸急促、尤其是呼氣困難
- ☐ 只能說短句、片語或單字
- ☐ 舌、唇、指甲顏色轉藍
- ☐ 頸肌突出、肋骨間和胸頂下陷
- ☐ 懷疑過敏或中毒
- ☐ 拒食、進食困難
- ☐ 空氣流量速機只能吹出平時的 50%
- ☐ 任何憂慮

〈註：新生兒每分鐘呼吸超過 60 次、嬰兒每分鐘呼吸超過 40 次〉

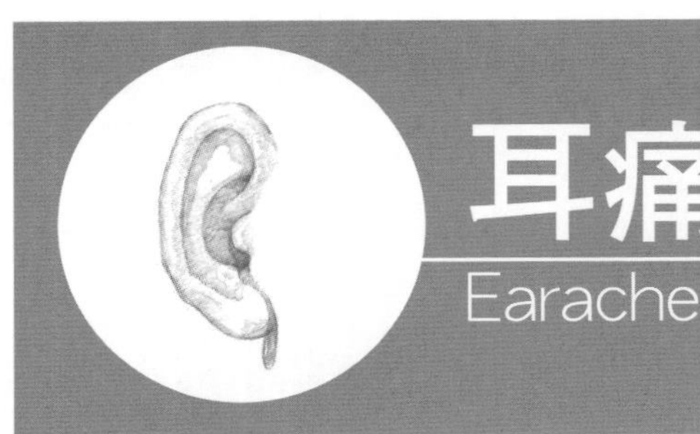

# 耳痛

Earache

**耳痛只是症狀，多由外耳及中耳炎引起，嬰幼兒未能表達痛楚，病徵可能十分隱晦，當耳朵患病時，只會抓耳孔、猛拍耳朵或煩燥不安。孩子說單面耳痛，有可能兩隻耳朵都發炎。可伴同的病徵包括發熱、外耳痕癢、耳道流血或流膿、失聰、頭痛。最重要的是尋找源頭，才能根治及避免併發症。**

## 家居處理

- 大部分引致耳痛的疾病毋須立即去急症室，但遇紅色警號最安全還是到急症室求診。
- 在一般情況下，可以繼續觀察和作定時評核：
  - ＊ 退燒藥可用作止耳痛，孩子沒發熱也可以服用。
  - ＊ 觀察及了解孩子病情，採用一般照顧發燒孩子的方法處理發燒。
  - ＊ 減少用奶樽餵奶，餵奶時將孩子斜放，可減少中耳炎發生的機會。
  - ＊ 如有醫生事前指示，可用傷風鼻塞藥或滴鼻劑。
  - ＊ 留意耳道分泌、鼻腔（黃鼻涕）和伴同徵狀（發熱、喉痛、眼分泌等）。
- 翌日帶到醫生處檢查，縱使燒已退和不再有耳痛，也要詳細檢查，定時服藥。
- 治癒後 4 星期，仍需留心孩子的聽覺，如有疑問，便請教醫生。
- 游泳時可用耳塞，但不要用棉花塞耳。
- 乘搭飛機時，可讓孩子喝奶或嚼糖果。
- 避免在家中吸煙，常保持空氣清新，可減少孩子由鼻敏感引起的中耳炎。

⚠ 有些孩子不想上學，會詐肚痛和頭痛，但很少會詐耳痛。

ⓘ 大部分孩子在 3 歲前曾染有中耳炎，最常發生於患傷風、鼻敏感或嘔吐後。

## 什麼因素導致耳痛？

- 最常見耳痛原因包括中耳炎、外耳道發炎或生瘡、異物入耳。

- 鼻膜發炎、鼻竇發炎、嘔吐、乘坐飛機等，容易引致中耳炎。
- 外耳發炎多是因用不潔用具挖傷表皮，引致發炎。
- 常見耳道異物包括紙屑、玩具、昆蟲、嘔吐物、洗澡或游泳耳朵進水。
- 孩子喉嚨發炎和牙齦炎時，也會感到耳痛。
- 其他原因如嚴重頭傷、骨裂等引致耳痛，較為少見。

## 耳痛會有何種併發症？

- 外耳道發炎通常不嚴重，只需用滴耳藥水治療，不會引致失聰。
- 輕微中耳道疾病，如能及早醫治，可迅速減輕小孩子的痛楚，亦不會有後遺症。
- 慢性及嚴重中耳炎會引致中耳積水、失聰，乳突炎或腦膜炎等嚴重併發症。

耳垢會自然排出，父母不要胡亂給孩子挖耳，否則易引致發炎和刺穿耳膜。

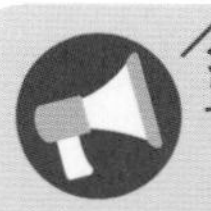

### 紅色警號

如有下列任何一項情況，父母應盡速帶孩子就診或到急症室：

☐ 懷疑有腦膜炎（頸梗難彎）
☐ 耳痛難耐、尖叫及極度不安
☐ 情況惡化
☐ 發熱≧ 40℃（104 ℉）
☐ 曾經有嚴重頭傷（尤其在 3 天內）
☐ 神志不清

在服藥 3 天後，雖然燒會退和不再有耳痛，但耳內發炎是未完全好的，必須跟隨醫生的指示服藥和覆診，以免留下積水，引致失聰和學習障礙。

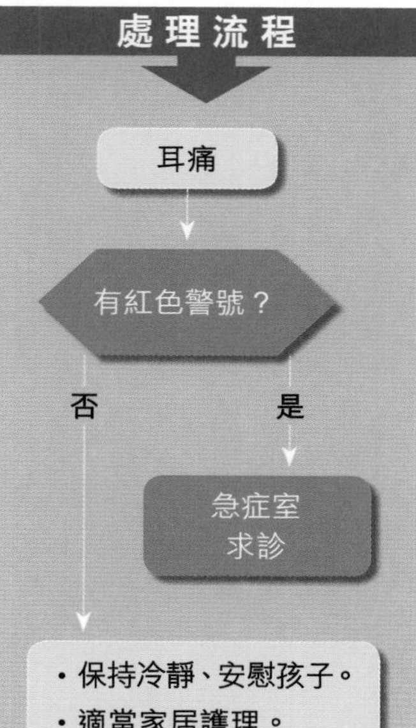


- 每4小時評估，作好記錄，翌日求診時告訴醫生，以供參考。
- 檢討導致發病的可能因素，以免再發。

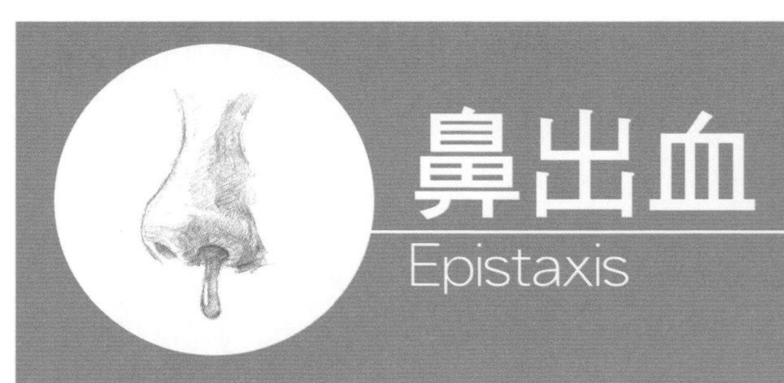

# 鼻出血

Epistaxis

**幼兒期的流鼻血，在嬰兒期是很少見的，最常發生於 1-3 歲的幼兒。流鼻血位置多在鼻前端的鼻黏膜，因此處的鼻黏膜十分單薄及幼嫩，容易受傷。黏膜下層的血管十分豐富，織呈網狀，容易大量流血，表面看來觸目驚心。流鼻血可影響一個鼻孔，也可能影響兩個鼻孔，也可以向後倒流，吞入胃部。**

## 家居處理

- 大部分流鼻血是小問題，只須正確處理，便沒有危險。
- 病發時，父母應保持冷靜，不要令小孩驚恐。
- 如懷疑有紅色警號，父母應立即到急症室求診。
- 在一般情況下，可以繼續觀察和作定時評核：
  - ＊ 必須讓小孩直坐，可放於成人膝上，切勿仰平而臥。
  - ＊ 如有頭暈或面青青，可讓小孩躺下，但必須側臥。
  - ＊ 不要讓小孩頭部仰後，需將頭微垂靠前傾。
  - ＊ 如口內有分泌物或血液，先讓他們吐出來。
  - ＊ 如鼻內有異物，可小心輕輕地清除，並慎防嗆入氣道。
  - ＊ 用姆指及食指，持續捏緊鼻硬骨下的鼻翼軟組織 5-10 分鐘。
  - ＊ 捏緊鼻時，教導小孩用口呼吸（如吹生日蠟燭般）。
  - ＊ 可用冰水敷額或頸後，但對止鼻血沒多大用處。
  - ＊ 大部分流鼻血會在 5 分鐘內停止。
  - ＊ 如果依足上述指引，過了 20 分鐘後仍然流血不止，應及早求診。
- 在鼻血停止後：
  - ＊ 在 4 小時內不要清理鼻腔，也不要大力擤鼻子。
  - ＊ 可用少許凡士林，早晚輕輕塗在鼻黏膜上，塗 4-5 天。
- 平日預防：
  - ＊ 如室內空氣乾燥，可採用蒸氣噴霧機，增加濕度。
  - ＊ 有鼻敏感或其他鼻疾病（如瘜肉、中隔偏斜等）者，應及早醫治。

* 如無醫生指示，不要亂用滴鼻藥水或服含阿士匹靈等藥物。
* 早晚洗面時，須清理鼻腔分泌及污垢，可減少感染。
* 教導小孩不要挖鼻，勤剪手指甲及剪後挫圓，可減少擦傷鼻膜。
* 避免吃燥熱食物，發燒者及早處理和徹底醫好其他鼻疾病（如瘜肉等）。
* 孩子如有復發性流鼻血，應及早請教醫生。

⚠ 流鼻血向後倒流，容易被誤會為胃出血。

ⓘ 什麼因素導致流鼻血？

- 流鼻血的主要原因是孩子覺得鼻癢而擦挖鼻孔，引致流血。
- 導致孩子鼻癢的因素包括天氣乾燥、空氣污染、鼻敏感、傷風感冒、鼻膜發炎等。
- 長期誤用滴鼻藥水，會令鼻膜轉薄，造成流鼻血。
- 其他疾病，如維他命 C 缺乏、血友病、血管病、血壓高等雖較罕見，也可引起兒童流鼻血。

## 流鼻血會引起何種併發症？

- 兒童因流鼻血而致命者，可以説是極為罕見。
- 患者有其他出血性疾病，如血友病、血管病、高血壓等，可引致併發症。
- 嚴重頭傷可引致骨裂，會導致腦膜炎等併發症。

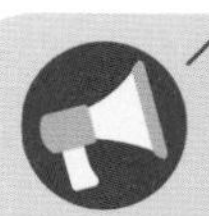

### 紅色警號

如有下列任何一項情況，父母應盡速帶孩子就診或到急症室：

☐ 面青、暈眩、站立不定
☐ 復發性出血
☐ 超過 20 分鐘不能止血
☐ 其他血管或出血性疾病
☐ 有頭傷，或懷疑有骨裂
☐ 家族出血史

- 止血失敗的原因，多是因為捏鼻翼的位置不正確、或捏鼻翼的時間過短。
- 須謹記：捏鼻的動作必須要持續，不要常常停下來窺視、清理或騷擾傷口。
- 不要用紙巾在鼻外吸鼻血，此舉完全沒用，只會為鼻血引流。
- 不要用紙巾塞入鼻內止血，不潔的紙巾會引起發炎，亦會令鼻黏膜損傷，而且在停血後取出塞入物時，可能再度引起出血。

## 處理流程

流鼻血

有紅色警號？

否 → 及早求診

是 → 急症室求診

- 保持冷靜、安慰孩子。
- 必須讓小孩直坐，可放於成人膝上，切勿仰平而臥。
- 如病者頭暈或面青青，可讓小孩躺下，但必須側臥。
- 不要讓小孩頭部仰後，需將頭微垂靠前傾。
- 如口內有分泌物或血液，先讓其吐出來。
- 如鼻內有異物，要小心清理。
- 用姆指及食指，持續捏緊鼻硬骨下的鼻翼軟組織5-10分鐘。
- 捏緊鼻時，須教導小孩用口呼吸。
- 大部分流鼻血會在5分鐘內停止。

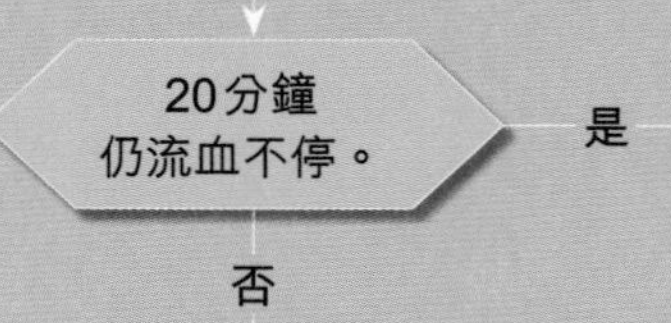


是 → 急症室求診

否

- 每2-4小時評估，參閱家居處理。
- 如情況有明顯改善，父母仍需定時評估進度、作好記錄。
- 檢討導致病發可能因素，以免再發。

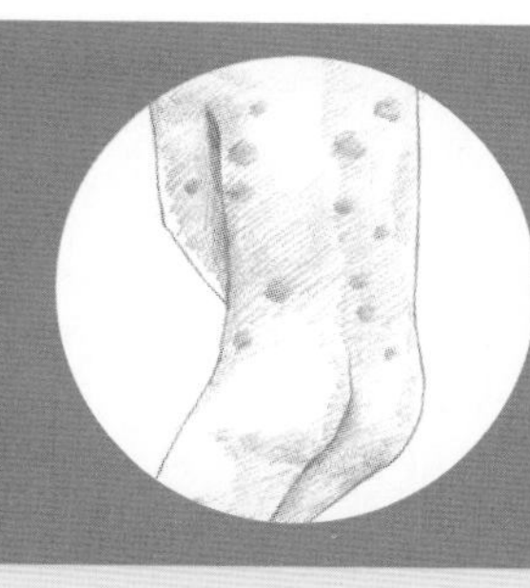

# 風痹（蕁麻疹）

Urticaria

風痹是因皮膚受到「過敏原」刺激，引致毛細血管擴張及滲透性增加，因而產生的紅腫疹塊。初期是紅色的腫脹塊，2-3 天後會變成紫瘀色，孩子會感到十分痕癢、煩燥不安。風痹塊大小不等，小的如針頭，大的可達 2-3 吋。可分佈於身體任何一個角落，包括面部、咀唇、手腳、身軀及頭皮，形狀變化多端，來時快，消失也快。醫學界稱風痹為「蕁麻疹」或「瘖藟」、北方民間俗稱「風疹塊」，但切勿與「風疹」混淆。風疹的正確名稱是德國麻疹。

## 家居處理

- 病發時，應保持冷靜，要停止進食或接觸一切可能導致病發的誘因。
- 如孩子感覺頭暈，將其放平，讓更多血液流入腦部，處理休克。
- 如有紅色警號，父母應立即到急症室求診或致電 999 求援。
- 在一般情況下，父母可以繼續觀察和作定時評核：
  * 盡量提供清涼環境（空氣流通、可開冷氣，但溫度不能太低）。
  * 熱痱子水、清涼凍水、酒餅類可用作止癢外用藥，每天可用 3-4 次。
  * 切忌用熱水和肥皂洗澡，也忌用力抓癢。
  * 家裏如有止癢藥，可按劑量服食。
  * 如風痹塊很多、痕癢難耐、關節腫脹、伴有發燒、感染等跡象，翌日應求診。
  * 如因藥物引起，請告訴醫生，作詳細記錄。
- 尋找誘因有助避免復發：
  * 如全身發作，應留心食物、床鋪和洗澡用品。
  * 如風疹塊只發於手腳四肢，應留意昆蟲叮咬或接觸的物品。
  * 應詳細紀錄每次病發前 48 小時的飲食、活動、接觸過的東西，資料越詳盡越好。
  * 告訴醫生最近及平時的所有飲食（包括調味品）、藥物（所有藥物包括維他命）、有否接受過注射或造影檢驗，以助醫生尋根究底，對症下藥。
- 如復發性發作，請教醫生需否配備隨身的急救針藥（epipen, piriton 等）。
- 保持個人及環境衞生，可減少復發，亦需消除精神緊張和壓力，合理安排生活和娛樂。

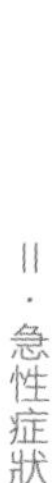

- 最常見引起嚴重風赧和休克的食物是硬殼類海產、花生、雞蛋，甚至牛奶。
- 藥物中，特別要小心「抗生素」、「消炎藥」和「水楊酸」（阿士匹靈 aspirin）。

什麼因素導致風赧？

- 誘發風赧的原因很多，幾乎每一種食物或物件都有可能是成因。
- 常見的包括：

| | | |
|---|---|---|
| • 食物 | • 化學物（肥皂、香料、油漆） | • 植物、花粉 |
| • 藥物 | • 溫度突變（太熱、太冷、曝曬、運動） | • 精神緊張 |
| • 病毒感染 | • 塵蟎、霉、昆蟲叮咬、動物毛屑 | • 內臟慢性疾病 |

- 食物是引起風赧的最常見原因，特別是硬殼類海產（蝦、龍蝦、蟹、蠔、蜆等）、硬殼果（花生、腰果、合桃）、雞蛋、乳類食品。
- 父母亦要小心魚、牛肉、麥片、士多啤梨、硬核果（芒果、荔枝、龍眼）、煎炸熱氣食品、燒鴨及燒鵝等食品。
- 任何醃製（話梅乾等）、發霉、含人工色素、含防腐劑食物都屬高危。

## 風赧引起何種併發症？

- 每次新的風赧發作超過 24 小時，大部分沒後遺症，消退後也不留疤痕。
- 急性的風疹塊，通常在病發 3 天才達高峰，到 7-21 天才完全停止。
- 慢性風赧則會超過 6 星期，甚至數月。
- 嚴重的風赧，可能會伴有氣管收縮、呼吸困難、休克、心跳加速、血壓低、出冷汗、昏迷、休克，甚至死亡，切不可掉以輕心。

黃蜂等昆蟲虰咬，可迅速引致休克，必須及早治療，立刻致電 999 求援。

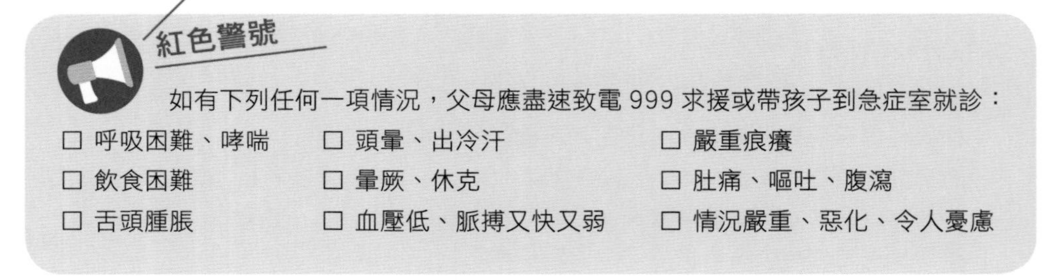

紅色警號

如有下列任何一項情況，父母應盡速致電 999 求援或帶孩子到急症室就診：

- ☐ 呼吸困難、哮喘
- ☐ 頭暈、出冷汗
- ☐ 嚴重痕癢
- ☐ 飲食困難
- ☐ 暈厥、休克
- ☐ 肚痛、嘔吐、腹瀉
- ☐ 舌頭腫脹
- ☐ 血壓低、脈搏又快又弱
- ☐ 情況嚴重、惡化、令人憂慮

找尋和確定誘因並不容易，縱使檢驗血液和作皮膚測試，過半患者仍原因不明。

## 處理流程

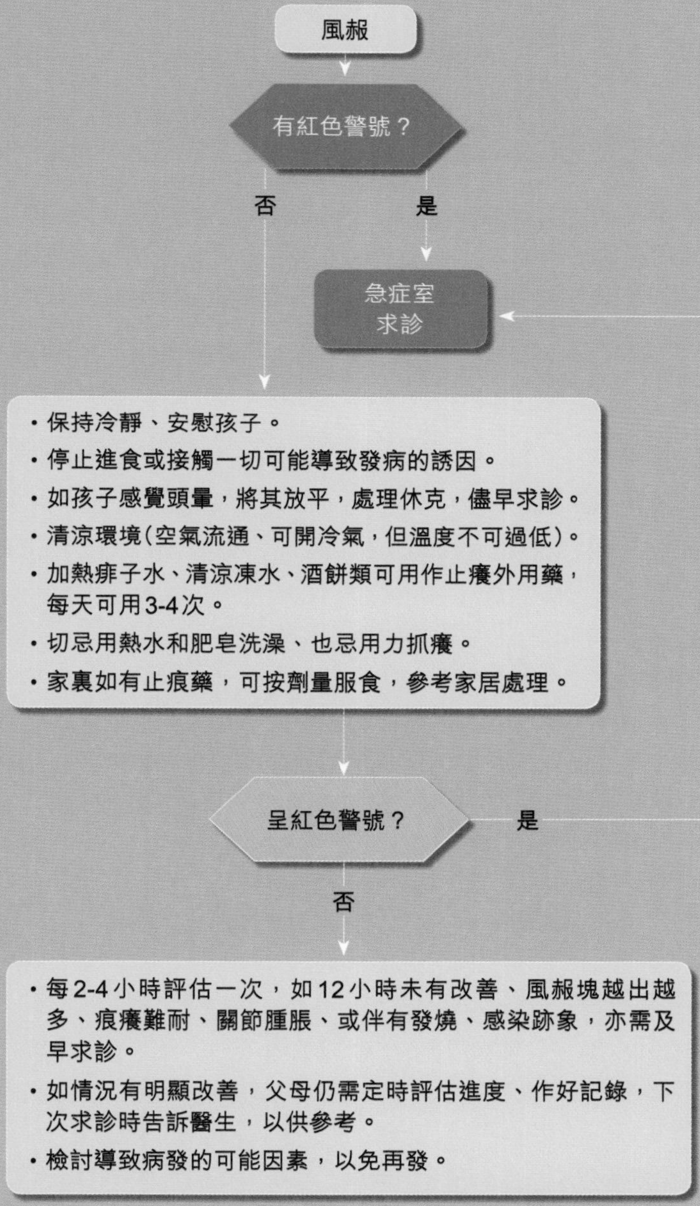

風瘋

有紅色警號？

否 是

急症室求診

- 保持冷靜、安慰孩子。
- 停止進食或接觸一切可能導致發病的誘因。
- 如孩子感覺頭暈，將其放平，處理休克，儘早求診。
- 清涼環境(空氣流通、可開冷氣，但溫度不可過低)。
- 加熱痱子水、清涼凍水、酒餅類可用作止癢外用藥，每天可用3-4次。
- 切忌用熱水和肥皂洗澡、也忌用力抓癢。
- 家裏如有止痕藥，可按劑量服食，參考家居處理。

呈紅色警號？

是（急症室求診）

否

- 每2-4小時評估一次，如12小時未有改善、風瘋塊越出越多、痕癢難耐、關節腫脹、或伴有發燒、感染跡象，亦需及早求診。
- 如情況有明顯改善，父母仍需定時評估進度、作好記錄，下次求診時告訴醫生，以供參考。
- 檢討導致病發的可能因素，以免再發。

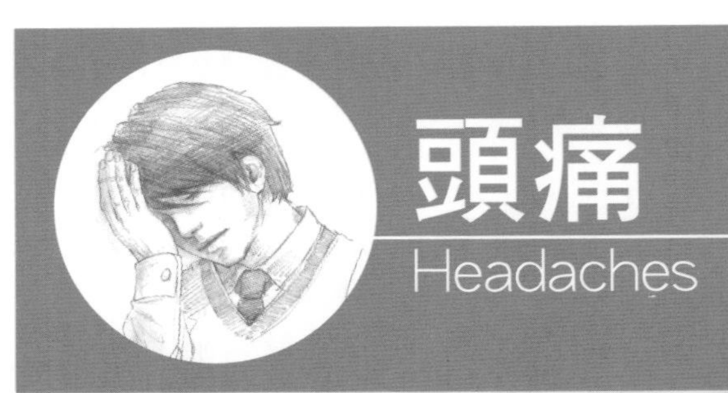

# 頭痛
Headaches

**頭痛是許多發熱疾病的常見症狀，可輕可重，嚴重的個案與腦膜炎、腦癌及血壓高有關，治療頭痛，必須尋找成因，對症下藥 。2-3 歲孩子如有頭痛，多與感染和發燒有關，亦可因睡眠不足引致。小學生的頭痛可能與壓力有關，父母應同時關注孩子的功課及心理因素。**

## 家居處理

- 病發時，父母應保持冷靜。
- 如有紅色警號，應立即到急症室求診。
- 一般護理
  * 退熱藥多有止痛成分，可按劑量給孩子服用。
  * 用冷毛巾敷在孩子額頭。
  * 安排涼快及幽暗環境，保持空氣清新流通。
- 在一般情況下，可以繼續注意觀察和作定時評核，特別需要留意：
  * 發熱、傷風、感冒、喉嚨痛、黃鼻涕、牙痛、鼻竇痛、耳朵痛。
  * 嘔吐、視力模糊、眼痛、偏頭痛、精神困擾。
- 如有上述徵狀或頭痛沒有改善，翌日應求診。
- 如孩子常常有頭痛，應檢討成因，特別要關注壓力及心理因素。

### 頭痛有什麼特徵？

- 很多 2-3 歲的孩子已懂得自己告訴父母頭痛。
- 嬰兒不會説頭痛，家長須小心留意嬰兒的煩燥、打腦袋、拉耳朵、突然尖叫等徵狀。
- 由感染引致的頭痛多伴有發燒、傷風、咳嗽、耳朵痛及喉嚨痛等徵狀，病好後頭痛也會消失。
- 有些孩子有偏頭痛，可間歇性，也可以持續或反覆，亦可伴有嘔吐、怕光及視覺障礙。
- 有壓力的孩子不僅有頭痛，也可能會有頸痛、肌肉痛及其他心理徵狀。

## 什麼因素導致頭痛？

| | |
|---|---|
| • 頸痛、頭傷 | • 食物及藥物中毒 |
| • 腦膜炎、腦生瘤、腦出血 | • 感染（傷風感冒、喉嚨痛） |
| • 熱衰竭、脫水 | • 偏頭痛 |
| • 心臟病、腎炎、代謝疾病 | • 鼻竇炎、中耳炎、牙痛 |
| • 精神困擾 | • 空氣不流通 |

## 頭痛會引起何種併發症？

- 頭痛本身通常不會引致併發症。
- 頭痛是否有危險或併發症要視成因而定。

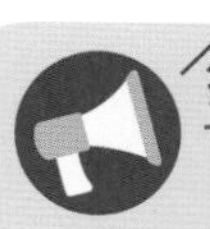

### 紅色警號

如有下列任何一項情況，應盡速帶孩子就診或到急症室：

☐ 嗜睡、意識模糊、發音含糊
☐ 頻頻嚴重嘔吐
☐ 全身抽搐、失去協調能力
☐ 頸梗難彎
☐ 噴射式嘔吐，但無腹瀉
☐ 紫瘀紅斑
☐ 拒絕飲水、虛弱
☐ 血尿、面腫、血壓高
☐ 視力障礙、眼痛
☐ 頭痛難耐、極度煩燥不安
☐ 嚴重頭傷或頸傷
☐ 病容、精神不振

⚠ 嗜睡、意識模糊、頸梗難彎、噴射式嘔吐、全身抽搐等是腦膜炎徵狀。

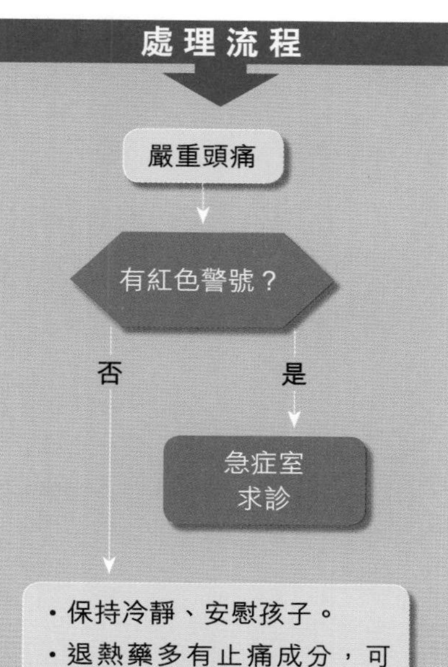


- 保持冷靜、安慰孩子。
- 退熱藥多有止痛成分，可按劑量給予孩子。
- 放冷毛巾在孩子額頭。
- 安排涼快及幽暗環境、保持空氣清新流通。

- 每4小時評估，如有需要，翌日求診(參閱家居處理)。
- 如情況有明顯改善，父母仍需定時評估進度、作好記錄，下次求診時告訴醫生。
- 檢討導致發病的可能因素，以免再發。

提示：頭痛只是症狀，尋找原因，對症下藥才是良策，胡亂吃止痛藥可能掩蓋病因，引致更多併發症。

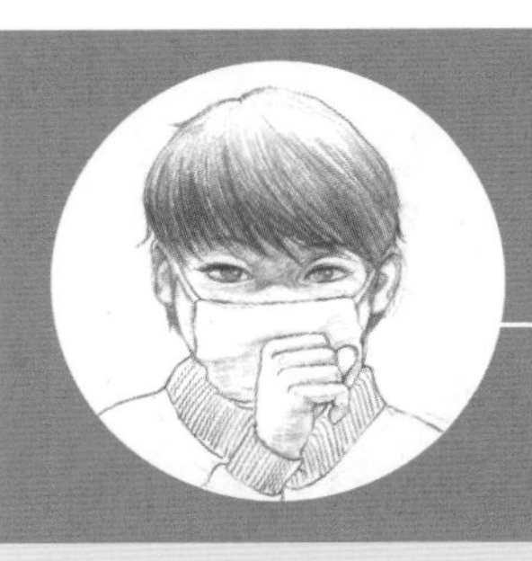

# 嚴重咳嗽
## Severe Coughs

**咳嗽的主要原因，是因為呼吸系統，包括聲帶、氣管、支氣管、肺泡等器官內發炎、敏感、囤積分泌物（痰）或嗆入異物，因而刺激身體作出的一種反應。咳嗽只不過是一種病徵，並不是一種疾病，成因很多，尋找咳嗽的根源比止咳更重要。**

### 家居處理

- 病發時，應保持冷靜。
- 如孩子有異物嗆入氣管，鼓勵孩子先將異物咳出來（參考 P.102「梗塞」一文）。
- 如果懷疑有紅色警號，應立即到急症室求診。
- 一般護理：
  ＊ 避免空氣污染、家人應避免吸煙、令空氣濕潤。
  ＊ 減少劇烈運動、多喝溫開水。
  ＊ 如有哮喘，可遵醫生原來的指示服藥或吸氣。
  ＊ 如有鼻塞可先清潔鼻腔。
- 繼續觀察和作定時評核。

⚠ 很多人對「百日咳」一詞作表面演繹，常誤以為咳嗽長時間便是百日咳。其實，百日咳是一種特別的細菌性感染，患者會長期嚴重咳嗽或痙攣性咳嗽，甚至有吸入性哮鳴。

### 咳嗽的各種特徵

- 由感染引起的咳嗽，可能伴有發燒、傷風、鼻塞、黃痰、耳痛、流眼水、胸痛、哮鳴甚至呼吸困難等症狀。
- 患敏感的小孩子有些時候會乾咳，有時會咳出一些白色的痰，多發於天氣劇變時、深夜至清晨、運動或接觸致敏原後發病。
- 由異物嗆入氣管所引致的咳嗽是很危險的，最常發生於 6 個月大至 3 歲的兒童，可伴有氣喘、聲沙啞和嘔吐。

## 什麼因素導致咳嗽？

| | | |
|---|---|---|
| ・上呼吸道感染（傷風咳） | ・嘶哮症 | ・鼻敏感或鼻竇炎 |
| ・氣管炎、支氣管炎 | ・百日咳 | ・空氣污染、食物敏感 |
| ・毛細支氣管炎、哮喘 | ・肺炎、肺痨 | ・異物嗆入氣管 |
| ・習慣性咳嗽 | ・肺水腫，胸腔積膿 | ・心臟衰竭 |

## 咳嗽引起有何種併發症？

- 嚴重的咳嗽可能會引起胸部痛楚和氣胸，或者影響患者的睡眠和讀書。
- 更嚴重的可能令到體內的氧氣不能即時補充，亦有昏厥的可能。

初生嬰兒很少咳嗽，但一旦有真正的咳嗽，就可能是患上嚴重疾病的先兆，小心！

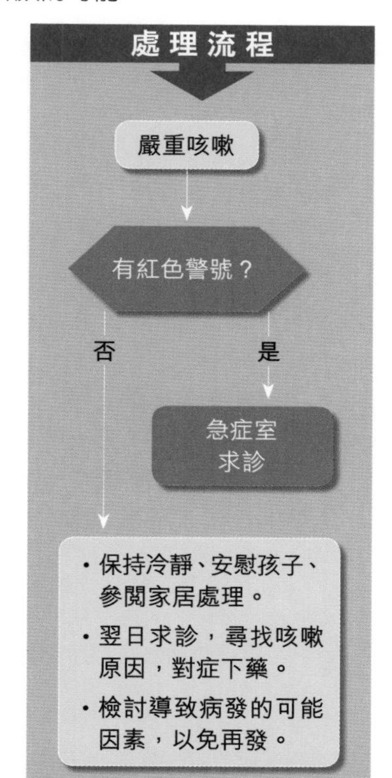


## 藥物治療

止咳藥水可減少咳嗽、胸痛、失眠等，但亦可令痰囤積，嚴重的會令呼吸困難、氣喘和肺炎；過量的藥物會壓抑呼吸，有些含有可待因（codeine），長期服用可能會上癮。所以，若沒有醫生的指示，不要胡亂服用咳藥水。

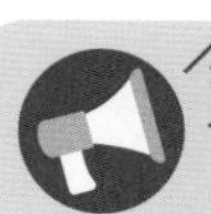

### 紅色警號

如有下列任何一項情況，父母應盡速帶孩子就診或到急症室：

- ☐ 精神很差
- ☐ 發高熱
- ☐ 咳嗽後不斷嘔吐
- ☐ 嚴重嘶哮
- ☐ 懷疑異物嗆入氣管
- ☐ 休克
- ☐ 咳出血
- ☐ 呼吸困難、氣促
- ☐ 嚴重胸痛
- ☐ 咳嗽時全身變藍
- ☐ 咳嗽後曾引致昏迷
- ☐ 發紺（手指甲、唇變藍）

- 化痰藥可助鬆痰，但只是輔助性而非根治的藥物。
- 需否戒口因人而異，如進食生冷、寒涼、燥熱、太甜的食物或湯水後引起嚴重咳嗽，就應該戒口。

提示：咳嗽是一種病徵，並不是一種疾病。最重要是找出咳嗽的起源而根治，胡亂服用咳藥水，只會耽誤病情，切戒！

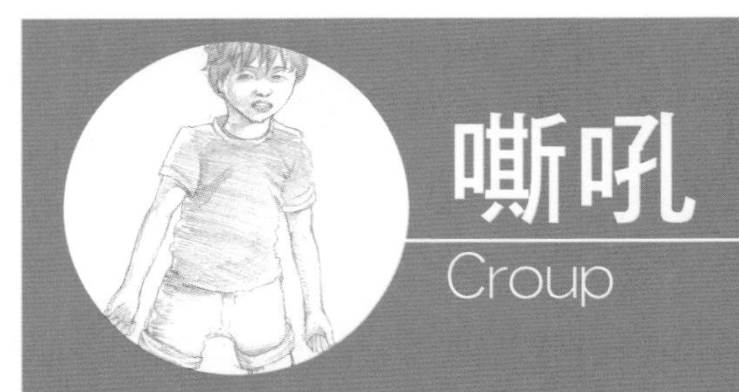

# 嘶吼

Croup

**嘶哮症是急性喉、氣管及支氣管疾病，嚴重可引致封喉、缺氧及死亡。**

## 家居處理

- 病發時，父母應保持冷靜、盡量安慰患兒。
- 如懷疑有紅色警號，父母應立即到急症室求診。
- 在一般情況下，可以在家護理，措施如下：
  * 暖蒸氣噴霧。
  * 浸熱水 10 分鐘。
  * 多飲熱開水。
  * 如有需要，服退熱藥。
  * 不要胡亂吃止咳藥。
- 繼續觀察和作定時評核，如孩子發熱、嚴重咳嗽、拒食或情況沒有改善的話，翌日應求診。
- 嘶吼症屬傳染病，應在病好了和燒退了 3 天後才可以返學。

二手煙會令孩子的情況惡化。

### 嘶吼有什麼特徵？

- 病發初期，病徵類似一般上呼吸道感染。
- 但在病發一天以後，喉部發炎，吸氣時喉鳴、聲嘶、犬吠一樣咳嗽、發熱、煩燥不安。
- 患兒在安靜時、活動及啼哭時，吸氣和呼氣都會困難。

## 什麼因素導致嘶吼？

- 主要是由病毒感染引起，尤其是副流感病毒、腺病毒、呼吸道合體病毒及鼻病毒。
- 少數是由細菌感染，如流感桿菌、葡萄球菌、鏈球菌等。

## 嘶吼會引起何種併發症？

- 輕微的可不藥而癒，通常需 3-5 天。
- 嚴重的可引致封喉、缺氧，甚至死亡。

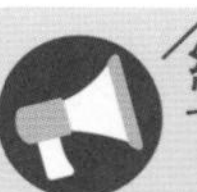

嘶吼多見於 1-5 歲的兒童，3 歲以下最容易發生併發症，屬高危病症。

### 紅色警號

如有下列任何一項情況，父母應盡速帶孩子就診或到急症室。

- ☐ 呼吸困難
- ☐ 吸氣時頸肌突出
- ☐ 面色發紺（青紫藍色）、蒼白
- ☐ 吞咽困難
- ☐ 肋間肌內凹
- ☐ 心律急速
- ☐ 大量流口水
- ☐ 煩燥不安、難入睡
- ☐ 全身器官衰竭、昏迷

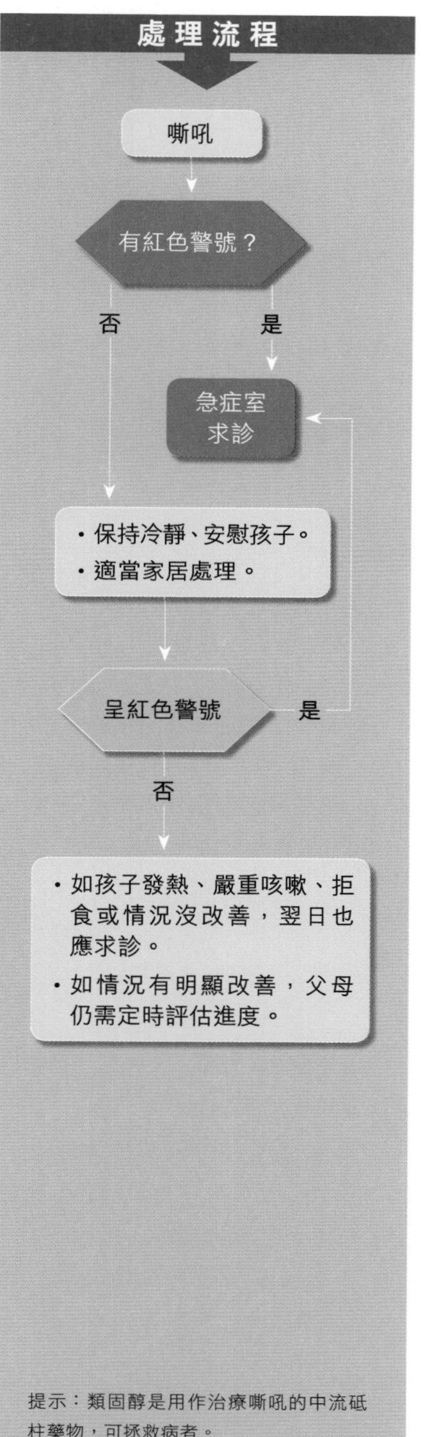

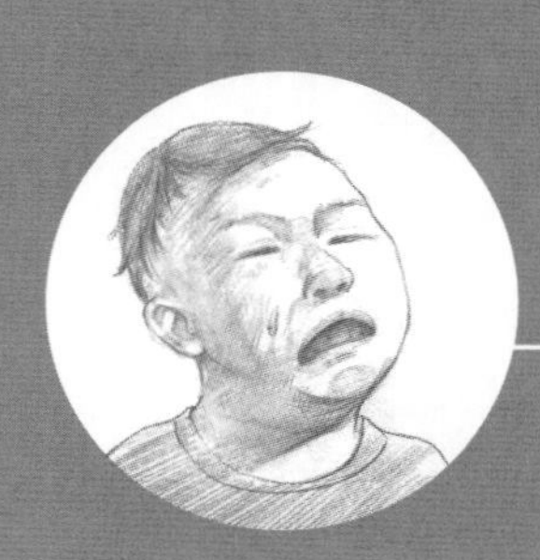

# 屏氣發作
## （哭鬧時呼吸停頓）
## Breath Holding Spells

**屏氣發作，北方人稱為「小兒哭過去了」，是令父母很膽顫心驚的問題，很多父母常常會因此而帶孩子到急症室。其實父母只要認清發作原因，懂得處理，便不用太擔心。**

### 家居處理

- 病發時，父母應保持冷靜，將小朋友放平，讓更多血液流入腦部。
- 如果懷疑有紅色警號，父母應立即帶孩子到急症室求診。
- 在一般情況下，父母可以觀察和作定時評核：
  - ＊ 放冷毛巾在孩子額頭的作用不大。
  - ＊ 通常毋需施行心肺復蘇法。
  - ＊ 不要放任何物件入孩子口內，以免造成窒息。
- 孩子甦醒過來後，安慰孩子，處之泰然，但如發作頻密，應儘快求診。

屏氣在一天之內有可能發作兩三次，一般不會有腦部後遺症。屏氣很容易被誤會是腦癇，父母應請教醫生。如孩子有先天性心臟病，容易有屏氣發作，事前請教醫生如何處理。

### 屏氣有什麼特徵？

- 多發於 6 個月至 3 歲嬰幼兒期。
- 發作時，孩子脾氣暴躁、大聲長哭、呼氣時屏氣，然後身體強直、咀唇變藍色。
- 繼而肌張力降低、疲倦乏力，可能短暫失去知覺。
- 更有部分孩子肌肉可能有小抽搐，通常 1 分鐘內便停止，呼吸及知覺便完全恢復正常。

## 什麼因素導致屏氣？

- 通常因憤怒、痛楚、挫折、被拒絕等情緒衝突事件引發。
- 部分兒童有家族性傾向。
- 家長過份焦慮，反而會形成發作條件。

## 屏氣會引起何種併發症？

- 多數沒有危險，一般在 5 歲後會自然消失。
- 通常不會有腦部後遺症。

### 紅色警號

如有下列任何一項情況，孩子可能有其他疾病，父母應盡速帶孩子到急症室就診。

☐ 昏迷超過 5 分鐘
☐ 全身抽搐
☐ 發作後，肢體癱瘓

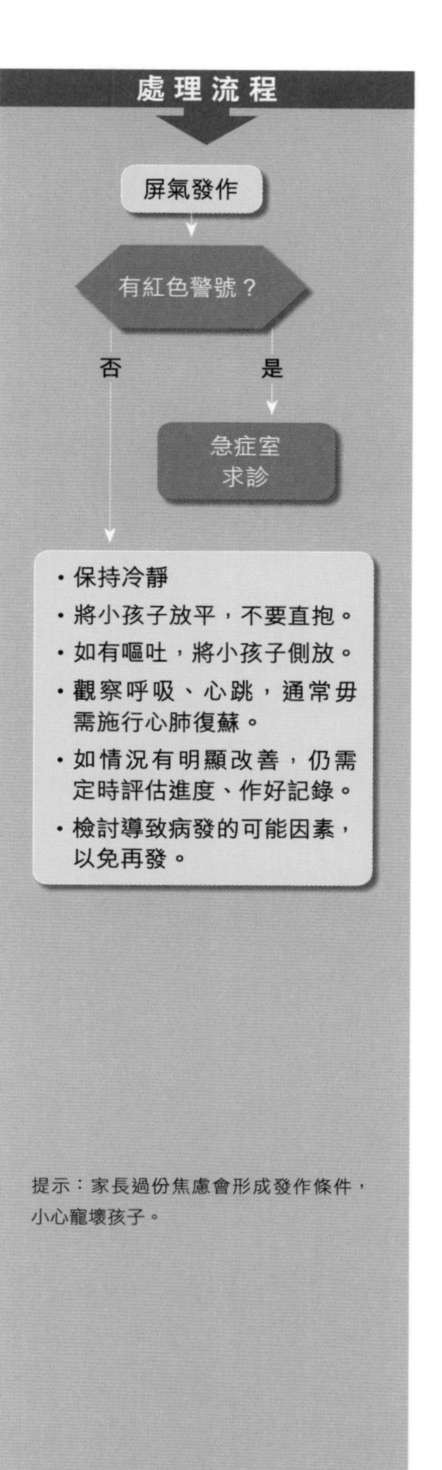

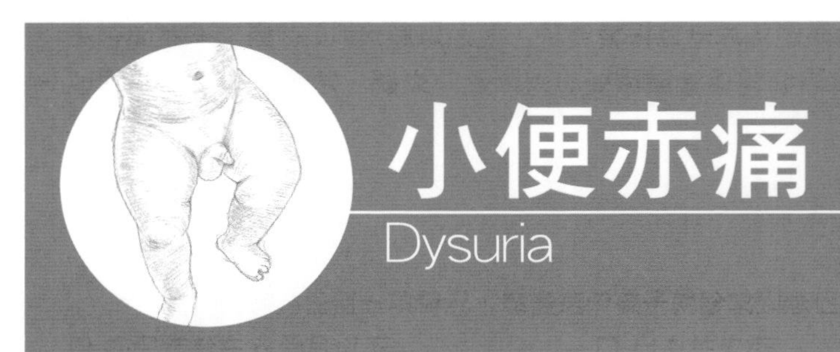

# 小便赤痛

Dysuria

約 5% 的兒童在童年時曾經患過小便赤痛，小便時赤痛可以很輕微，也可以令孩子大叫大喊，十分痛苦。伴同徵狀包括頻頻急尿、屙完尿後仍然急尿、血尿、遺尿、腹痛和腰痛等。有些兒童的表現較隱晦，可能只是發燒，或者煩燥不安、嘔吐、食慾不振或發育遲緩等，正確處理方法是尋找根源，不要胡亂下藥。

## 家居處理

- 小便赤痛通常不是急性病，沒有即時危險，可冷靜地處理。
- 如有紅色警號，應立即到急症室求診。
- 在一般情況下，可以繼續觀察和作定時評核。
  - ＊ 留心觀察小便詳情（顏色、尿量、時間）。
  - ＊ 留心觀察伴同症狀（發熱、嘔吐）。
  - ＊ 檢查尿道外部，留意有沒有傷口。
  - ＊ 鼓勵小朋友多飲水（可喝葡萄糖水、果汁、紅蘿蔔水）。
  - ＊ 可用溫水輕力清洗小便處，如有紅腫可塗上少許尿疹膏或凡士林。
  - ＊ 如有需要，給退燒藥，退燒藥有退燒及止痛雙重作用，但需翌日求診。

⚠ 尿道炎是微菌感染引起，不是因熱氣引起！

## 什麼因素導致小便赤痛？

- 常見原因包括：
  - ＊ 尿道炎；
  - ＊ 外陰皮炎；
  - ＊ 尿道口附近創傷。
- 尿道炎最常見是未戒尿片的嬰幼兒，因為在大小便後未及時清洗。
- 就讀幼稚園的孩子很容易因清潔不善而導致會陰皮炎。
- 夏天時出汗多、洗泡泡浴等情形都會刺激尿道、引致發炎。

## 小便赤痛會引起何種併發症？

- 如及早醫治和保持衛生，通常沒有併發症。
- 如問題延遲處理，便可能引致腎臟受損、血壓高、腎衰竭或腎炎。

## 平日預防的方法

- 多飲水可預防尿道炎，每天喝 8 杯最為理想。
- 用花灑洗澡，避免泡泡浴，可預防尿道炎和小便赤痛。
- 教導幼兒如廁後（大、小便）如何正確清理肛門及外陰。
- 訓練孩子每 2-4 小時排尿一次，不讓其憋尿。
- 穿合適的底褲和紙尿片。
- 多吃含纖維的食物、定時排便。

### 紅色警號

如有下列任何一項情況，父母應盡速帶孩子就診或到急症室：

- ☐ 小便時嚴重赤痛、血尿
- ☐ 發燒≧ 40℃（104 ℉）或寒顫
- ☐ 懷疑有撞傷下身
- ☐ ≧ 8 小時沒排尿
- ☐ 背部很痛
- ☐ 情況不斷惡化

- 大部分的尿道發炎需要用抗生素 7-14 天，患者必須要服完整個療程。
- 父母絕對不應自行買抗生素。
- 延誤治療，會令腎臟有永久性損傷或慢性衰竭。

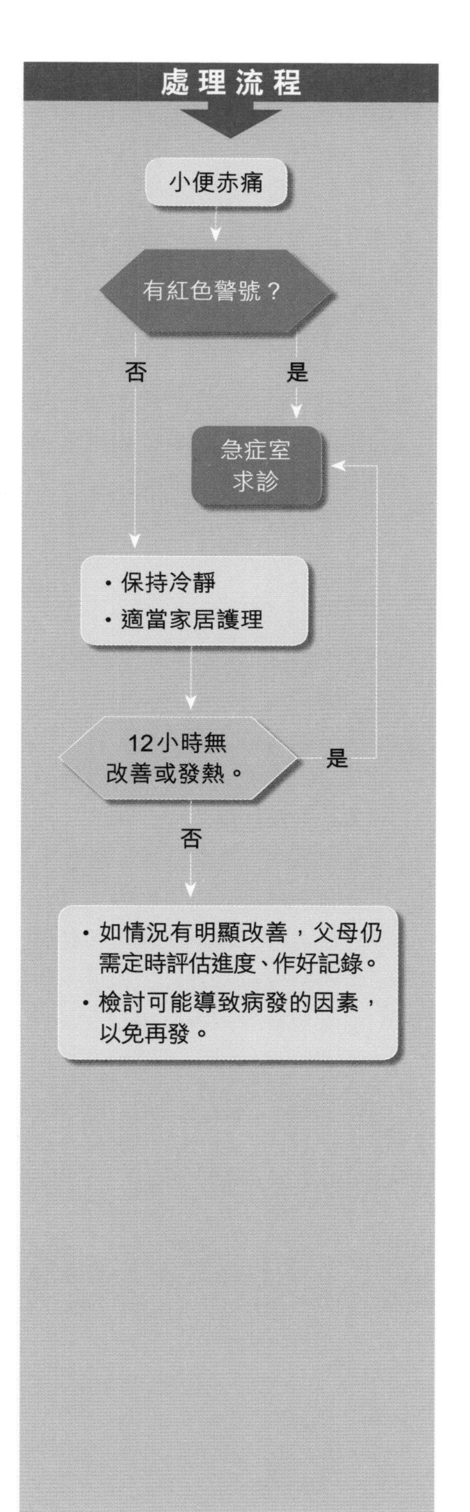

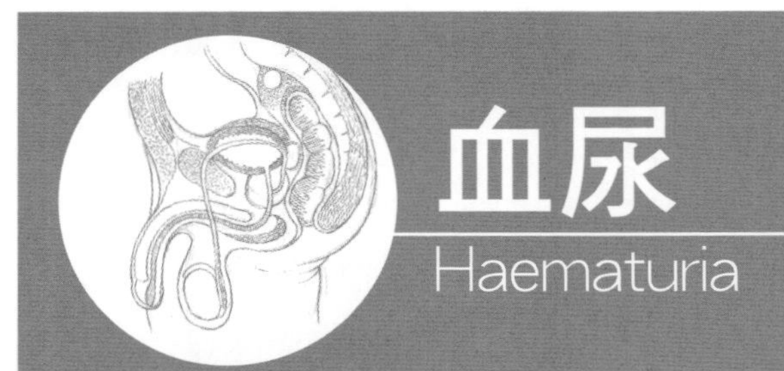

# 血尿
Haematuria

**血尿只是症狀，輕微的出血只能在常規身體檢查時，在顯微鏡下才能驗出來，有些血尿呈淺紅色、啡紅色或者像可樂顏色，視乎血的多寡而定，最重要的是尋找症狀的源頭，才能根治。**

## 家居處理

- 血尿可大可小，如有紅色警號險，父母應立即到急症室求診。
- 在一般情況下，可以繼續觀察和作定時評核：
  * 留心觀察小便詳情（顏色、容量、頻密度、異味、沉積物或腎石）。
  * 留心觀察血尿是否只發生在排尿時的早段、後段或是全段。
  * 留心觀察尿道赤痛、急尿、頻尿、排尿困難、夜尿、賴尿、小腹痛和腎痛。
  * 留心觀察其伴同症狀（發熱、嘔吐、水腫）。
  * 檢查小便處，留意有沒有傷口。
  * 如無眼腫、身腫、腳腫，鼓勵小朋友多飲水。
  * 可用溫水輕力清洗小便處，如有紅腫，可塗上少許尿疹膏或凡士林。
  * 如有需要，給退燒藥。
  * 如遇下列情況，雖無需立即到急症室，但仍需早日求診。

| | | |
|---|---|---|
| • 眼腫、身腫、腳腫 | • 腰骨痛 | • 皮膚發炎、出疹 |
| • 喉嚨發炎 | • 發燒 | • 手、腳及關節痛楚 |
| • 尿道或小便有異味 | • 懷疑有代謝性的疾病 | • 陰道發炎 |

- 紅色的尿未必是小便出血。
- 如食物有人工染料，孩子吃後可能會排紅尿，例如齋鹵味、壽包、甜紅菜及一些藥物。
- 如果嬰兒飲水少，尿液中亞硝酸鹽濃度高，紙尿片上會出現粉紅色，這不是血尿。
- 劇烈運動後，小孩子的肌肉可能受創，肌球蛋白流入尿中會呈紅色，這不是血尿。

### 什麼因素導致血尿？

- 常見的原因包括：
  ＊ 尿道炎；
  ＊ 尿道口附近創傷；
  ＊ 腎小球發炎。
- 長期誤食三聚氰胺「毒奶粉」會引起腎石，因而出血。
- 其他成因包括良性家族性復發血尿、中毒、全身性的出血、腎癌、腎血管硬化等疾病則較少見。

## 血尿赤痛有何種併發症？

- 血尿後遺症要視乎成因及嚴重性而定。
- 只要及早治癒，尿道炎和腎小球發炎通常都無大的後遺症。

如延遲處理問題，便可能會引致腎臟受損、血壓高、腎衰竭或死亡。

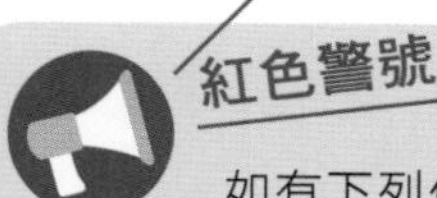


如有下列任何一項情況，父母應盡速帶孩子就診或到急症室：

- ☐ 小便時嚴重赤痛
- ☐ 發燒≧ 40℃（104 ℉）或寒顫
- ☐ 懷疑有撞傷下身或腰部
- ☐ ≧ 8 小時沒排尿
- ☐ 背部很痛、頭痛
- ☐ 情況不斷惡化
- ☐ 6 個月以下的嬰兒
- ☐ 全身性出血
- ☐ 病容很重

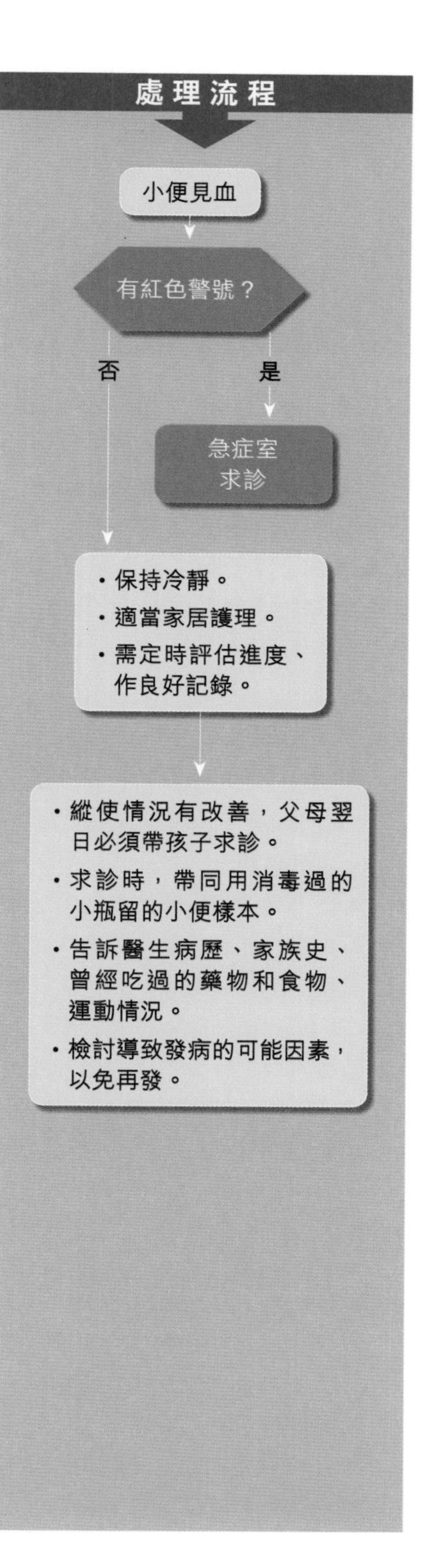

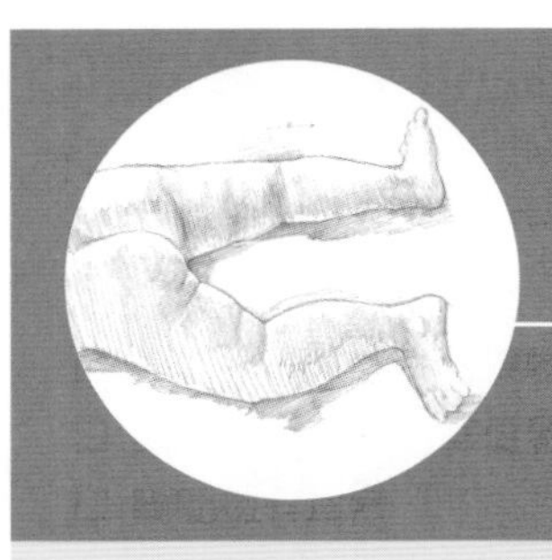

# 便血
## Blood in Stool

患有肛裂的孩子，流出來的血是鮮紅色，通常只有數滴，在大便完後滴出來，或黏在大便表面。孩子多伴有便秘，排便時非常疼痛；兒童胃出血並不常見，一般可能與藥物有關，會嘔吐出來，或者混和大便排出，大便顏色變得像瀝青或芝麻糊般黑色。若大量的出血，大便就會像屙血水般排出，孩子會有休克現象。兒童如果患上腸套疊，會有極度的肚痛，全身出汗或陣陣尖叫等情況，大便紫紅色（黑加侖子色大便）。

### 家居處理

- 病發時，父母應保持冷靜，如有紅色警號，應立即到急症室求診。
- 大部分情況下，可以繼續觀察和作定時評核：
  * 處理便秘。
  * 留心大便何時開始流血、流血有多嚴重、血的顏色、血與大便有沒有混合。
  * 觀察小便及注意是否有屙、嘔、肚痛、發燒或全身出血的症狀。
  * 留意最近24小時內所吃過的食物和藥物（特別是阿士匹靈、類固醇激素、酒精）。
- 如遇以下情況，及沒有紅色警號時，可在24小時內安排見醫生。

| | | |
|---|---|---|
| • 嚴重便秘 | • 流血停後又反覆再流 | • 新生嬰兒 |
| • 肛門損後三日仍未痊癒 | • 肚脹 | • 貧血 |
| • 流血份量愈來愈多 | • 新的徵狀不斷呈現 | • 屙、嘔、肚痛、發燒 |

- 提防假便血：
  * 紅色大便未必一定是便血，可以是未完全消化的紅蘿蔔、紅菜頭、番茄、西瓜和含紅色人工色素食物。
  * 藥物，例如紅色的抗生素、補血藥物或活性炭等，排出時會誤以為便血。
  * 大量吃生牛肉、豬紅粥等，若未能消化，亦會被誤以為便血。
  * 當小孩子有大量鼻出血，而吞入胃內，可隨大便流出，但不是真正的便血。
  * 新生嬰兒在經過產道時，可能吞入大量血水，會經大便排出。
  * 母親乳頭有裂痕或損傷時，嬰兒可吸入大量血液，這樣便形成大便有血的假象。

### 什麼因素導致便血？

- 小孩子便血的最常見原因是肛裂。
- 沙門氏菌或痢疾等腸炎、牛奶過敏，都是腸出血的原因。
- 腸套疊是指小腸套入小腸或大腸內，小腸會壞死，大便便呈黑加侖子樣棗紅色。
- 患上凝血障礙疾病的孩子可全身出血，例如血友病、白血病、維他命K缺乏症及敗血病。
- 兒童患有上消化系統（胃、食道及十二指腸）疾病時，出血比成年人少。
- 其他便血的成因包括壞死性小腸炎、過敏性紫癜斑、過敏性腸胃炎、憩室發炎。

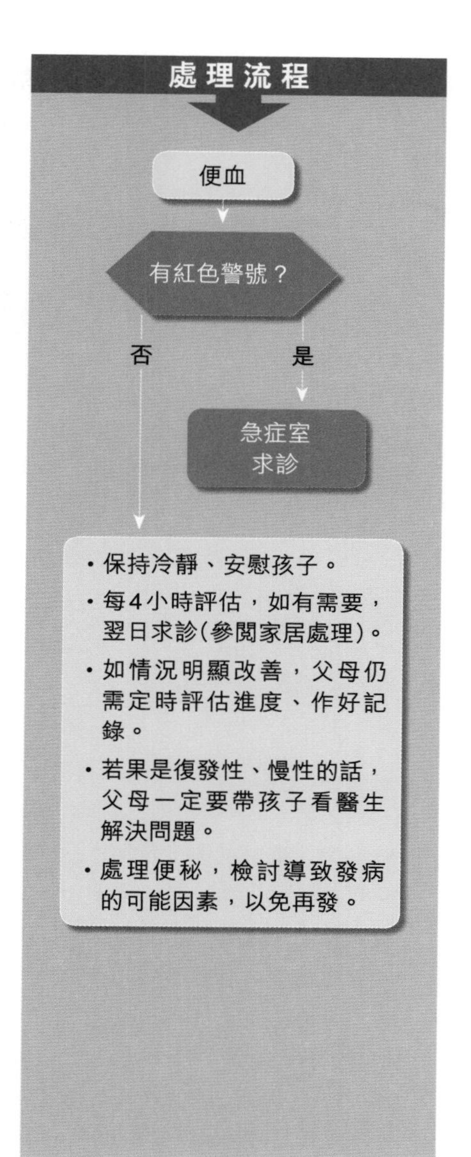


## 便血會引起何種併發症？

- 小量便血並沒有多大問題。
- 若大量出血，兒童會出現血壓低，出冷汗、腎衰竭、眩暈、休克、甚至死亡。
- 長期出血，縱使只是少量，也會引致貧血。

- 有95%兒童的大便出血，都是與肛門損傷和便秘有關。
- 若果是大量的出血，尤其是有嚴重的肚痛、發燒，就可能引致腎衰竭和有生命危險。
- 腸套疊是一種相當危險的腸胃疾病，要急切解套，甚至要立即做手術救命。

### 紅色警號

如有下列任何一項情況，父母應盡速帶孩子就診或到急症室：

- □ 全身出血
- □ 休克、出冷汗
- □ 昏迷
- □ 嘔血
- □ 嚴重肚痛
- □ 曾患腸套疊
- □ 大便像黑加侖子色
- □ 大便像柏油，瀝青黑色
- □ 大量屙血水

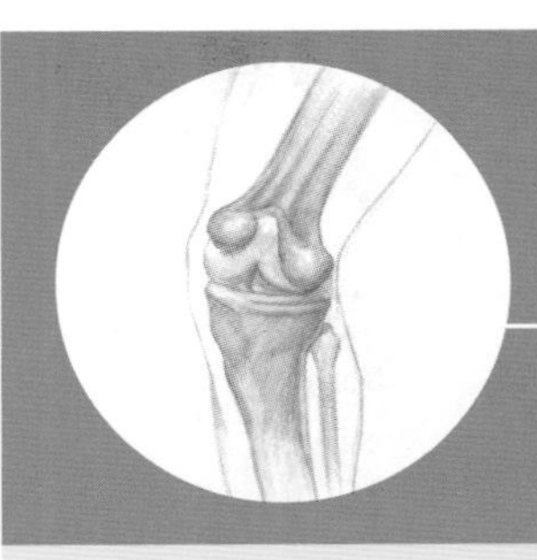

# 關節及肌肉痛
## Arthralgia and Myalgia

孩子突然行動不良或肢體很痛。輕微的關節或肌肉痛會令孩子跛行（步態不平衡或不正常），嚴重的痛楚會令孩子大叫大哭，拒絕移動。受傷或發炎的關節會又紅又腫，觸及時會覺得很熱，可有伴同瘀血、骨折、脫臼及外傷。成長痛於兒童來說是相當常見的，發生率約 10%，以 2 歲至 10 歲很活躍兒童最普遍，外表並無徵狀，只要稍為按摩，痛楚就會慢慢消失，第二天起床時活動也會完全正常。

### 家居處理

- 父母應保持冷靜，如有創傷，參考 P.91「脱臼」、P.93「拉傷及扭傷」兩章處理方法。
- 如有紅色警號，應立即到急症室求診。
- 在一般情況下，可以繼續觀察和作定時評核：
  * 緊記須讓兒童保持溫暖，不要着涼。
  * 可給予適量退燒藥，用作止痛。
  * 確保痛楚位置不再受創。
  * 讓其盡量休息，不要再跑再跳，也可以冰敷（每次 10 分鐘）。
  * 可輕輕塗上止痛藥膏或按摩油。
  * 檢討腳痛之前兩日的活動，看有沒有撞傷的可能性。
- 觀察痛楚位置及附近情況（皮膚，指甲或外物等）、嚴重性、影響、進程（惡化、間竭性等）及其他病症，如有下列情況，則要在 24 小時內安排見醫生。

| | | |
|---|---|---|
| • 多個關節發炎 | • 呼吸困難或心臟痛楚 | • 喉嚨痛 |
| • 關節紅腫或痛 | • 腳被觸及時痛楚 | • 復發性腳痛 |
| • 嚴重腳痛 | • 腳痛持續超過兩天 | • 腳痛需要每 4 小時吃止痛藥 |
| • 腳痛影響睡眠 | • 腳痛影響正常活動 | • 不願自己站立 |
| • 發燒 | • 出疹或皮下瘀血 | • 肚痛 |

如孩子跛行，父母應留意孩子有沒有撞傷、踏釘、踢到硬物，或者是腳趾甲剪得太貼。孩子患有成長痛通常會在晚上或深夜時發痛，有時候在睡夢中會痛醒，但通常持續不會超過 30 分鐘，第二日起床時活動也會完全正常。

### 什麼因素導致肢體痛？

| | |
|---|---|
| • 骨折、脱臼 | • 成長痛 |
| • 脊柱疾病 | • 外傷、瘀血 |
| • 虐兒 | • 防疫針接種後肌肉痛 |
| • 運動筋骨拉傷 | • 髖關節滑膜炎 |
| • 肌肉扯傷 | • 病毒感染（感冒等） |
| • 膝蓋骨膜炎 | • 足部患疣、雞眼 |
| • 風濕性關節炎等免疫疾病 | • 營養不良（缺鈣、缺維他命 C） |
| • 骨癌，血癌 | • 過量維他命 A |

## 肢體痛會引起何種併發症？

- 成長痛並沒有任何後遺症，長大後便會自然消失。
- 髖關節炎通常 1-2 星期後便痊癒。
- 嚴重的關節炎和創傷會引致發炎、關節活動範圍減小，甚至永久傷殘。

### 紅色警號

如有下列任何一項情況，父母應盡速帶孩子就診或到急症室：

- ☐ 創傷
- ☐ 關節腫脹
- ☐ 外形改變
- ☐ 高處墮下
- ☐ 嚴重的痛楚
- ☐ 虐兒
- ☐ 神志不清、面色蒼白
- ☐ 頭痛及頭傷
- ☐ 拒絕或不能企立
- ☐ 呼吸困難
- ☐ 不能移動
- ☐ 年齡小於 6 個月
- ☐ 外傷出血
- ☐ 嘔吐
- ☐ 頸痛
- ☐ 懷疑脱臼

⚠

- 小於 6 個月齡的嬰兒如有骨折或跌傷，可能是虐兒個案，小心！
- 不合適的鞋子也會引致腳痛，留意！

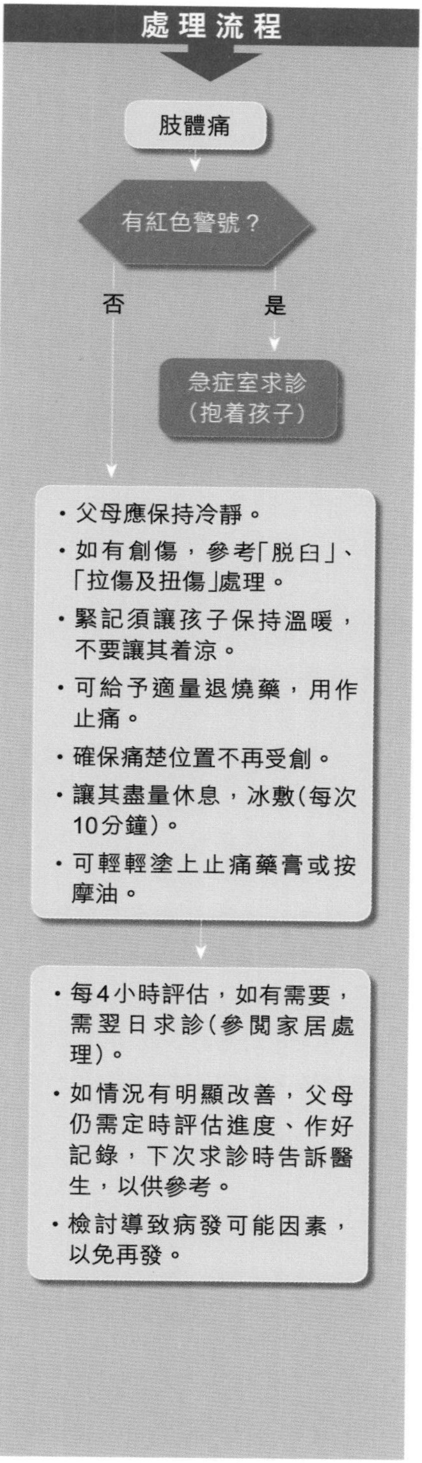

### 處理流程

肢體痛

↓

有紅色警號？

是 → 急症室求診（抱着孩子）

否 ↓

- 父母應保持冷靜。
- 如有創傷，參考「脱臼」、「拉傷及扭傷」處理。
- 緊記須讓孩子保持溫暖，不要讓其着涼。
- 可給予適量退燒藥，用作止痛。
- 確保痛楚位置不再受創。
- 讓其盡量休息，冰敷（每次10分鐘）。
- 可輕輕塗上止痛藥膏或按摩油。

↓

- 每4小時評估，如有需要，需翌日求診（參閱家居處理）。
- 如情況有明顯改善，父母仍需定時評估進度、作好記錄，下次求診時告訴醫生，以供參考。
- 檢討導致病發可能因素，以免再發。

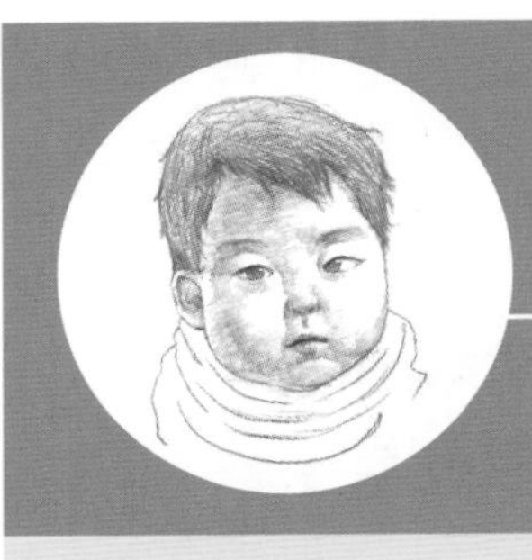

# 面色蒼白

## Pallor

孩子有感染時常面青青，病兒亦可能有唇白、發紺、發熱、發冷等現象。急性面青時，病兒煩燥不安、出冷汗、心跳加速，可能亦有嘔吐、便血、瘀斑和小便呈紅茶色。慢性面青可能與貧血有關，輕度多無病徵，嚴重者會全身無力、食慾不振、煩燥不安、小量運動後也氣促、體重下降。也有小部分是因急性失血或溶血引起，不可掉以輕心。

### 家居處理

- 病發時，應保持冷靜。
- 如果懷疑有紅色警號，應立即到急症室求診。
- 在一般情況下，可以繼續觀察和作定時評核：
  - ＊ 如有發熱，給予退熱藥，請參閱 P.36「發高燒」一章。
  - ＊ 留心整體狀況，有沒有惡化：
    - ☆ 休克徵狀（皮膚冰冷及出汗、心律急促、血壓低）。
    - ☆ 失血徵狀（嘔血、大便有大量鮮血、黑芝麻糊樣大便）。
    - ☆ 溶血因素及徵狀（G6PD 缺乏症、紅茶色小便、黃疸）。
    - ☆ 感染徵狀（發燒、嘔吐、腹瀉）。
  - ＊ 如有上述徵狀，必須儘早求診。
- 檢討孩子進食習慣，是否缺乏營養。

⚠

- 決定是否貧血，單憑面色並不能確定，亦需觀察唇黏膜、眼黏膜、指甲及手掌。
- 缺鐵性貧血多發於 6 個月以後至 3 歲前，長期單靠母乳餵哺而沒有進食合適的副食品是高危因素。

### 什麼因素導致面青唇白？

| | |
|---|---|
| • 遺傳色素、沒有曬太陽 | • 地中海貧血 |
| • 心臟血管病、腎病、血糖低 | • 溫度低、血管收縮 |
| • 缺乏營養（鐵、維生素） | • 藥物影響 |
| • 胃出血 | • 患病時（感染） |
| • 中鉛毒 | • 溶血性疾病（G6PD 缺乏） |
| • 大便出血 | • 造血障礙、血癌 |

## 面青唇白會引起何種併發症？

- 患病時很多孩子都會面青青，病癒後面色便回復正常，長期如此則沒有問題。
- 急性失血會引致血壓低、休克、心肺衰竭，甚至死亡。
- 長期貧血會引致發育遲緩、反應能力慢、學習能力下降。

### 紅色警號

如有下列任何一項情況，父母應盡速帶孩子就診或到急症室：

- ☐ 新生嬰兒貧血
- ☐ 大便有大量鮮血
- ☐ 嚴重外傷、頭傷或骨折
- ☐ 嘔鮮血
- ☐ 黑芝麻糊樣大便
- ☐ 血壓低、休克
- ☐ 紅茶色小便（溶血）
- ☐ 懷疑內臟出血
- ☐ 發高熱≧ 40℃（104 ℉）、病容重

急性失血及溶血是高危問題，必須提高警覺。

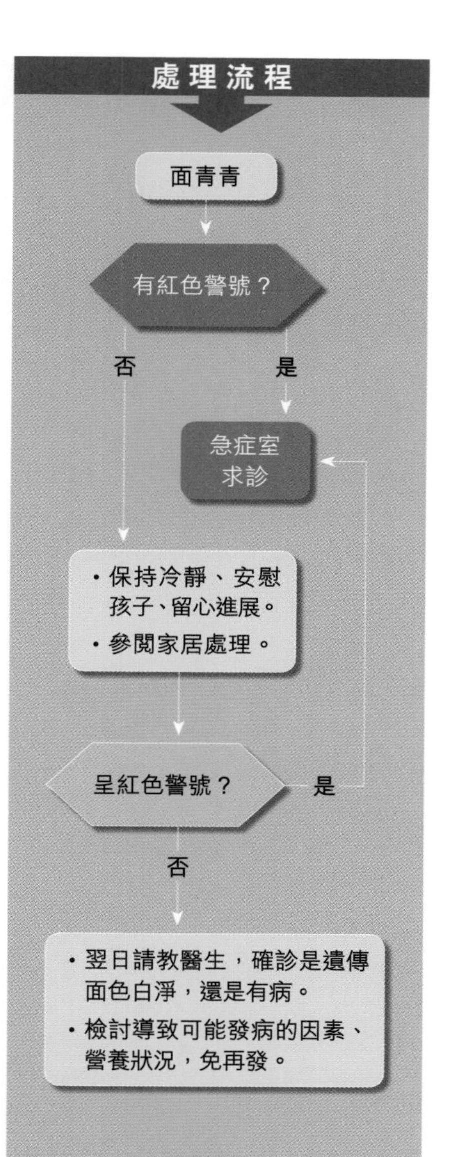


提示：面青青只是一種現象，可能只是遺傳色素，但必須先請醫生研究清楚成因，切忌自行服補血藥。

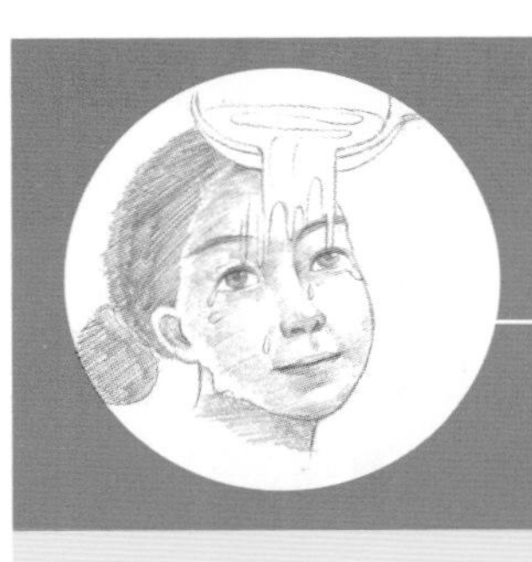

# 紅眼睛、紅眼症

## Red Eyes

**紅眼睛成因很多，如果是細菌感染，會溢出又黃又綠又濁的分泌物，嚴重時上下眼瞼會被黏着。常見的是因感染或敏感所致，病兒雙眼發紅，不斷流眼水及揉眼，不舒服和怕光。若異物入眼或創傷，可引起發炎、眼痛和腫脹。染上川崎症的兒童，會有持續高熱（5 天或以上）、咀唇乾裂、草莓舌、頸核（淋巴）發大、手腳紅腫、紅疹和心臟血管腫脹等症狀。**

### 家居處理

- 應保持冷靜，先讓其安靜，不要讓病兒揉眼。
- 遇化學物或異物入眼，將孩子的頭打側，有病的眼在下方，立即用生理鹽水或暖水，連續沖洗十分鐘，直至異物流出來。
- 如已嵌入異物，切忌嘗試將異物取出，應立即用紗布墊或乾淨的手帕輕輕蓋着患眼，立即到急症室求診。
- 如有紅色警號，應立即到急症室求診。
- 如果無危急情況，可不斷觀察，定時評核，如遇下列的情況，則要在 24 小時內安排見醫生：

| | | |
|---|---|---|
| • 黃色的膿水 | • 眼紅愈來愈嚴重 | • 嚴重敏感和不斷流眼水 |
| • 眼屎黏得很厲害 | • 眼痕癢得厲害 | • 發燒、傷風、感冒、喉嚨痛症狀 |
| • 病兒僅 1 個月大 | • 不肯張開眼 | • 耳朵痛 |

⚠ 紅眼睛未必是紅眼症，必須要排除創傷和嚴重發炎。

### 什麼因素導致紅眼睛？

| | | |
|---|---|---|
| • 急性病毒性結膜炎（紅眼症） | • 異物入眼 | • 川崎症 |
| • 細菌性結膜炎 | • 創傷 | • 類風濕性關節炎 |
| • 敏感 | • 眼角膜發炎 | • 虹膜炎、青光眼 |

## 紅眼睛會引起何種併發症？

- 急性病毒性結膜炎經過適當護理和治療後，通常 4-7 日就會完全好轉，不會影響視力。
- 細菌性結膜炎患者的視覺多不受影響，需要給予抗生素眼藥，通常在 72 小時內會康復。
- 輕微創傷會於 24 小時內不藥而癒，嚴重的會引致失明。
- 嚴重的異物入眼會傷及眼球，影響視力。
- 可能會伴有中耳炎或其他傷風感冒症狀。

### 紅色警號

如有下列任何一項情況，應盡速帶孩子就診或到急症室：

- ☐ 創傷、熊貓眼
- ☐ 視覺模糊、減低、重影
- ☐ 有虐待兒童的可能
- ☐ 眼流血水、有膿
- ☐ 異常眼痛
- ☐ 異物
- ☐ 眼球附近皮膚又紅又腫又痛
- ☐ 化學創傷
- ☐ 任何憂慮

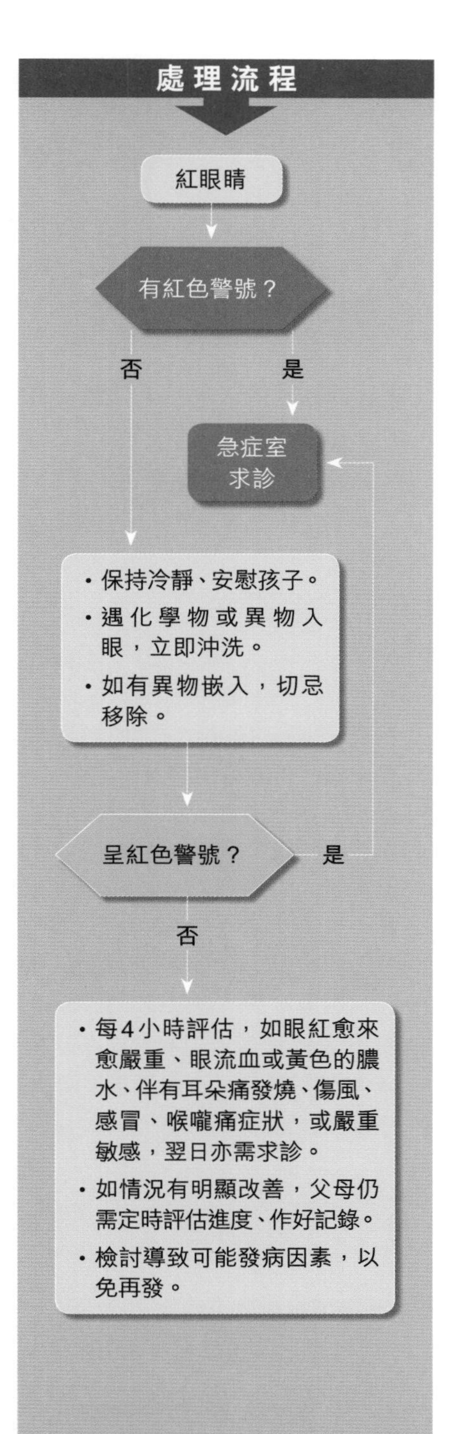


⚠

- 避免與其他兒童共用毛巾、洗手盆及洗面水等。
- 不讓患紅眼睛的兒童在公眾泳池游泳，否則會傳染給其他兒童。

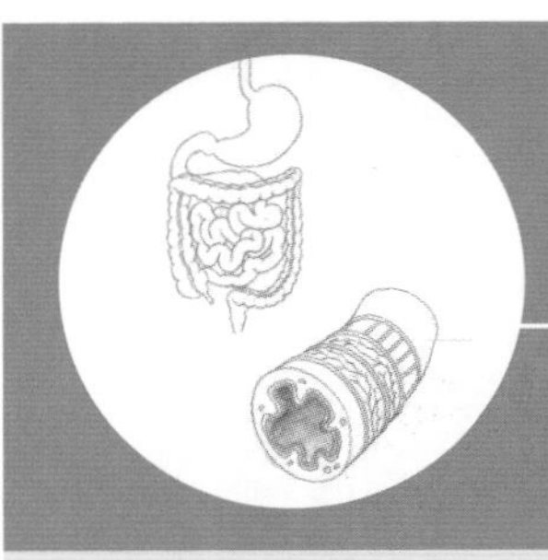

# 小腸氣（腹股溝疝氣）

Hernia

腹股溝疝氣，俗稱「小腸氣」或「脫腸」，是因先天腹膜組織不全引起，最常見於3歲前，多發於男孩，男女比例約8:5，大部分需要手術修補，但如修補不及時，可引致腸壞死、血中毒甚至死亡。

## 家居處理

- 病發時，家人可能會發現腹股溝（髀罅）有腫脹，稱為斜疝。
- 可發於一側，亦可發於雙側，亦可能間竭性出沒，可伴同陰囊積水。
- 當孩子哭鬧、咳嗽、運動或站着小便時，最容易被發現。
- 父母應保持冷靜，讓孩子平臥，不要給予任何飲食（包括清水）。
- 當小腸被卡住（incarcerated hernia 嵌頓性疝），孩子會感到痛楚，會大哭大鬧，也可伴有嘔吐、肚脹和便秘。
- 當卡住的腸壞死（strangulated hernia 絞窄性疝），痛楚會十分嚴重，孩子整體精神差，可伴有高熱、血氣不通、肚脹甚至休克。
- 有紅色警號，應立即到急症室求診。
- 在一般情況下，可以繼續觀察和作定時評核：
  - ＊ 讓其盡量休息，不要再跑再跳。
  - ＊ 如情況穩定，小腸氣自然滑回腹腔，可恢復正常飲食。
- 小腸氣自癒機會很微，必須在24小時內安排見醫生，作進一步治療。

⚠ 沒有任何藥物或腰封能治癒小腸氣，父母切忌道聽途説。

### 什麼因素導致小腸氣？

- 孩子的小腸氣與成年人不同，多是先天性的，是因先天腹膜鞘狀突未關閉引起。
- 如孩子多肚風、便秘、劇烈運動、猛烈咳嗽、大叫大笑，容易引發小腸氣和小腸卡住。
- 有部分有遺傳傾向，亦多見於早產兒或肥胖兒。

## 小腸氣會引起何種併發症？

- 當小腸氣可滑上滑下時，並不會有危險。
- 當小腸氣被卡住時，可引起腸道閉鎖，亦可壓壞睾丸。
- 嚴重時會引致腸壞死、腸穿、腹膜炎、血中毒、休克，甚至死亡。
- 有小部分滑下的是腹網膜、卵巢、膀胱、大腸，引起併發症會較多。

小孩子比成年人容易卡腸和有其他併發症，要提高警覺。

### 紅色警號

如有下列任何一項情況，父母應盡速帶孩子就診或到急症室：

☐ 嵌頓性疝（卡住）
☐ 嚴重肚痛
☐ 休克
☐ 絞窄性疝（壞死）
☐ 陰囊紅腫及痛
☐ 嘔吐、肚脹、嚴重便秘
☐ 睾丸痛
☐ 創傷
☐ 發高熱、面容差

如沒有受過正規訓練的話，切忌自行將小腸推回腹腔內。

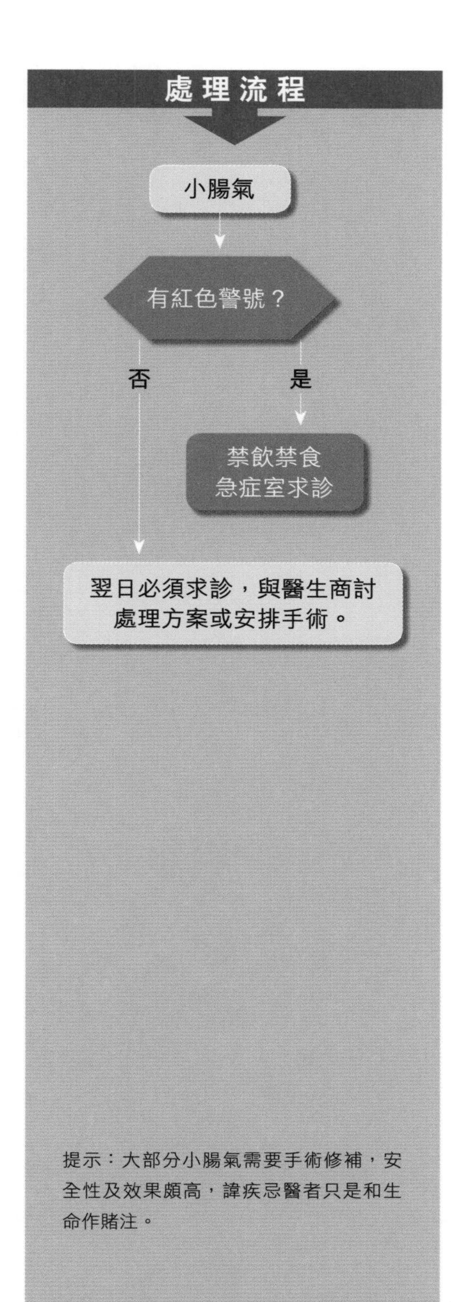

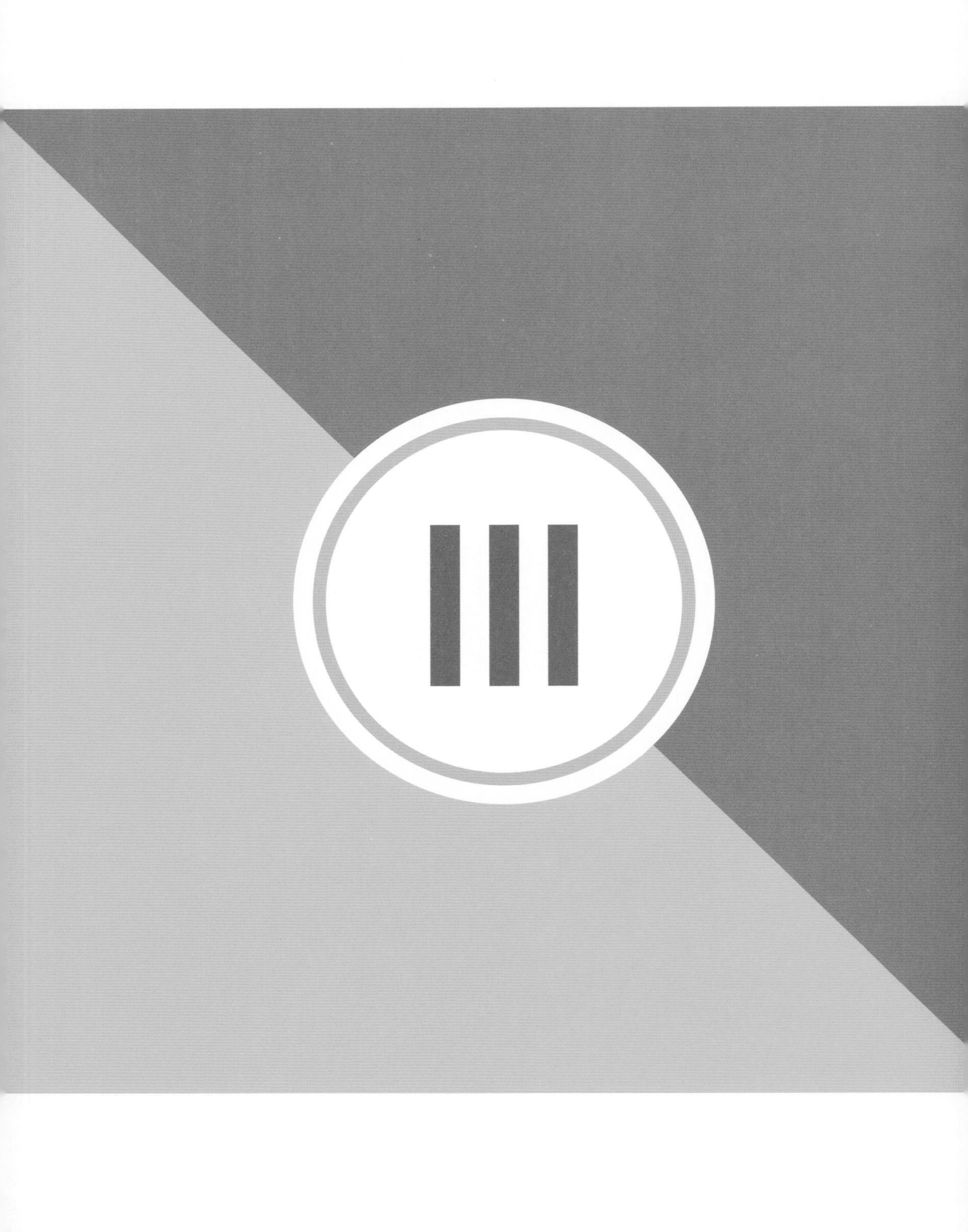

# 意外創傷
# 及急救

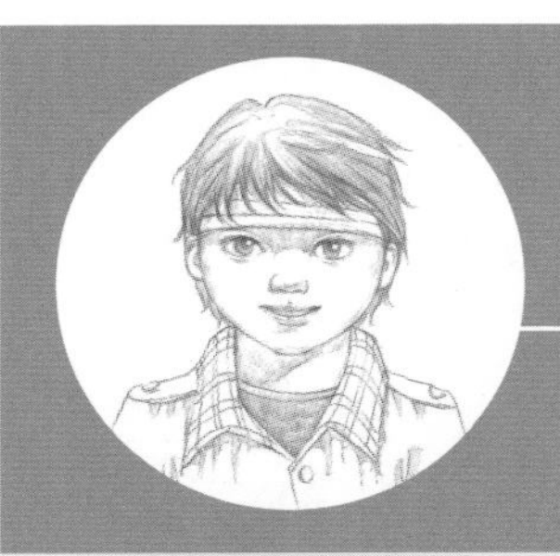

# 頭部受傷
## Head Injury

因意外、暴力、高處墮下，打架或破壞性活動，而導致的頭部受傷。

## 家居處理

- 保持氣道暢通，止血及處理傷口，保護頸骨。
- 留意受傷兒童的清醒程度、呼吸和脈搏。
- 盡速送院。

⚠ 小心有嘔吐，令氣管阻塞。

ⓘ 視乎受傷程度，一般的徵狀可有頭痛、頭昏、噁心、脈搏和呼吸緩慢、無力、嗜睡；嚴重的包括神志昏迷、眩暈、嘔吐、喪失意識、抽搐、腦出血等，外表不一定有傷痕。腦震盪是輕度的腦部損傷，傷者會有短時間昏迷或神志不清，亦可能有短暫的失憶，亦會出現頭暈、頭痛或嘔心，必須將傷者送院觀察。

**紅色警號**

昏迷、神志不清、喪失意識（即使是短暫）、眩暈、嘔吐、耳鼻流血等，表示情況嚴重！

註：頭部皮層的血液供應十分豐富，受傷時會引致大量流血，要立即止血和包紮傷口。如傷情嚴重，特別是神志不清，應盡速送院，不要在現場浪費時間。如果懷疑同伴有頸傷，不要移動傷者，立刻致電 999 求援。

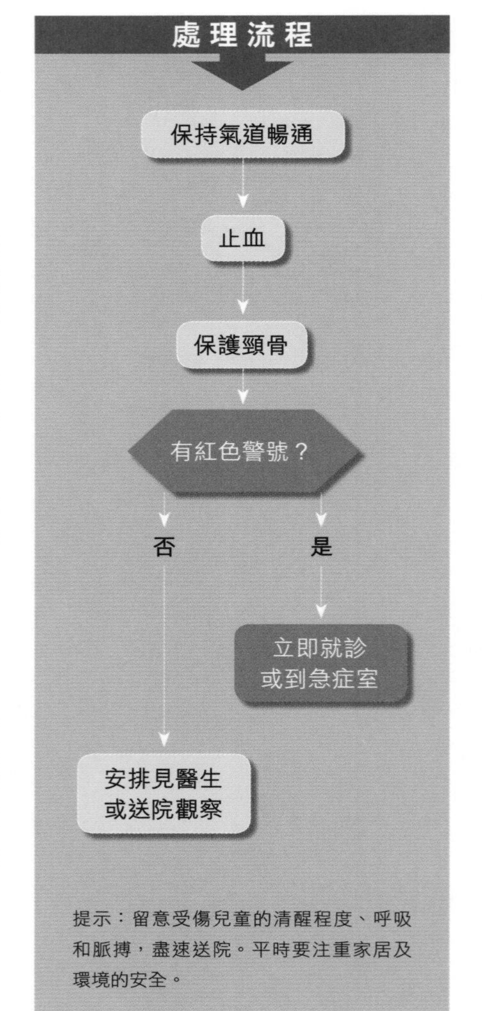

# 脫臼

Dislocation

**關節脫位（俗稱脫臼），習慣性脫位是指關節經常脫位。**

## 家居處理

- 固定脫位部位，不可試圖復位。
- 盡速往見醫生，由骨科專科醫生復位。

⚠ 受傷部位會腫脹、畸形、繃緊及不能自如活動，而且有疼痛。

ℹ 關節脫位多發生於劇烈運動，如打籃球或欖球，在互相碰撞時，關節韌帶遭猛力牽引或撕裂，導致骨頭脫離原位，使關節及周圍的軟組織受到損傷，多次脫位後，會令關節更易脫位，惡性循環。關節脫位常見於肩膊的杵臼關節和肘關節。小孩的關節周圍軟組織發育尚未健全和強壯，易引起脫位。

### 紅色警號

如脫位的骨頭壓着神經線，容易引起麻痺癱瘓；若壓着動脈血管，則脫臼部位以下的脈搏跳動會消失，影響血液的供應。

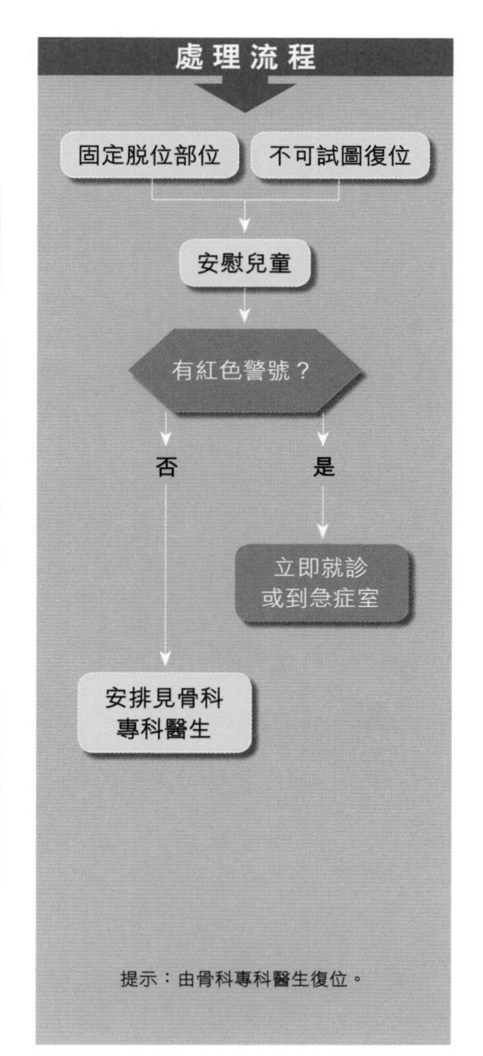


註：保持鎮定，安慰患童，這樣可減少小孩的驚恐，令其安靜。

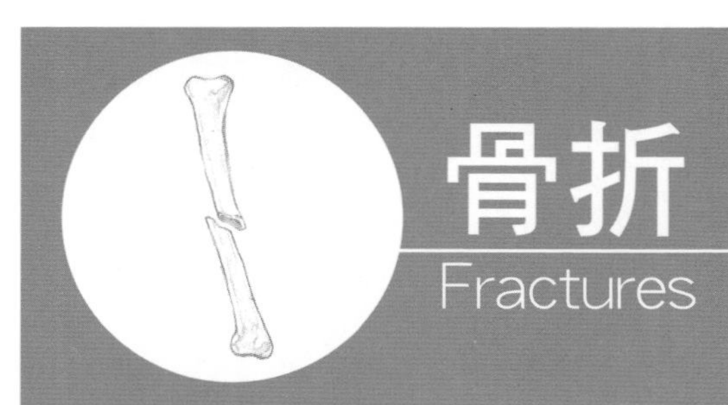

# 骨折
Fractures

骨頭被外來力量折斷或破裂。骨折多發生於兒童身上，因其骨質像幼嫩樹枝，骨骼不硬，較具彈性，受傷後只出現骨頭彎曲的情況，骨骼有裂隙但不折斷。

## 家居處理

- 盡量避免移動傷童，防範傷勢惡化。
- 先處理窒息、出血、休克等危急情況。
- 包紮和固定骨折，可利用沒有受傷的肢體來協助固定骨折。
- 儘快往見醫生。

平時要注重家居及環境的安全。

傷處紅腫、腫脹及瘀青，並感到劇痛，傷肢變形、歪曲或縮短，不能活動自如。亦會有可見性或隱藏性的出血，甚至休克。

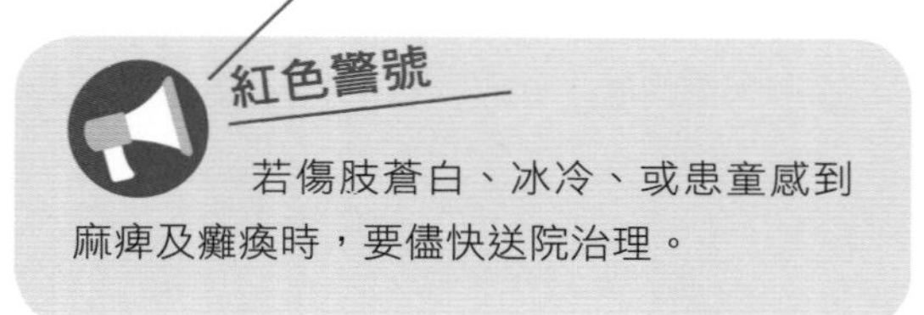


若傷肢蒼白、冰冷、或患童感到麻痺及癱瘓時，要儘快送院治理。

註：保持鎮定，這樣可減少小孩的驚恐，亦有助止血。

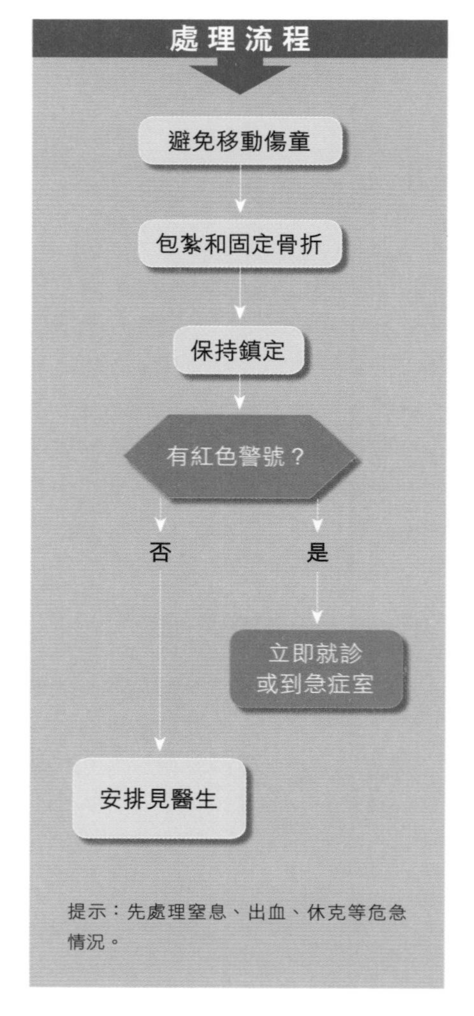

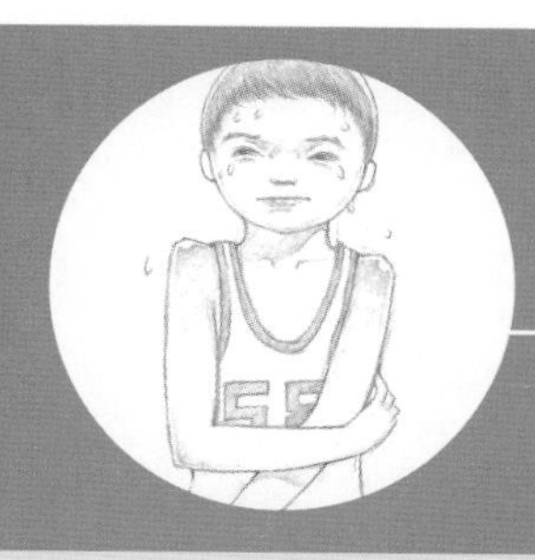

# 拉傷及扭傷

Sprain

特別是在運動時，如果突然猛力拉動肌肉，會很易拉破肌膜，導致肌肉、韌帶、肌腱扯傷及關節損傷。

## 家居處理

- 讓傷童休息
- 冰敷患處
- 加壓包紮
- 墊高傷肢

⚠ 留意有沒有畸形，如脫臼或骨折。

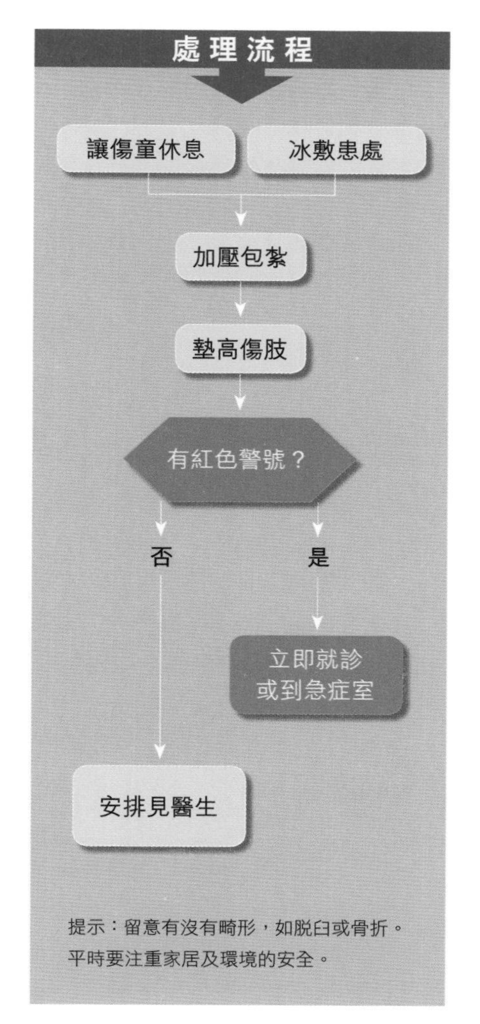


ⓘ 突然過度扭轉關節，令韌帶及關節囊撕裂而引致關節內出血，因而出現關節腫脹、疼痛及瘀傷，活動不能自如。

**紅色警號**

如果疼痛劇烈或受傷的肢體和關節出現畸形或無力，要儘快就醫。

## 藥物治療

孩子覺得傷口有痛楚時，可給予一般的止痛藥。

註：保持鎮定，這樣可減少小孩的驚恐。

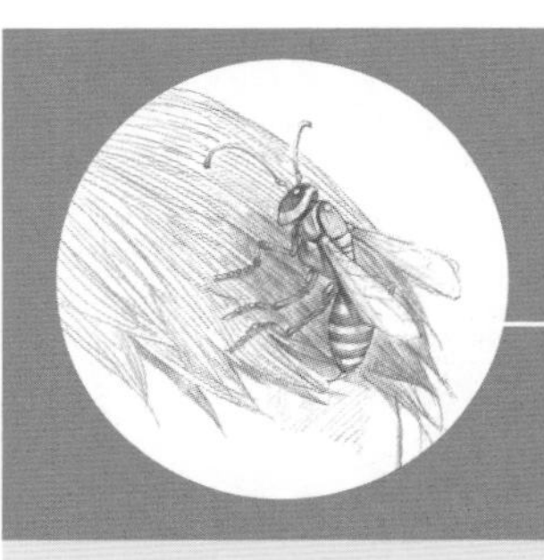

# 咬傷及螫傷

Bites

**動物、寵物及蚊蟲等，都會咬傷人，特別是兒童。**

## 家居處理

- 把小孩置於舒適的姿勢，減少活動。
- 用清水及肥皂或梘液沖洗傷口，用敷料遮蓋傷口和包紮固定。
- 可以用冰敷被蚊蟲咬的傷處，減輕痛楚及紓緩腫脹。
- 如有其他嚴重徵狀，例如呼吸困難、抽搐、休克等，立即處理和安排送院。

⚠ 傷口可能會感染發炎，而小孩在小六及之前會接受多次破傷風的防疫注射，一般是有免疫能力的。

ⓘ 被咬穿或撕裂的皮膚有傷痕和出血，傷處紅腫。瘋狗症的病毒存在於受感染的狗隻唾液內，傷口接觸了唾液後，便可能受到感染。有些海洋生物如水母、石頭魚在刺傷人後，將毒液注入人體，引致傷者的身體組織受損。

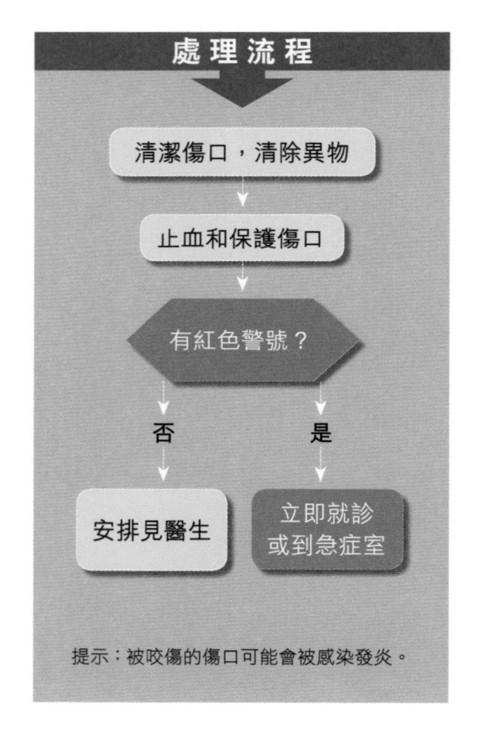


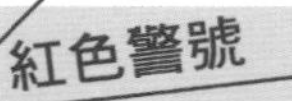

**紅色警號**

咬傷可導致過敏性休克、嚴重出血或腫痛、呼吸困難、嘔吐、發燒、全身發軟、抽搐、感覺迷惘、心律不齊等，可危及生命。

## 藥物治療

孩子感覺傷口有痛楚時，可給予一般的止痛藥。

註：安慰小孩，使其休息，讓其不害怕。

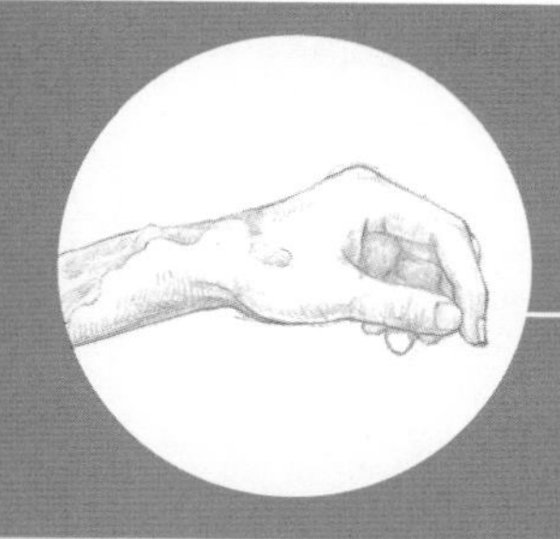

# 燒傷及灼傷
## Burns

**燒傷及灼傷是由熱力對人體組織造成的損傷。**

### 家居處理

- 移離熱源、降溫及處理傷口。
- 用清水沖洗傷口，降低傷口溫度及減輕痛楚，接着用消毒敷料遮蓋傷處。
- 檢查身體各部位受傷的情況，作出相應的處理，有需要時，盡速送院。

> ⚠ 小孩的皮膚組織較薄，容易受到較深層的損傷，引致體液流失，而他們的抵抗力亦較弱，傷口較容易受到細菌感染。

ⓘ 燒傷或燙傷令體液流失，可導致低血量休克；同時，皮膚受損，失去防禦作用，容易被細菌入侵。

**紅色警號**

嚴重的情況包括大面積創傷、呼吸道受損、其他嚴重創傷或骨折、頭部或生殖器燒傷，電擊燒傷等。

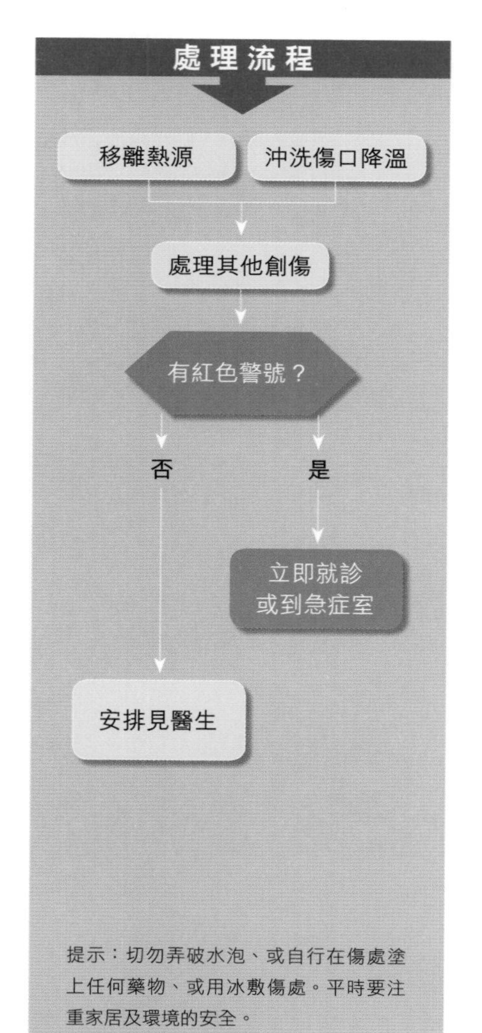


### 藥物治療

孩子感覺傷口有痛楚時，可給予一般的止痛藥。

註：切勿弄破水泡、或自行在傷處塗上任何藥物或用冰敷傷處。

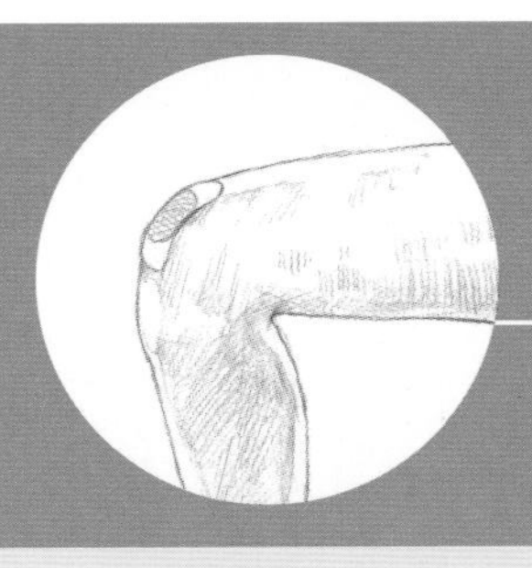

# 割傷及擦傷

Wounds and Abrasions

**皮膚受到鋒利的東西破壞，便會受損。表面的保護層被破壞，令真皮層的組織如血管、神經線和脂肪等受到損壞，出現流血和痛楚。**

## 家居處理

- 止血和保護傷口，使用消毒紗布（清潔的軟布亦可）按壓流血的傷口。若是腳部受傷流血，可將腳架高，有助止血。
- 以消毒藥水或清水為傷口作初步清潔，清除表面異物和減低感染的機會。
- 如果覺得有需要時，往見家庭醫生，特別是當傷口很痛、變得紅腫、止血後再次流血，或懷疑割傷神經線和筋腱的時候。

⚠ 移走利器，把它放在安全地方。平時要注重家居及環境的安全。

ⓘ 輕微出血或擦傷的傷口，按上述程序處理，並每天為傷口清潔，等待自然痊癒。

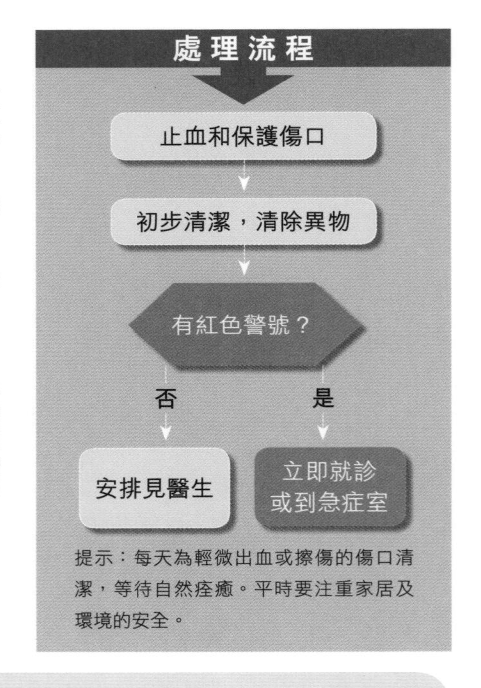


### 紅色警號

嚴重出血或流血超過 15 分鐘不止屬急症，應在按壓傷口後，立即往見家庭醫生或到急症室接受治理。如傷口需要縫針、插有異物、嚴重不潔、割傷超過 1 吋，或懷疑傷口太深傷及筋骨和神經線，亦需及早求診。

## 藥物治療

孩子感到傷口有痛楚時，可給予一般的止痛藥。遇到傷口受到感染時，醫生會因個別情況，考慮處方抗生素。

註：保持鎮定，這樣可減少小孩的驚恐，亦有助止血。

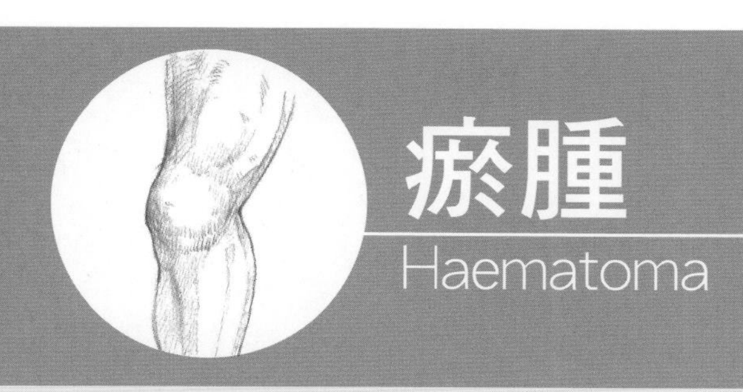

# 瘀腫
Haematoma

**由碰撞，跌傷或撞擊，皮膚表面的微絲血管破裂，形成紫紅色的斑塊。**

## 家居處理

- 一般是無需要治療，也可以塗上去瘀軟膏。
- 可以用冰敷。

平時要注重家居及環境的安全。

瘀腫斑塊在幾天後自然痊癒。

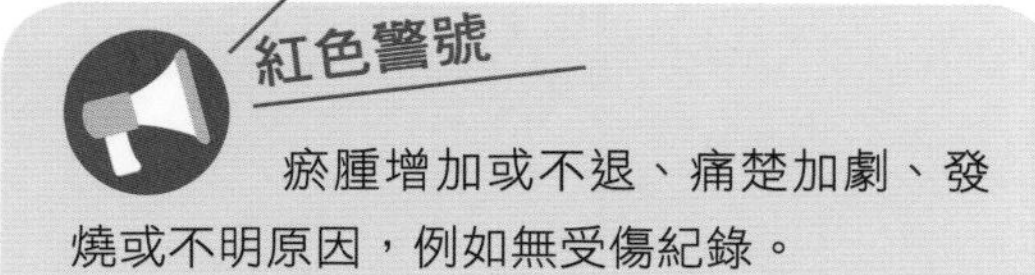

**紅色警號**

瘀腫增加或不退、痛楚加劇、發燒或不明原因，例如無受傷紀錄。

## 藥物治療

孩子感覺傷口有痛楚時，可給予一般的止痛藥。

註：保持鎮定，這樣可減少小孩的驚恐。

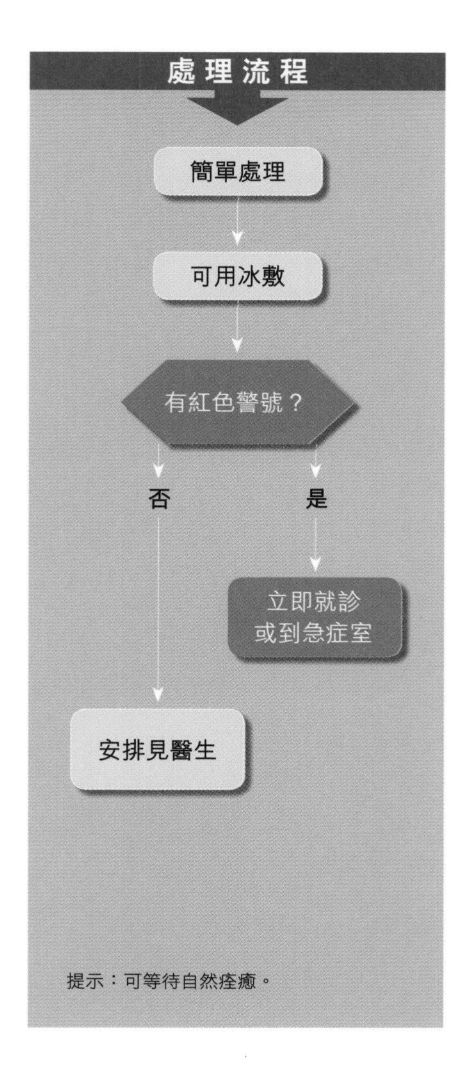

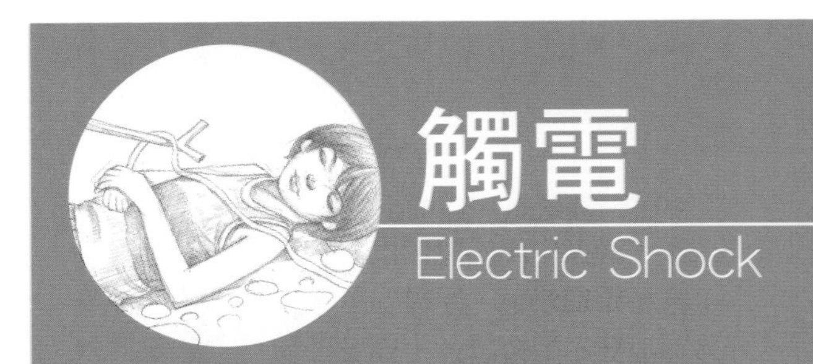

# 觸電

## Electric Shock

**電流通過人體時，會令觸電者嚴重燒傷、灼傷，同時，電流會令心跳不正常或停止。**

### 家居處理

- 首先要確保自身安全，然後立即切斷電源或把觸電兒童拖離電源。
- 如觸電兒童的呼吸及心跳已停止，立即施行心肺復蘇法。
- 處理燒傷。
- 盡速送院。

⚠ 在救援時要小心，避免觸電。

ⓘ 觸電兒童可出現嚴重燒傷、灼傷，心跳不正常或心跳停止，呼吸停止、休克、神志不清等徵狀。

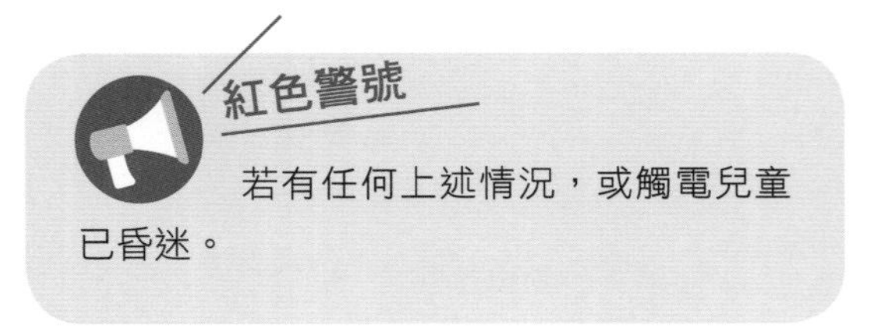


註：平時要注重家居及環境的安全，家裏的電源開關及電插頭等，不要放在孩子能夠觸摸到的地方。

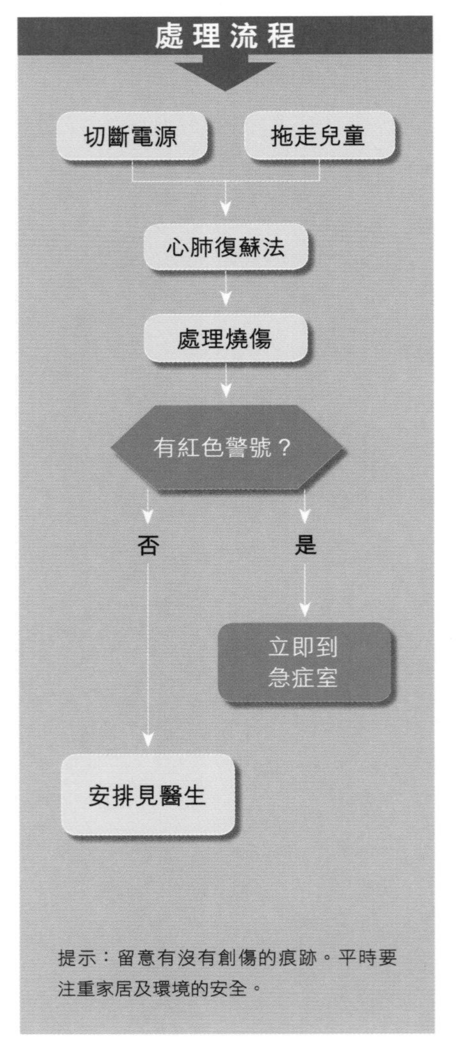

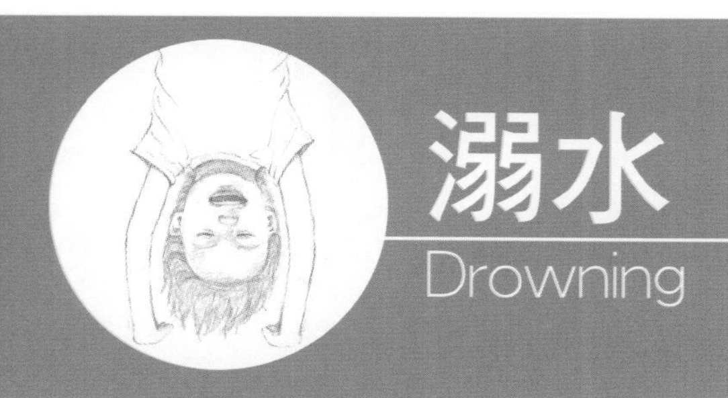

# 溺水
Drowning

**水進入呼吸道及肺部而阻塞，以致空氣不能進入肺部而窒息。**

## 家居處理

- 把遇溺兒童撤離水面，儘快進行人工呼吸。
- 如果沒有呼吸及脈搏，立即施行心肺復蘇法。
- 替小孩換上乾的衣物及保持體溫。
- 立即安排送院。

救援者的自身安全很重要，而且分秒必爭，切勿浪費時間把吞入胃中的水弄出。

遇溺兒童會面青唇白、緊張不安、呼吸困難、脈搏微弱、發紺、噁心吐水、全身顫抖、抽搐、體溫偏低、休克、神志不清、甚至昏迷。

**紅色警號**

留意情況的變化，特別是出現嚴重的徵狀，如呼吸困難、脈搏微弱、發紺、抽搐、體溫偏低、休克、神志不清、昏迷等。

註：欺山莫欺水，保持鎮定。

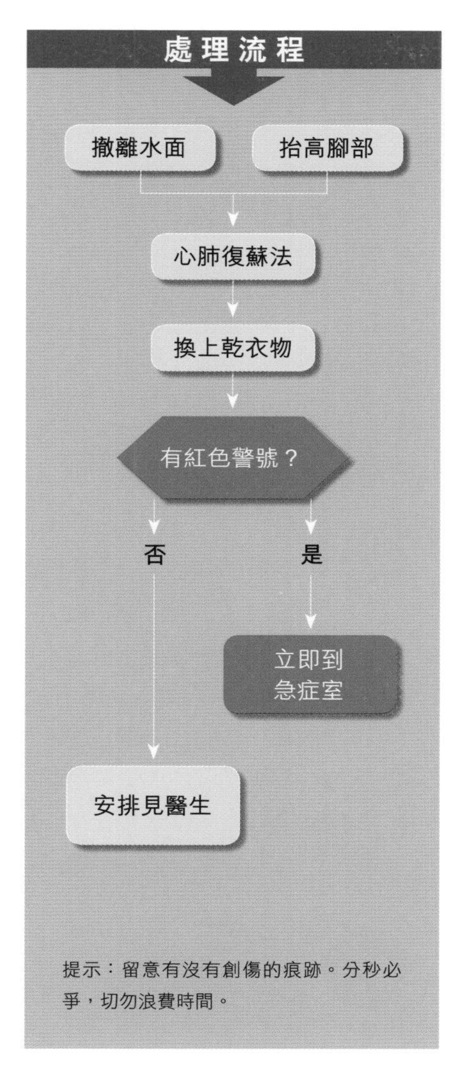

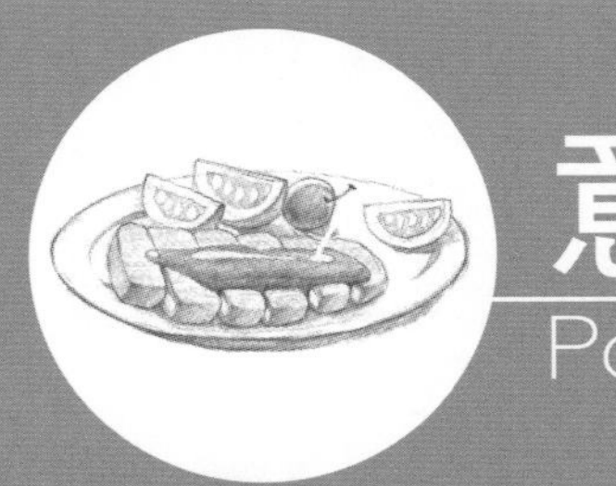

# 意外中毒
Poisoning

**毒物可能是任何有味或無味的固體、液體或氣體，即使只是少量進入人體，亦可能令身體受傷害，甚至死亡。**

## 家居處理

- 保持氣道暢通。
- 按清醒程度，把小孩置於適當位置。
- 若是皮膚接觸，立即用水沖洗中毒部位，並冷敷中毒部位。
- 盡速送院，將嘔吐物、毒物及懷疑盛載毒物的容器，一併送院。

⚠ 在家中收藏好任何有可能意外地令小孩中毒的物品。

**處理流程**

保持氣道暢通
↓
用水沖洗皮膚
↓
有紅色警號？
否 → 安排見醫生
是 → 立即到急症室

提示：將嘔吐物、毒物及懷疑盛載毒物的容器一併送院。平時要注重家居及環境的安全。

ⓘ 毒物可經由下列四種途徑進入人體：吞下（最常見）、通過呼吸道、透過皮膚、注射。誤食藥物、清潔劑、汽油類製品、變壞或有毒的食物（為最常見）。如吞下的是腐蝕性液體，嘴唇周圍會有燒傷的痕跡，嘴內及喉嚨會疼痛，吞嚥時亦會疼痛。而皮膚接觸毒物及化學品會產生過敏反應，中毒兒童會出現局部紅腫、痕癢、疼痛、麻痺、發熱及起水泡。嚴重者會出現全身過敏反應，甚至呼吸困難、哮喘、休克、頭昏、神志不清、抽搐、不自覺動作、瞳孔擴張或收縮、噁心、嘔吐、腹瀉、腹痛、腹脹、口吐白沫及大量出汗等。

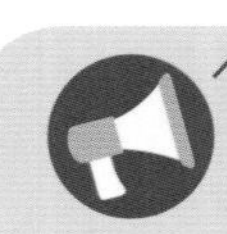

**紅色警號**

中毒兒童的病情可能急劇變化，留意上列嚴重的徵兆。

註：保持鎮定，這樣可減少小孩的驚恐。將嘔吐物、毒物及懷疑盛載毒物的容器一併送院。

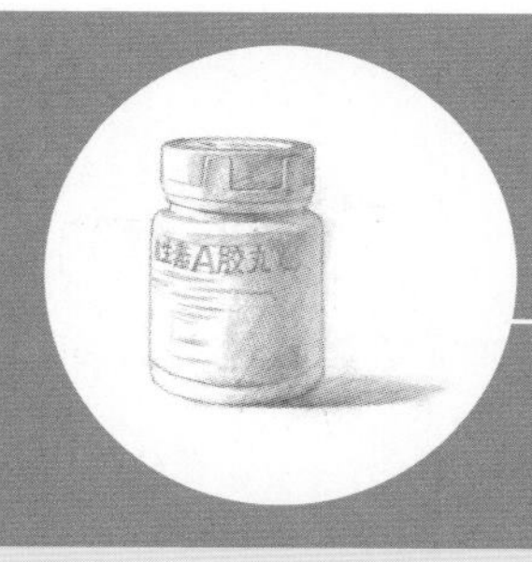

# 藥物中毒

## Drug Poisoning

**兒童會因無知和受到好奇心驅使，自行拿藥物來服，或者會服用過量而致中毒。**

### 家居處理

- 保持氣道暢通。
- 看清楚藥物包裝標籤上的成分，並估計小孩剛服了多少。
- 盡速連同盛載藥物的袋和容器，一併送院。

> 家中的藥物一定要妥為存放，不要給小孩拿到。

要把吞下的藥物弄出來。一般是沒有症狀的，但會發生嘔吐、腹瀉，嚴重者會出現全身過敏反應，甚至呼吸困難、哮喘、休克、頭昏、神志不清、抽搐、不自覺動作、瞳孔擴張或收縮、噁心、腹痛、腹脹、口吐白沫及大量出汗等，要視乎吞了什麼藥物和份量。

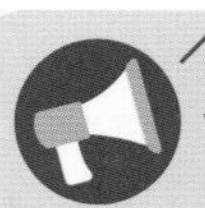

**紅色警號**

中毒兒童的病情可能急劇變化，留意上列的嚴重徵兆。

註：保持鎮定，看清楚盛物的容器上的標籤成分。連同盛載藥物的袋和容器一併送院。

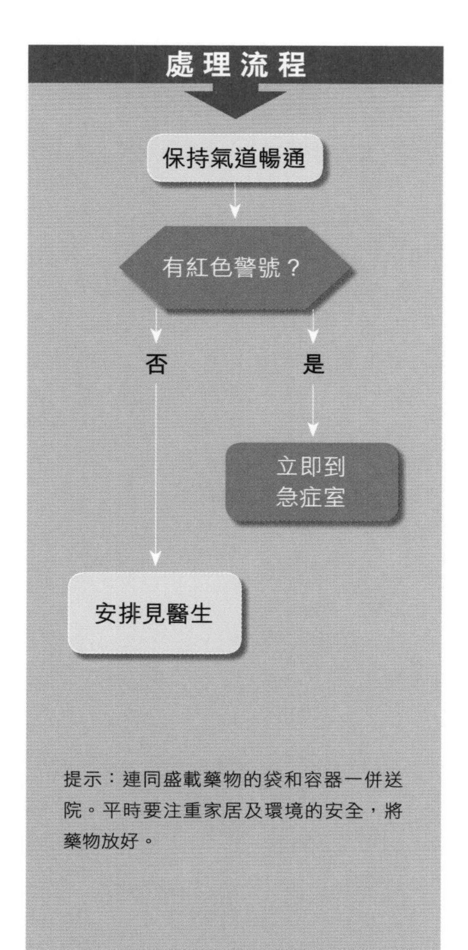

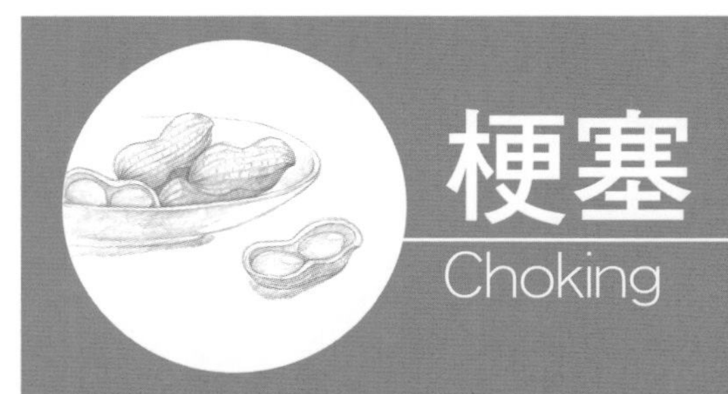

# 梗塞

Choking

**小孩吃進口裏的東西，通常是玩具，錯吞至氣管，阻塞呼吸道，形成梗塞。**

## 家居處理

- 主要是暢通氣道。
- 教小孩咳嗽，把異物咳出。
- 站在小孩背後，一手握拳，虎口向內，放在患童的腹部肚臍之上，另一隻手握住該拳，迅速向內及向上擠壓，反覆這個動作多次，直到小孩吐出阻塞物。
- 如患者是嬰兒，讓其俯臥在大人的前臂上，並用大腿承托着，再用另一手掌連續拍擊嬰兒的肩胛骨中間 5 次。如果不成功，將嬰兒翻轉身，在胸上施以 5 次快速推壓，位置及手法與嬰兒心肺復蘇法相同。反覆使用背拍及壓腹腔法，直至嬰兒吐出阻塞物。
- 如患童昏迷不醒，將其平臥及施行心肺復蘇法。
- 盡速送院處理。

處理流程
暢通氣道，教小孩咳嗽
擠壓腹部
有紅色警號？
否
是
安排見醫生
立即到急症室
提示：準備施行心肺復蘇法。

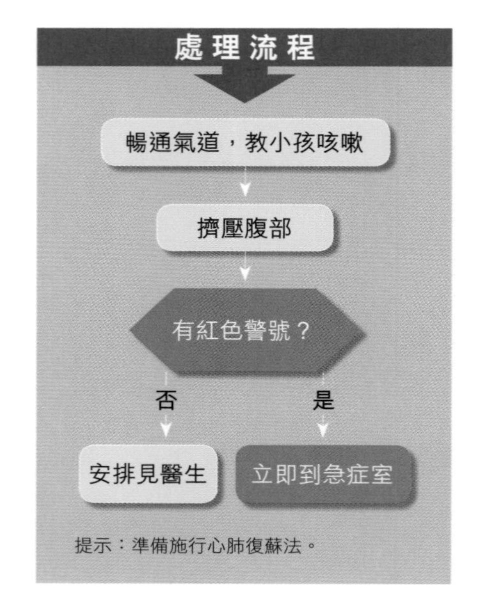

⚠ 及早發現是呼吸道阻塞，為拯救的關鍵。

ℹ 患童會呈現不安、呼吸困難，嚴重的會發紺甚至昏迷。

**紅色警號**

呼吸道受阻可引致呼吸停止，身體組織缺氧，尤其是腦部及心臟受到影響而至心臟停止，危及生命。嚴重阻塞的徵兆包括：不能說話、呼吸困難、發紺、表現痛苦等。

註：平時要經常教育小孩不可把玩具等物件放入口裏，免生危險。

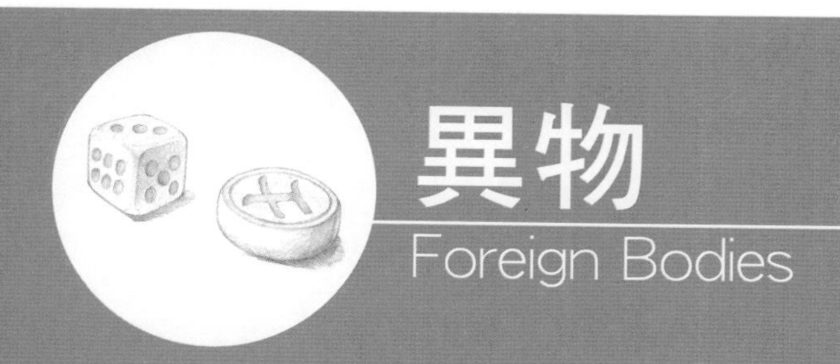

# 異物
Foreign Bodies

**最常見的部位是眼、耳、鼻及咽喉。**

## 家居處理

- 如為砂礫、睫毛等異物進入眼瞼之內，用清水沖洗眼睛。
- 如昆蟲入了耳朵，可用油注入外耳道，令昆蟲浮出。
- 盡速往見醫生或送院治理。

⚠ 阻止兒童用手擦眼睛、或挖鼻孔和耳道。

ⓘ 有些兒童會把異物放進眼、鼻孔、口及耳朵內。鼻孔內的異物可能滑入氣道。

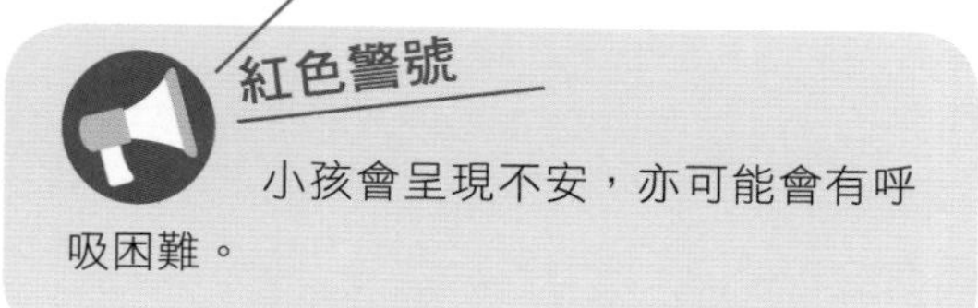

**紅色警號**

小孩會呈現不安，亦可能會有呼吸困難。

註：不要嘗試取出異物，安慰小孩，切勿給予患童任何飲品或食物。

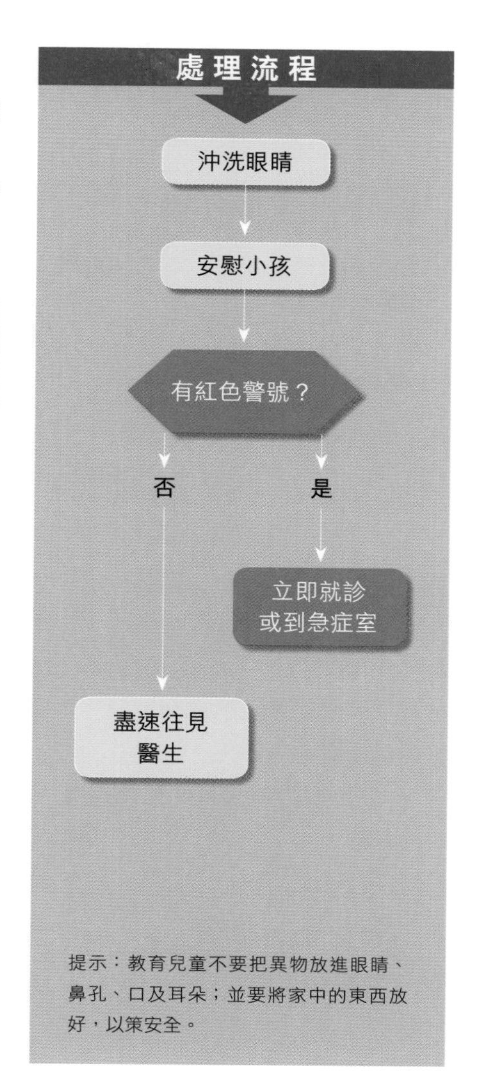


提示：教育兒童不要把異物放進眼睛、鼻孔、口及耳朵；並要將家中的東西放好，以策安全。

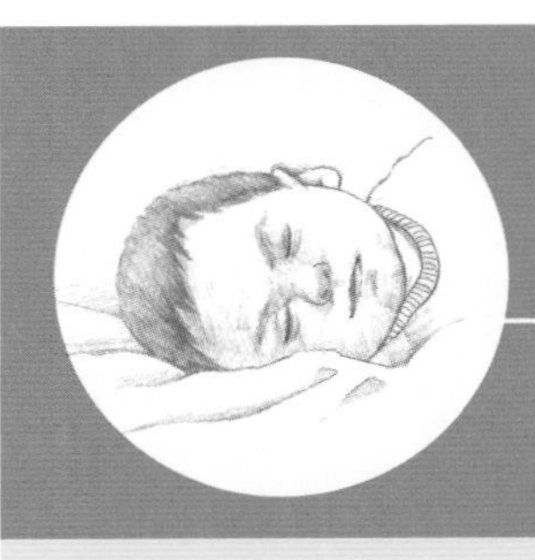

# 中暑（高熱衰竭）
## Heat Stroke (Heat Exhaustion)

**身體散熱的機能在炎熱和潮濕的環境下，受到阻礙，身體不能透過排汗來散熱而導致體溫上升，損害身體的機能。**

### 家居處理

- 把患童移到陰涼的地方。
- 儘快降溫，如脫去衣服、用水塗抹身體、扇涼、飲水等。
- 如患者清醒及脫水，可頻頻給予少量水份或電解水。
- 有需要時，施行人工呼吸和心肺復蘇法。
- 儘快送院治理。

⚠ 把患童移到陰涼的地方，儘快降低體溫對中暑患者極為重要。

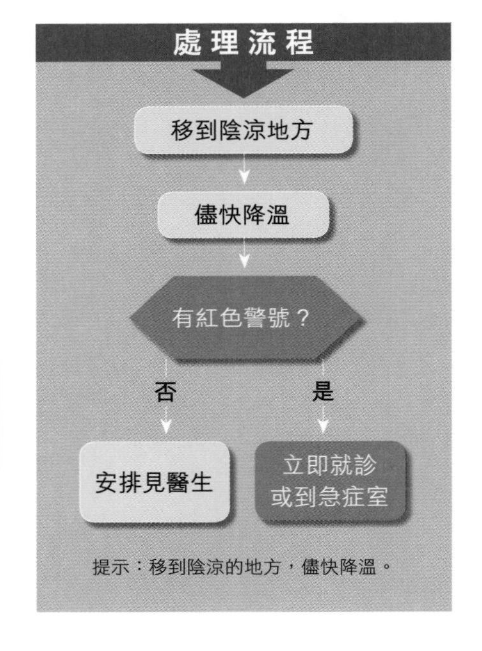

提示：移到陰涼的地方，儘快降溫。

ⓘ 在炎熱的環境下會大量出汗，引致體內缺水和血液中的電解物失去平衡，身體出現虛脫的情況而熱衰竭；徵狀包括疲倦、頭暈、頭痛、嘔心、呼吸淺速，脈搏強而快、身體軟弱等。當體溫繼續上升，紅血球的帶氧能力下降，形成器官缺氧，因而擾亂了散熱機制，便是中暑，會嚴重傷害身體；體溫高過 40℃（104 ℉），出現皮膚乾熱而潮紅、情緒不安、神志混亂、抽搐、甚或昏迷，亦會出現急性腎衰竭，小便量很少。

**紅色警號**

留意上列徵狀，當中暑的情況出現時，是很危急的。

註：如患童不省人事，切勿餵水。

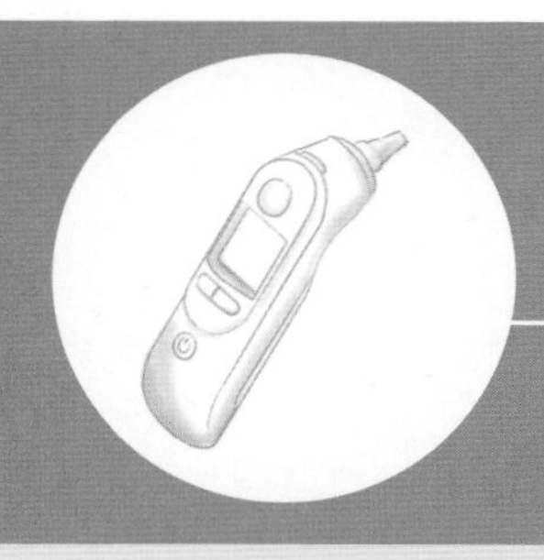

# 體溫過低

Hypothermia

**身體會因持續暴露在低溫寒冷環境下、在水中太長或遇溺、或缺乏活動，而出現體溫過低。**

## 家居處理

- 把患童移到有遮蓋及溫暖的地方。
- 慢慢地提高兒童的體溫。穿的衣服要乾爽，可用毛毯、報紙、錫箔等絕緣物品將兒童包裹保暖，亦可利用暖水袋和暖水浴去溫暖兒童。
- 如果兒童神志清醒，給予熱的飲品及高能量的食物，例如朱古力。
- 有需要時，施行人工呼吸和心肺復甦法。
- 儘快送院治理。

移到有遮蓋及溫暖的地方。慢慢地提高兒童的體溫。

徵狀包括臉色蒼白、體溫低於正常、身體發抖、呼吸淺而慢、脈搏慢而弱、體弱無力，嚴重體溫過低令心、肝、肺功能減退，神志混亂、說話不清、迷糊和不省人事，危及生命。

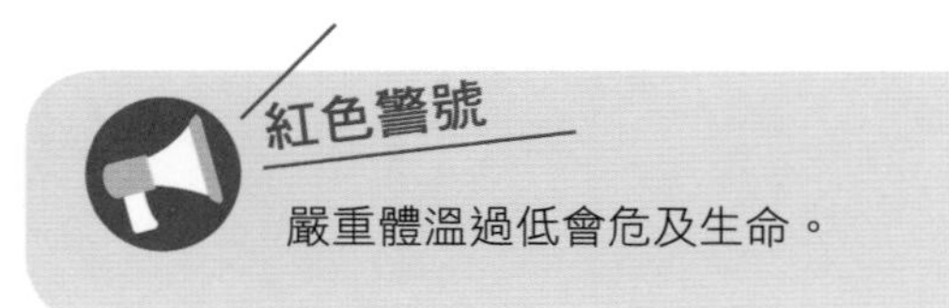


註：可給予熱的飲品及高能量的食物。

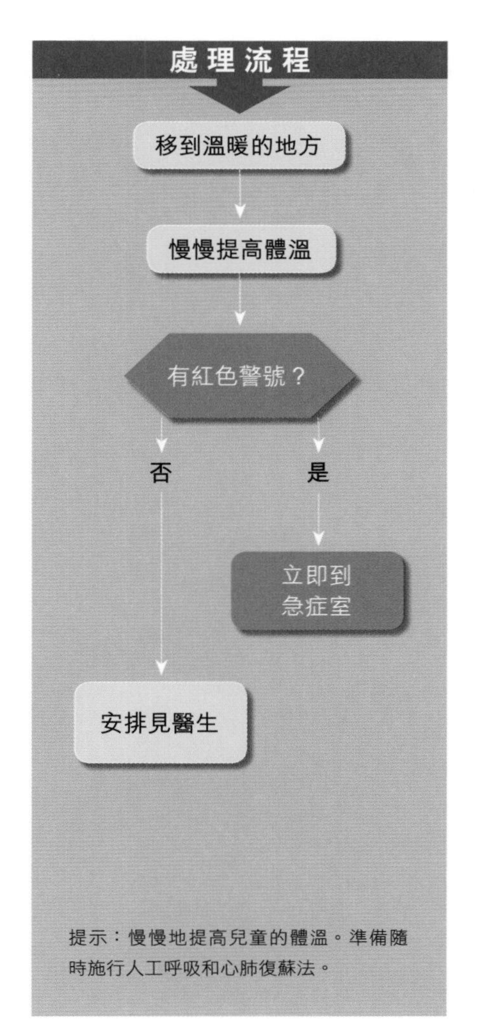


提示：慢慢地提高兒童的體溫。準備隨時施行人工呼吸和心肺復甦法。

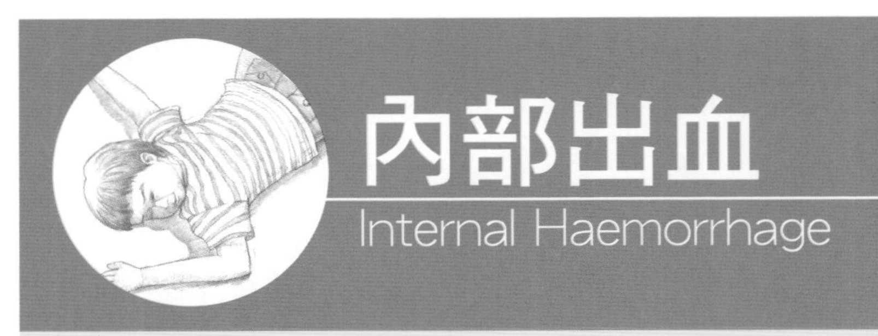

# 內部出血
## Internal Haemorrhage

**血管壁受損或破裂，血液流出循環系統，成為內出血。**

### 家居處理

- 保持鎮定，安慰小孩。
- 了解病情。
- 立刻送院處理。

外出血會見到血液流出體外，但是內出血沒有這個徵兆，通常在發覺內部出血時，已大量失血，令到主要器官組織因缺血缺氧而出現功能衰竭，嚴重者會影響生命。

徵狀包括面色蒼白、皮膚濕冷、軟弱無力、呼吸淺速、表現不安、嚷着口渴、脈搏快而弱、甚至神志不清。

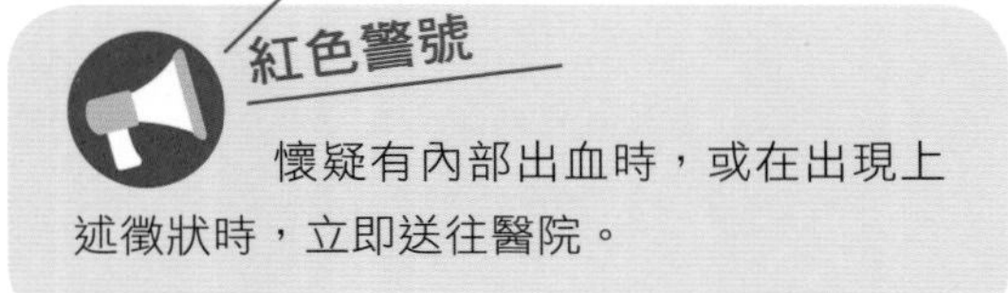

**紅色警號**

懷疑有內部出血時，或在出現上述徵狀時，立即送往醫院。

註：保持鎮定，這樣可減少小孩的驚恐，亦有助止血。

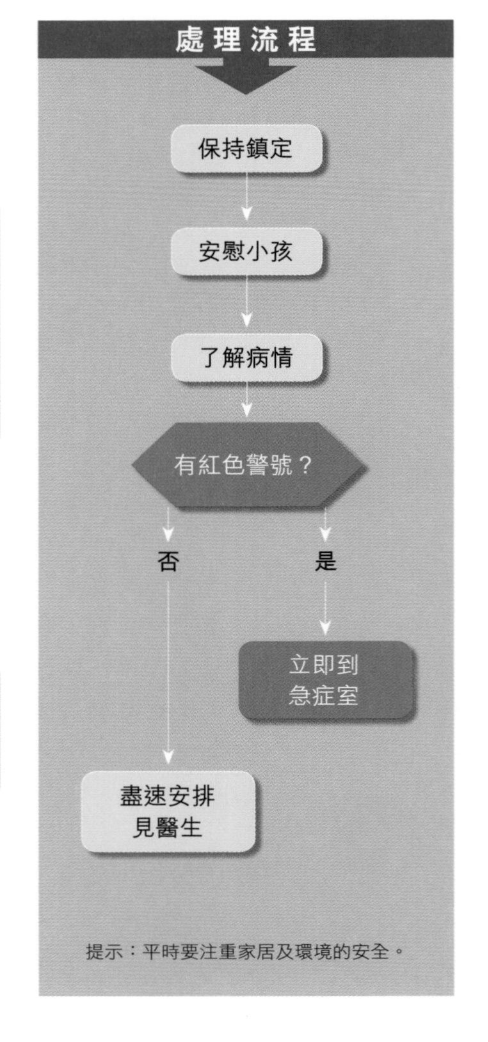

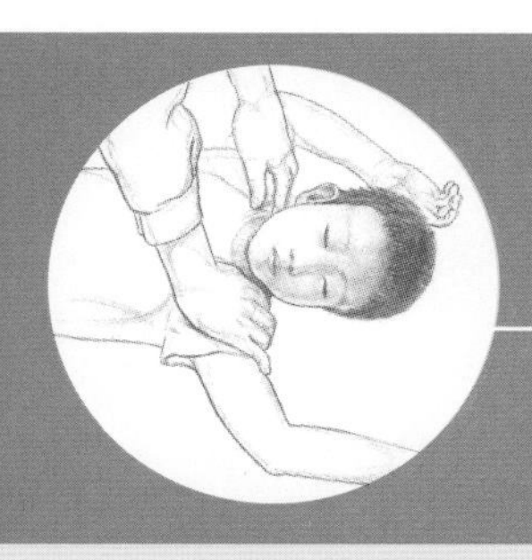

# 不省人事
## Unconsciousness

**患者對周圍的事與物失去完全或部分的知覺，並且對刺激有些少、或甚至沒有反應。**

## 家居處理

- 檢查患者的清醒程度，如無反應，立即致電 999 求援及送院。
- 檢查氣道及清除異物，保持氣道暢通。
- 留意呼吸，如果沒有呼吸，開始人工呼吸；若然心跳也停止，便立刻施行心肺復蘇法，盡速送院。
- 如呼吸及血循環正常，查看身體各部位有否任何損傷，作出適當的處理，並保持溫暖，放置復原臥式。

⚠ 將患童放在安全地方，一定要有成人伴着患童，仔細觀察其身體狀況的變化，切勿給予飲食。

ⓘ 導致人事不醒的成因包括：窒息、痙攣、腦癇、小兒高熱驚厥、頭部受損、腦受震、嚴重出血、哽咽、中暑、受寒、觸電、心臟停頓等。

**紅色警號**

如呼吸心跳停頓，或身體的一些防禦功能可能失去作用，例如咳嗽反射，會導致呼吸道哽塞而缺氧，令呼吸和心臟停止。

註：縱使病童在短時間內恢復知覺和看來狀態已回復正常，仍然有必要帶往醫生處檢查，以策安全。

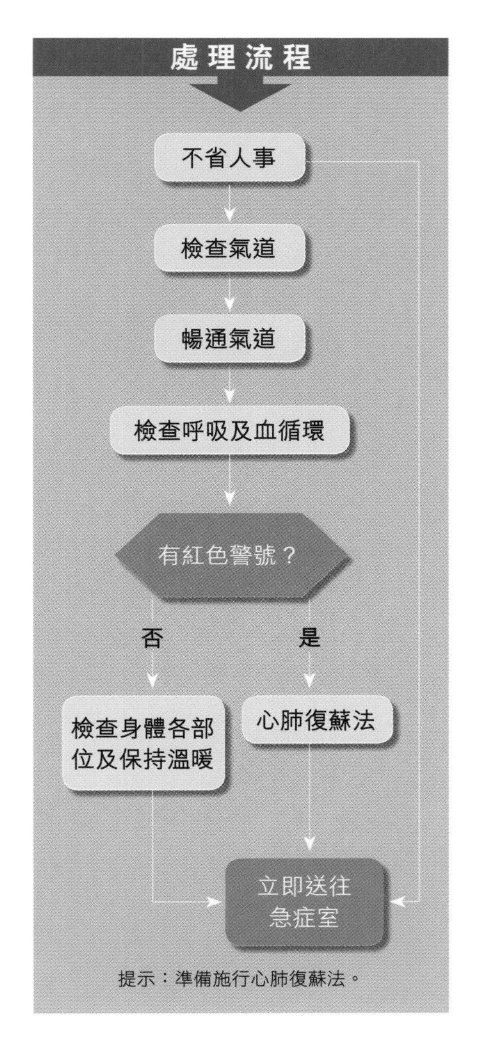

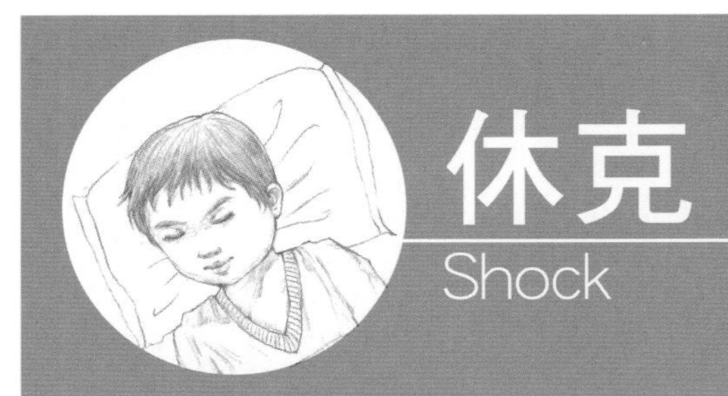

# 休克

Shock

循環系統功能不正常，令細胞的氧氣和養料供應不足，導致身體出現衰竭情況。

## 家居處理

- 讓兒童仰臥，保持空氣流通，氣道通暢。
- 墊高雙腿，使血液容易回流心臟及供應腦部（下肢骨折除外）。
- 鬆解緊束衣物，並保持溫暖。
- 消除導致休克的成因，例如止血。
- 盡速送院。

休克是急性和嚴重的重症，必須緊急處理，重點是爭取時間，增加患童的生存機會。

細胞的正常運作必須由循環系統供應足夠的氧氣和養料，心臟、血液及血管要處於正常狀態，才可以支持循環系統的運作。休克患者會面青唇白、感到軟弱、暈眩、呼吸快而淺、脈搏快而弱、皮膚濕冷和出汗、感到口渴及噁心，可能會有嘔吐。

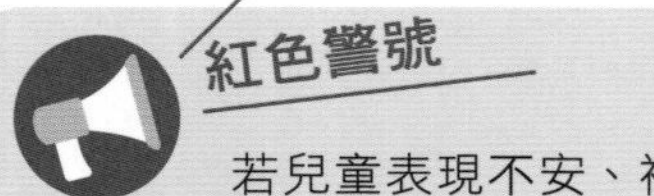

**紅色警號**

若兒童表現不安、神志不清、以及尿少的話，情況嚴重。

註：保持鎮定，安慰患童，令其安靜，但切勿給予任何飲食。

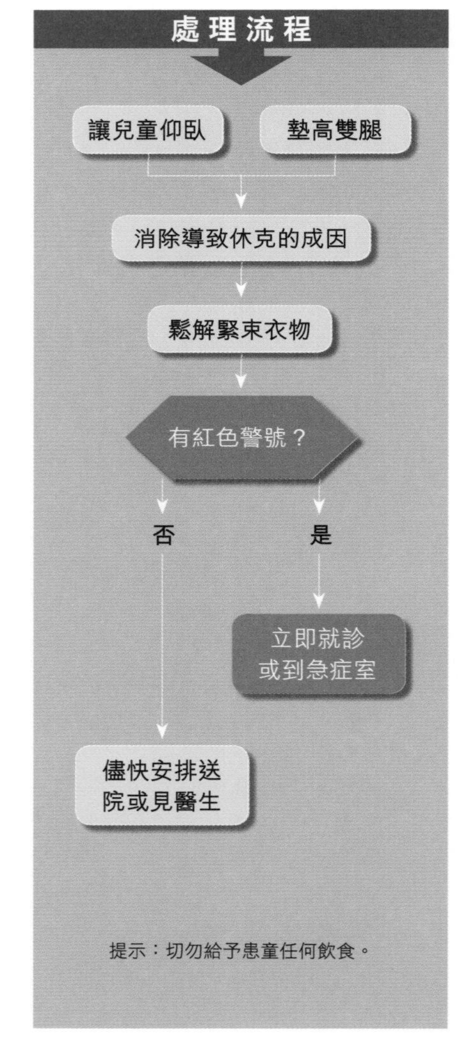

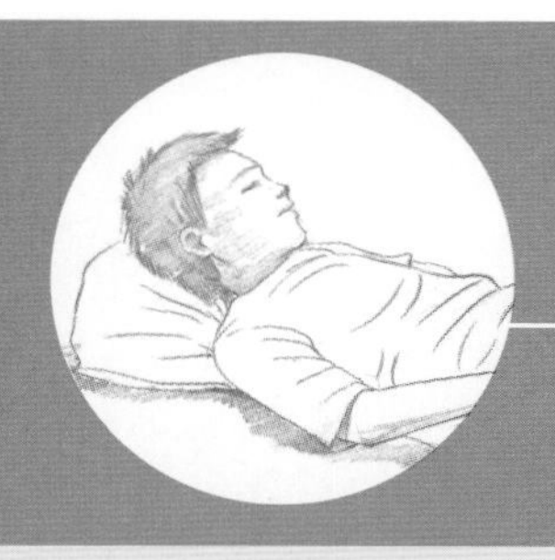

# 昏厥

## Syncope (Fainting)

**突然失去意識，一般少於一分鐘，這是因為腦部短暫缺氧所致。**

## 家居處理

- 仰臥平躺，解鬆衣服，令呼吸暢通，保持空氣流通。
- 抬高腳部，頭向一側。

⚠ 留意防範嘔吐物阻塞呼吸道。

ⓘ 原因包括壓力、恐懼、疼痛等。患童會感到眩暈、頭昏眼花、噁心嘔吐、面色蒼白、手腳冰凍和冒汗。

**紅色警號**

若昏厥超過 2 分鐘，或同時出現痙攣時，立即召喚救護車。

## 藥物治療

孩子叫嚷傷口有痛楚時，可給予一般的止痛藥。

註：如發現有頭部或其他部位的創傷，或有任何懷疑時，要送往醫院治理。

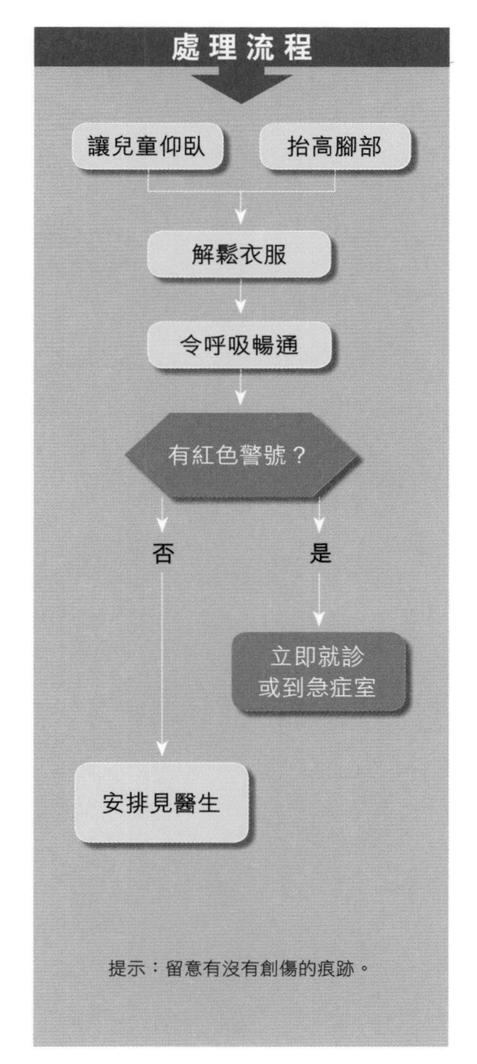

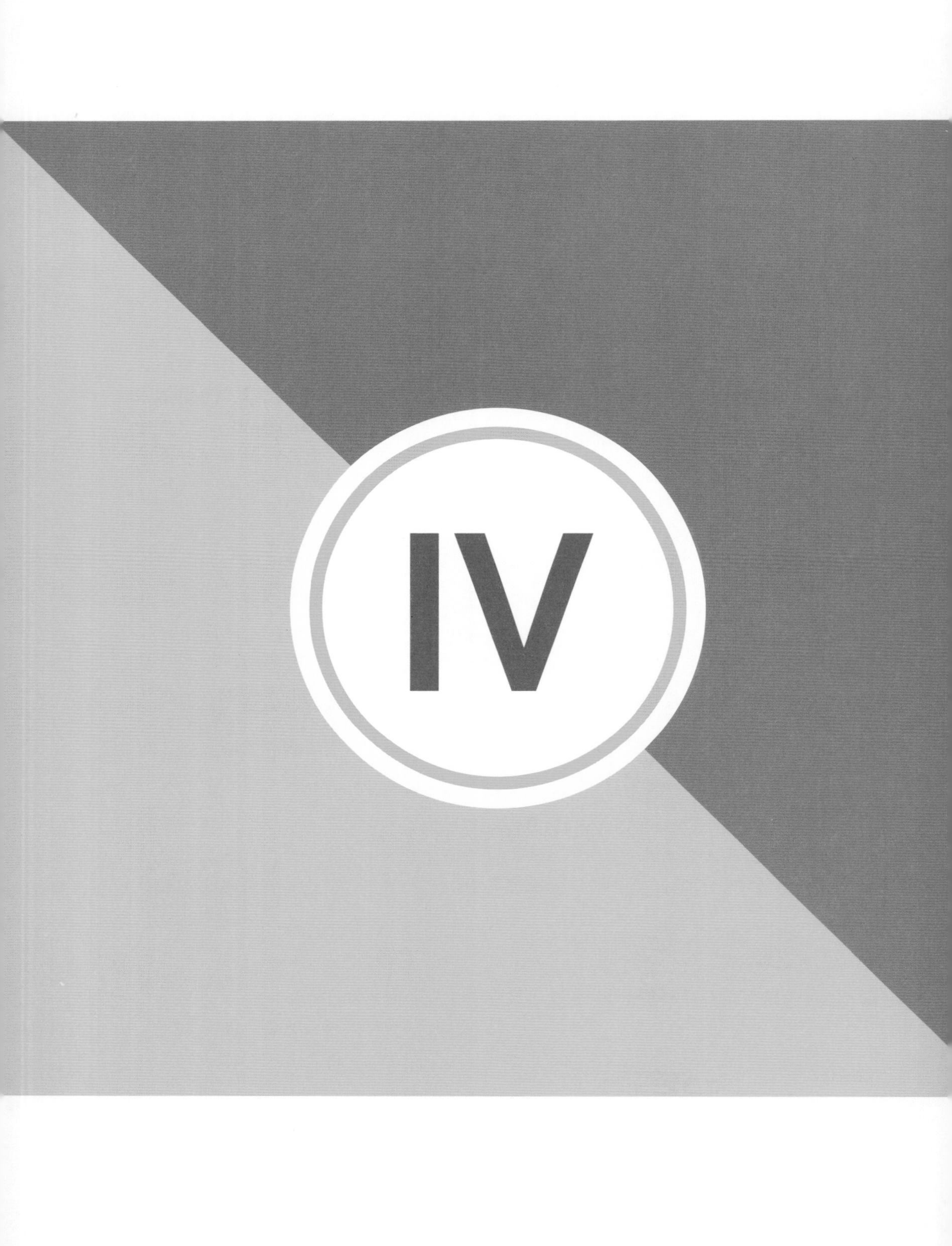
IV

# 常見疾病

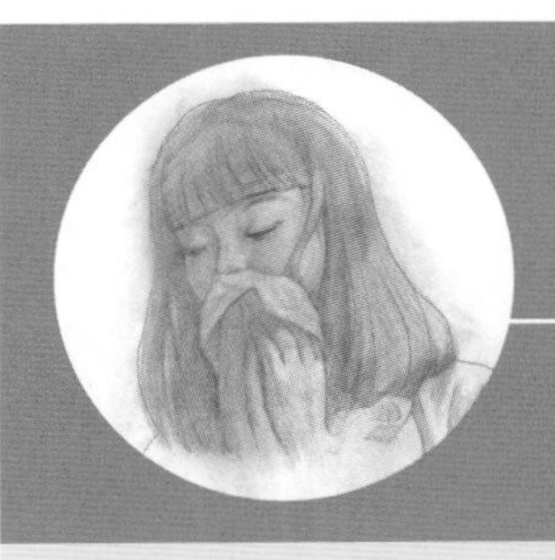

# 感冒與傷風咳

## Influenza and Common Cold

感冒（influenza），又名流感，是「流行性感冒」的簡稱。傷風咳（Common cold）是「上呼吸道感染」（Upper respiratory infection, URI）的別稱。坊間常誤會傷風是感冒，其實是不正確的，不要混淆。

### 流感與傷風咳有什麼病徵？

| | 流行性感冒 | 上呼吸道感染（誤稱感冒） |
|---|---|---|
| 發熱 | 38℃（100.4 ℉）或以上，高熱達 40℃（104 ℉），可持續 3-5 天 | 有時有，多屬輕微 |
| 寒顫 | 常見，特別在發高熱時 | 沒有 |
| 傷風、鼻塞 | 多屬輕微 | 常見，鼻水較多，多清澈 |
| 咽喉痛 | 常見、較嚴重 | 有時有，多是輕微 |
| 咳嗽 | 常見 | 水倒流引起 |
| 頭痛 | 常見 | 有時有 |
| 全身痠痛乏力 | 常見；較嚴重、會嗜睡 | 少有 |
| 胸部不適 | 常見 | 輕度至中度 |
| 腹瀉、嘔吐、噁心 | 常見 | 少見 |

一般而言，流感病情較嚴重，孩子較辛苦，容易引起併發症。傷風咳多屬輕微，但父母仍需小心照顧，慎防併發症出現。

### 流感與傷風咳為什麼會發病？

流行性感冒是由流感病毒引起的，分甲、乙、丙三種型號。甲型是最常見的，常見的例子是季節性流感的 H3N2 和 H1N1。乙型流感引起的疾病比較輕微，但多影響兒童。丙型流感則很少見，亦是最輕微的。

ⓘ 季節性流感的 H3N2 和 H1N1 的病徵相若，醫生單憑臨床症狀不能分辨，需靠實驗室協助檢驗鼻液。

上呼吸道感染則是由鼻病毒、腺病毒、或副流感病毒引起，大多數不嚴重，常常會不藥而癒，但在嬰兒期容易引起中耳炎及鼻炎，不容忽視。

### 流感與傷風咳會引起何種併發症？

流行性感冒就算發高燒也少有發生併發症，但當人體抵抗力減弱，有可能引起鼻竇炎、中耳炎、支氣管炎、肺炎、哮喘及腦炎等併發症，6 個月至 5 歲的嬰幼兒更容易引致高熱痙攣。此外，流行性感冒病毒會誘發哮喘及糖尿等疾病，如孩子患有氣喘而肺部較弱或有其他疾病時，會引起更嚴重的問題。

上呼吸道感染（誤稱感冒）雖不是嚴重的疾病，但可以降低人的抵抗力，容易引起支氣管炎、鼻竇炎、中耳炎、哮喘或肺炎等併發症，所以嬰兒患傷風咳時，要特別小心。對於嬰兒來說，鼻塞會造成餵食困難，引致脱水，嘔吐也容易引起中耳炎及肺炎等併發症。

- 6 個月至 5 歲的嬰幼兒容易引發高熱痙攣，父母必須提高警覺。
- 預防流感併發症，最有效是接種預防流感疫苗。

**紅色警號**

如有下列任何一項情況，父母應盡速帶孩子就診或到急症室：

☐ 休克、昏迷、癱瘓
☐ 神志不清、精神恍惚
☐ 頸梗僵直
☐ 皮下出血
☐ ≧ 40.5℃（104.9 ℉）
☐ 全身抽搐（抽筋）
☐ 面色蒼白或轉藍（發紺）
☐ 嚴重嘔吐、腹瀉、脱水
☐ 呼吸困難、氣促
☐ 嚴重胸痛
☐ 咳出血或嚴重咳嗽
☐ 情況急劇轉壞

## 家居處理

- 病發時，父母應保持冷靜。
- 如懷疑有紅色警號，應立即到急症室求診。
- 發燒護理，請參閱 P.36「發高燒」一章。
- 高熱痙攣護理，請參閱 P.40「高熱痙攣及急驚風」一章。
- 一般護理：
  * 避免空氣污染：應避免吸煙，令空氣濕潤，保持空氣清新流通。
  * 多休息（不一定要臥床），減少劇烈運動。
  * 多喝溫水（可飲熱的新鮮檸檬汁），進食要少量、多餐、清淡為主。
  * 穿衣服適量，和平時一樣，尤以長袖鬆身為佳。

* 如有鼻塞，可用鹽水清潔鼻腔，幫助孩子擤鼻涕。
* 注重個人衛生，妥善處置分泌物髒紙巾，確保咳嗽禮儀，減少病毒傳播。
* 勤洗手、戴口罩，減少交叉感染。
* 未經醫生同意，不要給孩子吃任何止咳成藥。
* 如有哮喘，可跟隨事前醫生指示服藥或吸氣，請參閱 P.56「氣喘」一章。
* 繼續觀察和作定時評核，監察有沒有併發症，遇下列情況亦須儘早求診：

| | | |
|---|---|---|
| • 餵食困難、嚴重嘔吐 | • 神志不清 | • 耳痛，可能有中耳炎 |
| • 呼吸出現窘迫 | • 劇烈乾咳令晚上不能入睡 | • 全身出疹、皮下出血 |
| • 48 小時後病情惡化 | • 體溫 48 小時內反覆、不下降 | • 鼻涕呈黃色膿性 |

鼻涕呈黃色膿性可能是鼻竇炎徵狀，很多人誤會黃鼻涕是康復徵狀，這是不正確的。

## 藥物治療

治療傷風咳通常只需症狀治療（治標）藥，如誘發了中耳炎或哮喘等併發症，則需作適當調整，見「氣喘」。輕微的流感一般只需要治標藥，嚴重的病人及高危人士則可能需要特效抗流感病毒藥物。這些藥物副作用不大，但也可能引致嘔吐、暈眩、頭痛，甚至行為異常，須隨醫生指引。

抗生素主要治療微菌感染，對一般傷風咳及流感都沒有作用。但如果患有中耳炎、鼻竇炎、氣管炎或肺炎，則抗生素是主要的藥物。

治療流感未必一定要用抗流感藥物或抗生素，醫生會個別平衡利弊才作決定，父母切忌妄自給孩子服藥。

- 接種預防流感疫苗是最有效的預防方法。
- 如配合接種肺炎鏈球菌疫苗，可有效減少入院率和死亡個案。

## 處理流程

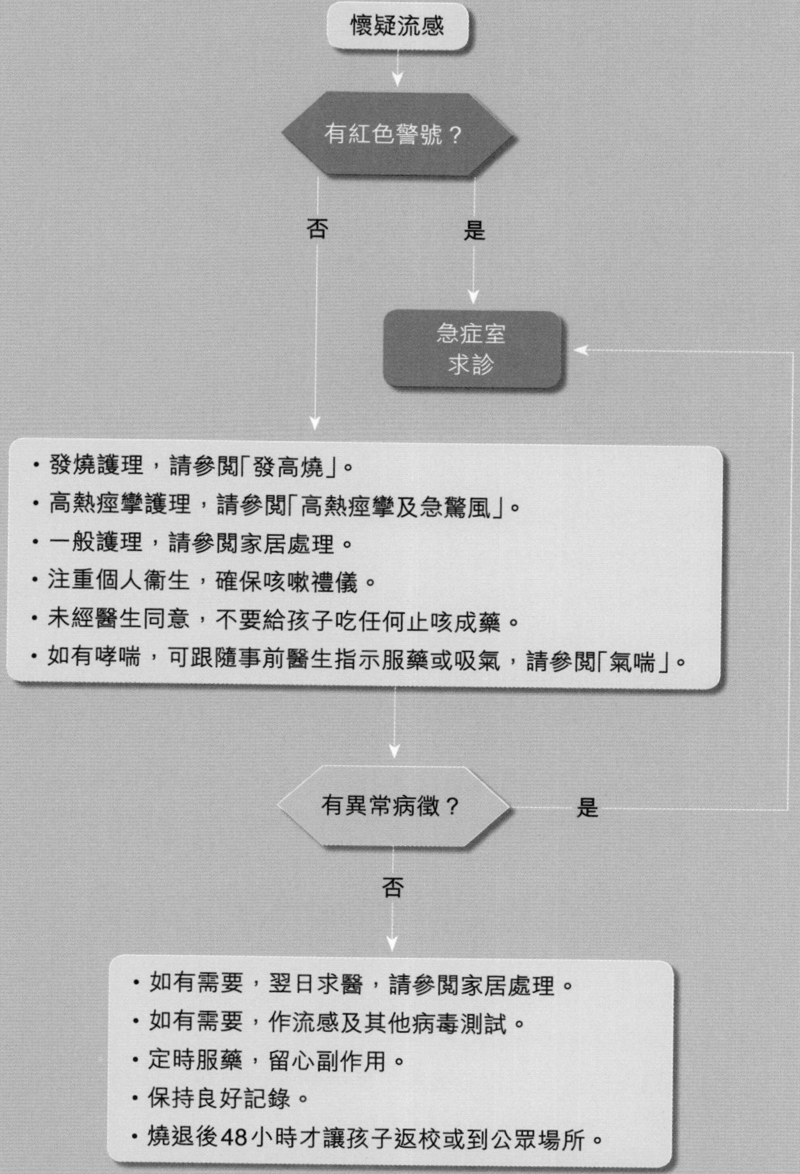

懷疑流感

有紅色警號？

是 → 急症室求診

否 ↓

- 發燒護理，請參閱「發高燒」。
- 高熱痙攣護理，請參閱「高熱痙攣及急驚風」。
- 一般護理，請參閱家居處理。
- 注重個人衛生，確保咳嗽禮儀。
- 未經醫生同意，不要給孩子吃任何止咳成藥。
- 如有哮喘，可跟隨事前醫生指示服藥或吸氣，請參閱「氣喘」。

有異常病徵？

是 → 急症室求診

否 ↓

- 如有需要，翌日求醫，請參閱家居處理。
- 如有需要，作流感及其他病毒測試。
- 定時服藥，留心副作用。
- 保持良好記錄。
- 燒退後48小時才讓孩子返校或到公眾場所。

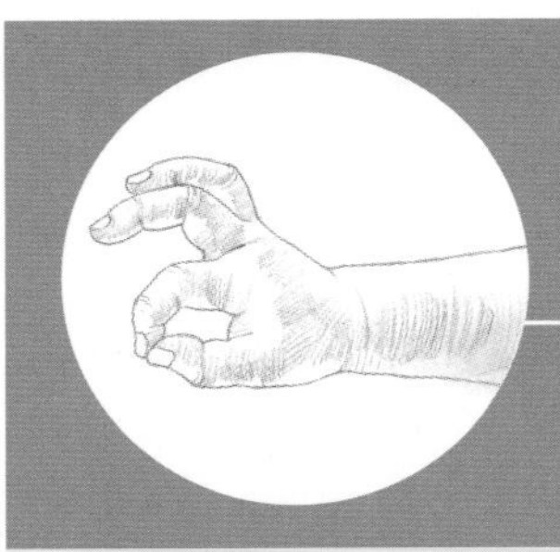

# 手足口病

## Hand-Foot-Mouth Disease

**手足口病由腸道病毒引致，是很常見的幼兒傳染病。顧名思義，患者會手足出疹及口腔有潰瘍。大部分患者的病情屬輕微，父母毋須過度驚慌，但有少數會產生腦炎等併發症，切莫輕視。**

### 手足口病有什麼病徵？

患者通常是 6 個月至 5 歲嬰幼兒，一年四季都會出現，尤其在夏天和初秋。感染後，病毒會潛伏約 3-7 天才發病。常見的病症如下：

- 發熱，通常在 38-39℃（100-102 ℉）之間持續三數天。
- 口痛、流口水、吞嚥困難。主要是因口腔內出現潰瘍，多數在口腔兩側、軟顎和舌頭，間中亦影響扁桃體及口腔後壁，持續 3-5 天才消失。
- 手足出疹。初期是紅色小粒，一天後疹會變成水泡，然後變成繞紅邊灰黃色底的潰瘍，約 3-7 厘米大，由數粒至十數粒不等，分佈於手掌、臂肘、腳、膝蓋甚至臀部，但不會發於面部和身軀，多數不會引起痕癢或痛苦，並在 7-10 天左右便會消失。
- 孩子可能有拒食、疲倦、頭痛和類似感冒之症狀，也有些出現肚痛和嘔吐。
- 如有併發症如腦炎，會有神志不清、昏迷、頸梗難彎、全身抽搐等徵狀。

ⓘ 偶爾成年人也會感染手足口病，病況通常輕微，但也可以十分嚴重。

### 為什麼會有手足口病？

- 手足口病是由腸胃道病毒感染引起。
- 傳染性極高，通過人與人之間直接接觸，病者的鼻或喉嚨分泌物、唾液、穿破的水疱以及糞便而傳播。
- 常見的有多種，典型的是柯薩奇病毒〈Coxsackie Virus〉A16。
- 近年出現新病毒品種，包括 EV71，可能有神經系統併發症，曾肆虐東南亞。

手足口部位出水疱，不一定是患上手足口病，患者必須經醫生確診，排除其他類似的疾病，特別是水痘、疱疹性咽峽炎、天疱瘡等。

## 會引起有何種併發症？

- 此病併發症不常見，但可引起下列徵狀：
  * 發燒抽筋。
  * 脫水。
  * 類小兒麻痺病、腦炎、腦膜炎、小腦共濟失調、吉巴氏綜合症、腦壓增高症等。
  * 心肌炎、肺炎、肺水腫等。

**紅色警號**

如有下列任何一項情況，應盡速帶孩子就診或到急症室：

- ☐ 脫水
- ☐ 8 小時或以上無小便
- ☐ 發高熱抽搐
- ☐ 進食困難、嚴重口痛
- ☐ 神志不清、昏迷
- ☐ 頸梗難彎
- ☐ 心律不正常
- ☐ 情況令人憂慮

# 家居處理

## 怎樣護理患病孩子？

- 處理重點：避免脫水和發高熱抽搐，藥物治療反而是其次。
- 食物和水份
  * 鼓勵孩子飲水（每天至少 8 杯）。
  * 宜食清淡食物。
  * 可吃的食物包括雪糕、布甸、啫喱、稀粥等。
  * 可採用飲管吮吸，避開潰瘍位置，可減痛苦。
  * 忌飲太熱的水或含氣的飲品。
  * 忌吃乾硬或需要咀嚼的食品。
  * 忌進食太酸、太濃、太鹹、太刺激的飲品和食物。
- 護理
  * 用清水（可稍涼）漱口。
  * 保持身體及手足清潔，以免感染。
  * 穿衣要鬆身、忌過多。
- 減輕痕癢及痛苦：
  * 止痛藥（需要時用）。
  * 退熱藥（需要時用）。
  * 防止抽筋藥（只適用於個別兒童）。

＊ 抗生素（通常無效，先請教醫生）。

- 應避免到人多擠逼的地方，特別是波波池及會所等。
- 孩子應留在家中，直至熱度和紅疹消退，以及所有水疱結痂後才回校上課（約三至五天）。
- 留意有沒有併發症，遇下列病徵亦須儘早求診

| | | |
|---|---|---|
| • 發熱超過三天 | • 8 小時或以上無小便 | • 脫水 |
| • 全身抽搐 | • 進食困難、嚴重口痛 | • 神志不清、昏迷 |
| • 頸梗難彎 | • 心律不正、休克 | • 情況轉壞 |

- 病癒後一個月可能出現脫指甲現象，但不用治療，會自行康復。

- 孩子在患病的第一周最容易傳染他人。
- 患者的糞便在數周內仍具傳染性，必須小心處理。

**預防手足口病**

- 預防是絕對困難的，因為既無有效的藥物，亦無有效的疫苗，只能避免或減少與患者接觸。
- 最重要是注重個人衞生，在飯前、如廁後，以及處理尿片或其他被糞便沾污的物品後，應用正確方法洗淨雙手，雙手被呼吸系統分泌物弄污後（如打噴嚏後）亦應立即洗手。
- 父母及老師應教導兒童在打噴嚏或咳嗽時要掩口鼻，並妥善清理口鼻排出的分泌物。
- 兒童的玩具及其他用品要常常徹底清洗（用 1:49 漂白水）。
- 患病時孩子應留在家中，直至熱度及紅疹消退，以及所有水疱結痂後才回校上課，亦應避免到人多擠逼的地方。
- 外國有出產抗 EV71 手足口病毒疫苗，成效及副作用尚待觀察。

患者癒後會對病毒產生抵抗力（抗體），不過手足口病可由不同型號的病毒引致，因此病好後仍然可以再發。

## 處理流程

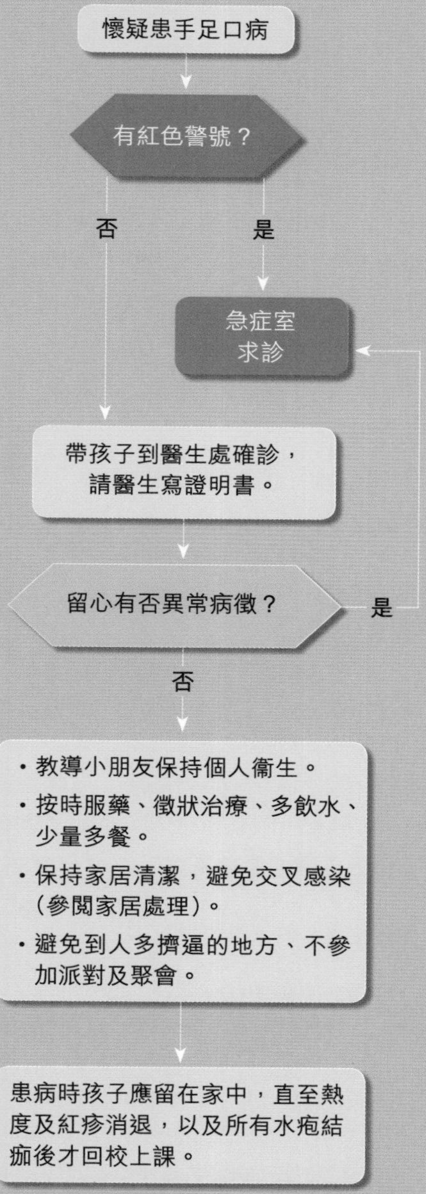

懷疑患手足口病

有紅色警號？

否

是

急症室求診

帶孩子到醫生處確診，請醫生寫證明書。

留心有否異常病徵？

是

否

- 教導小朋友保持個人衛生。
- 按時服藥、徵狀治療、多飲水、少量多餐。
- 保持家居清潔，避免交叉感染（參閱家居處理）。
- 避免到人多擠逼的地方、不參加派對及聚會。

患病時孩子應留在家中，直至熱度及紅疹消退，以及所有水疱結痂後才回校上課。

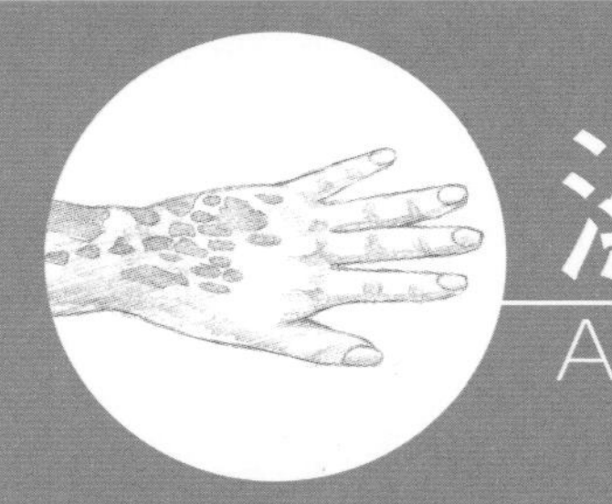

# 濕疹
Atopic Eczema

**濕疹，又名「異位性皮炎」或俗稱「奶癬」，是兒童最常見的過敏性皮膚發炎症，是長期、反覆，但不會致命的疾病，大約影響 10-20% 的嬰幼兒。父母只需了解清楚問題，根據醫生的指示處理，便可減少患兒的痛苦和併發症。**

## 濕疹有什麼病徵？

- 約 90% 兒童在 5 歲前已有症狀，通常在 1 歲前出現，最早可以在 2-6 周便發病。
- 發病時，嬰兒的臉頰皮膚會發紅，繼而是頸部及耳後，出現小紅斑、腫脹、乾燥和痕癢。
- 濕疹會令皮膚痕癢和十分乾燥，抓傷後會造成傷口，引致表皮脱落、龜裂、多屑、有紅斑、出現小水泡或丘疹。
- 發炎時，皮膚會溢出黃色液體（滲液）、含膿、甚至流血。
- 一般在長大後，面部情況會有改善，而影響位置會移至四肢關節的屈折位、肘位、受到磨擦的位置、雙手和雙腳，有些皮膚疹會呈現環狀。
- 長期及反覆的皮膚發炎會令膚色加深，也會變厚，形成苔癬狀（厚枕）。
- 2/3 的患者可伴有哮喘、鼻敏感、眼結膜敏感、花粉熱等敏感症狀。
- 長期的皮膚痕癢會影響睡眠質素、食慾不振、使情緒變動，煩躁不安，阻礙學習和身體發育。

- 大多數幼兒到 5-6 歲左右，病情便有改善。
- 約 60-70% 在青春期後，症狀便消失（俗稱「甩掉」），但不能夠作個別的預測。
- 在濕疹痊癒後，其他伴同的哮喘和鼻敏感症狀等，仍可持續一段時間，甚至在少年期以後繼續出現。

- 濕疹並不單是患童的個人問題，家人亦會因孩子患病而感到困擾和憂慮，四處廣尋名醫和「秘方」，為孩子醫病。
- 孩子亦可能受到同學的排斥，引致自卑，出現心理及社交上的問題。必須正視。

## 為什麼會患上濕疹？

- 濕疹由多種因素造成，是遺傳和環境因素互動而產生的過敏病。
- 遺傳因素包括「免疫過敏基因」和「皮膚表層異常基因」。
- 約 | 患濕疹的孩子有家族敏感史，所以，遺傳因素越強，孩子患病的機會越大。

- 家族敏感史包括皮膚敏感、哮喘、鼻敏感、眼敏感和腸胃敏感等疾病。
- 若父母有濕疹或其他過敏性疾病的話，會增加孩子患濕疹的機會。
- 如父母其中一方有過敏病史者，孩子患濕疹的機會約為 1/4。
- 如父母雙方都有過敏病史時，超過一半的孩子會患濕疹。

- 後天因素則決定孩子「何時」及「何地」發病，常見的誘因包括：
  * 環境：塵埃蟎、貓和狗等寵物、蟑螂。
  * 空氣：懸浮粒子、塵埃、吸煙、花粉、木棉。
  * 天氣：太乾和太熱的天氣會令濕疹惡化，如冬天乾燥時加開暖爐，情況會急速惡化。
  * 食物，包括海產（魚、蝦、蟹、貝殼）、雞蛋、麥片、奶類（牛、羊、豆奶）、花生、牛肉、柑橘類水果、草莓，甚至燕窩等。
  * 過敏接觸物（allergen） 或刺激物（irritant）
    ◎ 消毒火酒、肥皂、沐浴液、洗滌及柔順劑。
    ◎ 人工合成纖維或羊毛衣物。
    ◎ 不適合的護膚品和爽身粉。
    ◎ 泥膠、擦膠、顏料、水彩及顏色筆。
    ◎ 毛公仔及易藏塵或發霉的玩具。
  * 運動，尤其在酷熱天氣下進行運動，穿太緊身或質料不佳的運動衣會誘發濕疹。
  * 心理因素：壓力、憤怒和挫敗都會刺激皮下神經腺感應，令乾燥的皮膚特別痕癢。

- 4-6 個月大的嬰兒開始進食固體等副食品時，可能會令濕疹症狀惡化。
- 在空氣污染的城市及乾燥的地方生活，症狀的出現會更頻密及更嚴重。

- 濕疹不是傳染病，毋須將病童隔離。
- 運動時皮膚會發熱和變得乾燥，容易令濕疹發作，當伴有皮膚污染時，情況會更壞，所以在運動後應儘早用溫水洗澡。
- 洗澡可消滅病菌，亦可清洗塵埃和沙泥，但在洗澡時用太熱的水、過量的梘液、或洗澡的時間過久，都會令濕疹惡化，謹記洗澡後要立即搽潤膚劑。

## 濕疹會引起有何種併發症？

- 皮膚感染
  - ＊ 微茵，特別是金黃葡萄球菌和鏈球菌。
  - ＊ 病毒，特別是疱疹及水痘。
  - ＊ 霉菌，即真菌（癬）。
- 眼睫毛皮炎、結膜炎、眼角膜損傷。
- 脫水。
- 慢性皮膚疾病會令皮膚收縮，影響關節活動。
- 心理困擾。

ⓘ 皮膚感染的症狀包括含膿、流黃色液體、出血、痛楚、紅腫、異常痕癢、皮屑增多、發燒等。

⚠ 如濕疹的控制不理想，容易誘發哮喘等過敏性疾病。

**紅色警號**

如有下列任何一項情況，應盡速帶孩子就診或到急症室：

- □ 有膿瘡
- □ 發高燒
- □ 皮膚呈紅腫及痛楚
- □ 脫水
- □ 流黃色液體
- □ 出血
- □ 懷疑感染水痘或牛痘
- □ 懷疑免疫系統有缺陷

## 家居處理

處理濕疹主要分兩階段：急性病發期（Flare-up）和緩解期（Remission）。

### 急性病發期的處理

- 孩子的皮膚特別乾燥和痕癢，又容易發炎。
- 目標：及早控制病情、消炎、消腫、止痕、止痛，移除誘發因素，預防及治療併發症。

### 常用的方法包括：

- 外用藥膏
  - ＊ 類固醇藥膏 這是人工激素，是很強的消炎藥，可迅加速皮膚康復、減少紅腫和痕癢，醫學界已使用超過三十多年，是最有效治療濕疹的藥。反過來說，誤用類固醇會令皮膚變薄、轉白和出毛，容易龜裂和露出毛細血管、出血及繼發性感染；長期高劑量的類固醇可引致癡肥、糖尿、血壓高、生長發育緩慢、荷爾蒙失調等。父母必須跟隨醫生指示，選用合適濃度，有需要用時不要手軟，無需要時切忌濫用，用時留心感染症狀，只用作治療而不是用作預防。如使用適當，一般副作用是有限的，父母毋須過慮。

* 免疫調節劑（如 tacrolimus） 不含類固醇，可減少紅腫和痕癢，效果不錯，副作用輕微，可減少使用類固醇，但是售價不菲，而其與皮膚癌之關系尚待研究。跟隨醫生的指示去使用，便不用太過憂慮，但需要留意，不要濫用這種藥膏作為潤膚膏，用時亦忌在日光下曝曬。
* 消炎藥膏 塗擦發炎患處，以減少紅腫、鱗屑及痕癢感。
* 抗組織胺（抗敏感）藥膏 用作止痕癢，效果不彰。

• 口服藥物

* 口服類固醇，副作用較多，只用於嚴重病患者。
* 有繼發感染時，醫生會處方抗生素或抗病毒類藥物。
* 抗組織胺藥，可作止痕癢，容易引致疲倦，甚至渴睡。

⚠

• 類固醇對醫療濕疹有顯著成效，是治療濕疹發作時最重要的藥物，只要跟隨醫生的指示，一般副作用有限。如延遲使用，會令濕疹惡化，更難醫治，需要更強的口服藥物，父母不應只道聽途説地亂用或停止使用。

• 中藥對治療濕疹頗有成效，但要注意和西藥有否衝突，留意是否含有類固醇、砷（砒霜）、水銀等物質，亦要小心提防有部分藥物可能傷及肝臟，因此必須要在中醫師的指引下使用。

• 行為治療，以減少痕癢

* 濕疹發作時，孩子感到十分痕癢，如孩子不斷搔癢，會抓傷皮膚，令康復緩慢。
* 發作時，單單命令孩子停止抓癢，多會失敗。
* 父母應分散孩子的注意力，或指導孩子緊握拳頭 30 秒。
* 如仍感到痕癢，可教孩子按住（不磨擦）癢處 30 秒，或用凍毛巾外敷，然後塗上藥膏。
* 嚴重的可能需要戴手套或用繃帶包裹。
* 如有發炎，應迅速處理。

其他措施包括光療和其他免疫抑制口服藥，必須謹隨醫生指引。如有心理困擾，需考慮心理輔導。

ⓘ 坊間傳說進食維生素、深海魚油、礦物質、益生菌、綠茶、烏龍茶，或使用月見草油等，可減輕濕疹的病情，暫時還未有足夠醫學研究證明其功效。

## 緩解期的處理

- 在這期間，孩子的疾病沒有發作，皮膚沒有發炎，處理的主要目標是保持皮膚濕潤，避免水份流失，避免濕疹惡化的誘發因素，留意發作初期的徵狀，讓孩子身心免受創傷，能過正常的生活。

## 常用措施包括

- 保持環境清潔
  * 保持清新的空氣流通，但如附近有空氣污染、近天橋或主要交通幹線、煙雨濛濛或花粉散播等，則宜關上窗，並採用有「高效過濾 HEPA 系統」的空氣清新機。
  * 保持室內溫度清爽，在 22-26℃（72-79 ℉），太熱會令皮膚出疹，增加痕癢，引致發病。
  * 保持室內空氣濕度適中（45-55%）。太乾會令皮膚更乾更癢，可用噴霧機（或電飯煲）；太濕會令霉菌和塵埃蟎叢生，如濕度超過 65%，應使用抽濕機。
  * 每天吸塵及抹桌椅，最好早晚兩次，採用可滅塵埃蟎和有 HEPA 系統的吸塵機，效果更好。
  * 如果濕疹是由寵物的皮毛引起的話，便不應養寵物。
  * 選購傢具及床上用品時，應減少採用羽毛、羢毛、含刺激性或人工纖織的物料。
  * 必須每 4 天用熱水≧ 56℃（133 ℉）洗滌床上用品，選用非刺激性洗潔劑和柔順劑，洗後必須多加沖洗，忌留殘餘化學品。
  * 床頭不應放置書籍、報紙、週刊、花卉、毛公仔、攬枕、毛巾、衣服等雜物，以免藏塵。書籍需放進有櫃門的書架內，毛公仔、攬枕等物亦要每 4 天用≧ 56℃（133 ℉）熱水洗濯。
- 保持個人衛生和皮膚濕潤
  * 保持皮膚濕潤，常用潤膚劑，塗搽範圍可廣泛，最好每天使用 3 至 4 次，如患童感覺十分痕癢，更可每小時搽一次，用時順從毛髮生長方向搽，可避免阻塞毛囊。最好效果是在皮膚還濕潤時，如在淋浴後 3 分鐘內搽。

i
- 潤膚劑是預防濕疹發作的中流砥柱，主要作用是保持皮膚濕潤和彈性，避免乾裂和外間刺激。此外，有部分潤膚劑包含修補功能，亦可大大減少使用類固醇。
- 潤膚劑有乳膏（cream）、油劑（ointment）、露劑（lotion）、啫喱膏（gel）等不同調劑，有不同功能，應請教醫生。
- 應選購成分溫和，含有修補皮膚功能，但不含香料、顏料、防腐劑和刺激品的潤膚劑。
- 使用新藥時，應用少許先搽小面積，觀察皮膚的反應。如出現紅腫或痕癢加劇，立即停用。如 5 天內並無異常反應，即表示孩子可接受新藥。

  ◎ 替孩子剪短指甲，以免抓破皮膚。

◎ 如果皮膚已破損，給孩子戴上手套，以防感染。

◎ 每天應替孩子洗澡，但只宜用溫水，浸 5-10 分鐘。

◎ 洗澡時，不用肥皂、沐浴液和不浸泡泡浴，但可用無皂性潔膚液，或在洗澡水中加入潤膚油，並於洗澡後 3 分鐘內塗上潤膚劑來保濕。

◎ 如遇感染，應請教醫生如何替孩子消毒和止癢，避免併發症。

肥皂、沐浴液和泡泡浴等可以清潔皮膚，消滅細菌，沖走塵埃和死皮屑等；但多用會損害皮膚表層，引致敏感。應選用較溫和、含脂肪、但不含香料及顏料的洗潔劑，而且在使用時減少用量，留在沐浴完畢前才採用，並立即沖水。此外，亦可選購無皂性或低敏性潔膚液，在試用前先做小測試，將少許洗潔劑塗上皮膚，如無過敏反應便可採用。

沐浴時，如在洗澡水中加入潤膚油，要留意孩子會在浴缸滑倒，可用防跌沐浴膠來防範。

- 選購適合食物。
- 鼓勵餵哺母乳，維持至少 6 個月。
- 母親懷孕時也需注意飲食，避免吃容易招致敏感的食物。
- 孩子 4 個月大以前，不要引入固體食物或副食品。
- 食物要清淡，並避免煎炸、製成食物和調味品。
- 試新的食物時，起初在首天先給少量，如孩子有皮膚紅腫或出疹、氣促、嚴重嘔吐或腹瀉，要立即停吃。如無異常反應，可每天增加份量，在5天後仍無異常反應的話，孩子便已適應新食物了。
- 遇上頑固的濕疹，可請醫生先作食物敏感源測試，針對性避免致敏的食物、用藥或轉換奶粉。
- 如有強烈家族敏感史，需先請諮詢醫生才吃海鮮、雞蛋、花生、牛奶、魚，牛肉、麥、豆類等容易引致敏感的食物。

- 在未徵詢醫生意見之前，不要隨便給孩子戒口或轉換奶粉，免引致營養不良。
- 父母必須小心觀察，認清哪種食物會引致孩子敏感。

- 避免誘發濕疹
  * 衣服：平時應穿鬆身柔質的衣服，尤以棉質為佳，少用羊毛和人工纖維布料；在洗滌時，一定要把洗滌劑沖洗乾淨，不能殘留在衣物上，以免刺激皮膚。
  * 戶外活動：忌接觸動物或致敏花粉等。

* 社交方面：不宜到空氣污濁的公眾場所，忌接觸水痘或疱疹病患者。
* 運動方面：運動時忌穿太多衣服，多飲水和用清水敷皮膚降溫；運動後，立即用溫水洗澡，然後塗上保濕膏。
* 較大的孩子每每因壓力而引致病發，父母宜協助孩子減少壓力和憂慮。
* 痕癢會令濕疹惡化，濕疹會引致更嚴重痕癢，是一個惡性循環的問題，因此要盡速處理痕癢。

- 其他措施
  * 及早安排孩子接種水痘疫苗，因為在濕疹病發時感染水痘，會產生高危併發症。
  * 尋找誘病因素，請教醫生應否進行皮膚測試或血液 IgE 檢查。
  * 參加濕疹病人互助組織，互相支持。

ℹ 預防濕疹，應從餵哺母乳開始，4 個月大前不給予孩子固體的副食品。

## 處理流程

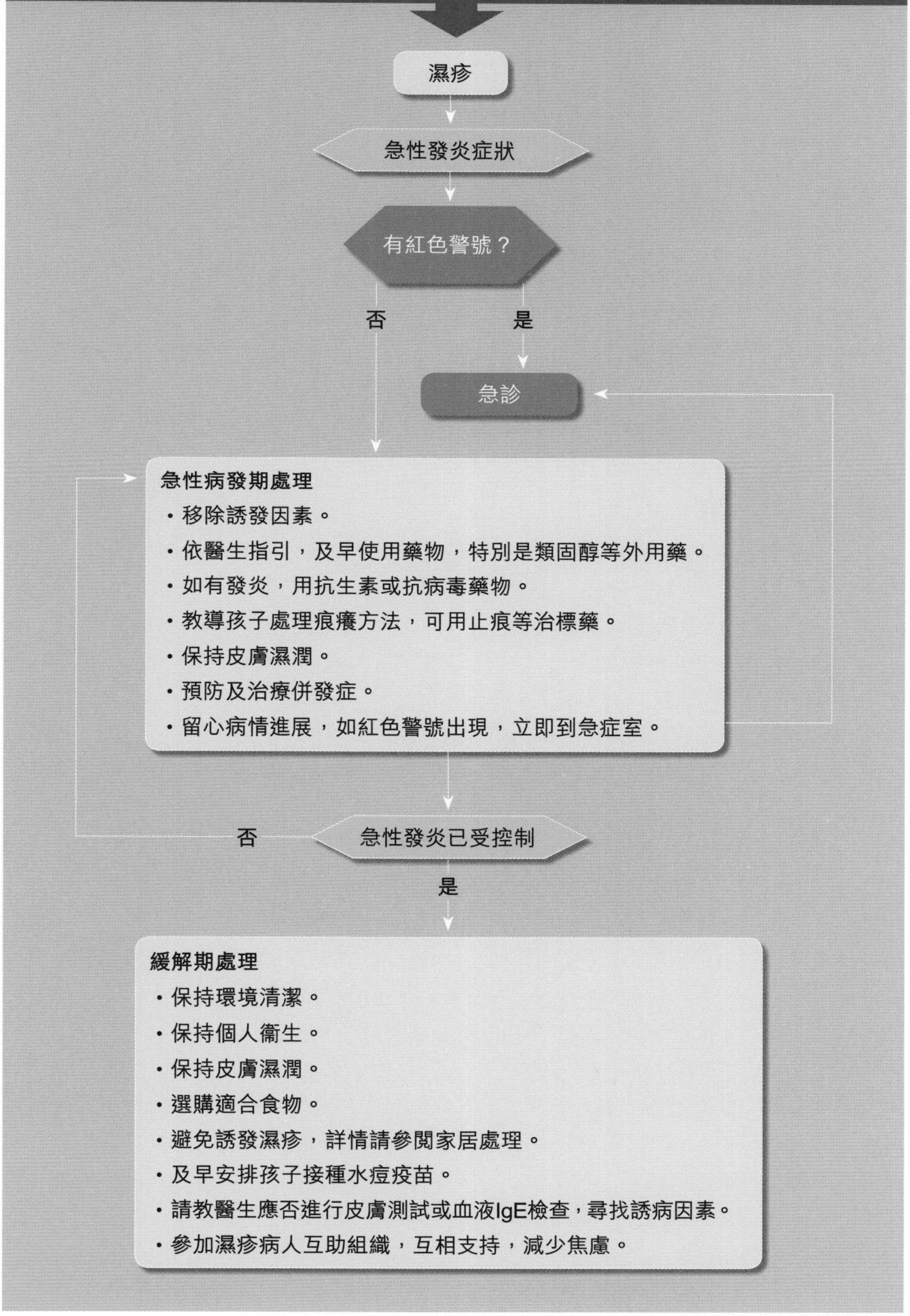

濕疹

急性發炎症狀

有紅色警號？

否　是

急診

**急性病發期處理**

- 移除誘發因素。
- 依醫生指引，及早使用藥物，特別是類固醇等外用藥。
- 如有發炎，用抗生素或抗病毒藥物。
- 教導孩子處理痕癢方法，可用止痕等治標藥。
- 保持皮膚濕潤。
- 預防及治療併發症。
- 留心病情進展，如紅色警號出現，立即到急症室。

否　急性發炎已受控制

是

**緩解期處理**

- 保持環境清潔。
- 保持個人衞生。
- 保持皮膚濕潤。
- 選購適合食物。
- 避免誘發濕疹，詳情請參閱家居處理。
- 及早安排孩子接種水痘疫苗。
- 請教醫生應否進行皮膚測試或血液IgE檢查，尋找誘病因素。
- 參加濕疹病人互助組織，互相支持，減少焦慮。

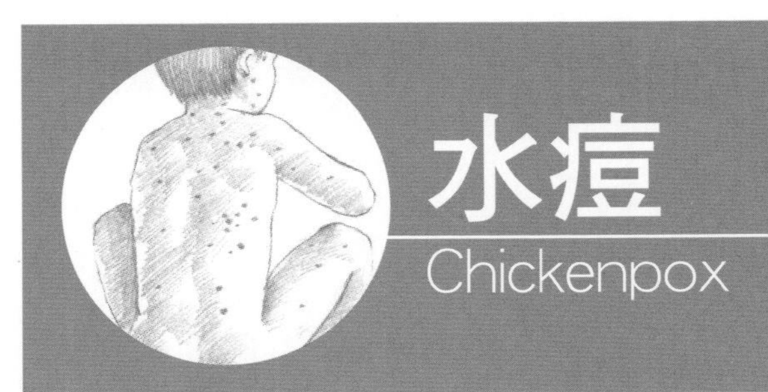

# 水痘
Chickenpox

水痘是最常見的急性兒童傳染病之一，多發於 8 歲以下的嬰兒和兒童，尤以 3 至 4 歲較多，有 95% 成年人在兒時曾經感染過。此病傳染性頗高，九成接觸者兩星期後發病，可幸多數病情較輕。但亦有兒童因出水痘而死亡的個案，父母切忌掉以輕心，亦不要亂服或搽成藥。

## 水痘有什麼病徵？

- 大部分病發很突然，並無前驅症狀。有部分可能會發熱和痕癢。
  - * 初期，身體出現如針尖細小紅疹，而非水泡，稱為斑丘疹。
  - * 然後急速發大及突出，叫斑丘疹。
  - * 疱疹期，一天後會變成水泡，繞有紅暈，呈卵圓形，大小不等，直徑在 0.5 至 1 厘米，內含清水，外膜很薄，容易弄破。
  - * 經三數天水泡逐漸變濁，然後乾縮，結成痂（痂疹期）。
- 水痘先發於頭皮及軀幹，然後伸延至臉、膊、背、胸、腋、頭皮，最後於四肢、口腔、陰道及結膜。
- 水痘多發 2 至 4 袢，通常需 5 至 7 天便出完，在 9 至 13 天後乾痂便脱落。

ⓘ 紅斑、斑丘疹、疱疹及痂疹可同期出，俗稱「四代同堂」。

小部分曾接種過水痘預防疫苗的孩子也會出水痘，但情況會很輕微，而型態也不典型。

## 為什麼會出水痘？

水痘並非胎毒，並不是每一個人都會出的。病兒是由濾過性病毒（帶狀疱疹），經空氣或唾液傳染得來。此病潛伏期約 14 至 21 天，一年四季都可發生，尤以冬春季為多。當病者咳嗽，打噴嚏或説話，飛出來的唾沫中帶有病毒，經呼吸道進入身體；此外，病人的血液和皮膚的水泡也可傳播病毒。水痘在發疹前後 6 天，具有極高傳染性，但乾燥的痂皮則無傳染性。

> ⚠ 水痘並非胎毒，並不是一生一定要出一次，應及早接種預防水痘疫苗。

- 有超過十種兒童疾病是有水泡的，所以切勿一見水泡便以為是出水痘，必須要由醫生確診。

## 水痘會引起有何種併發症？

- 孩子雖然全身都佈滿水痘，通常對身體都無大礙。
- 出水痘後有 10-25% 機會可能會「生蛇」（帶狀疱疹）。
- 其他併發症如肺炎、腦炎、小腦炎、心肌炎、肝炎、腎炎、角膜炎、出血症等較少發生。
- 容易患併發症高危的人士包括極度體弱、嚴重皮膚敏感、癌病患者，或長期服食激素的孩子。
- 懷孕的婦女如在首 12 周感染水痘，嬰兒可能發育不全、抽筋、眼盲、大腦發育不全等。如 28 周後才感染則無礙。當孕婦在產前 5 天才出水痘，新生兒也會感染水痘。
- 患者可出 500 粒水痘，但大部分會在 6 至 12 個月左右便消失得無影無蹤。
- 留下深痕者，多是當水痘痂未脫落前有感染或被抓破。因此，適當的家居護理尤為重要。
- 出水痘後會對水痘終生免疫，但水痘出得多並不代表免疫力會強些。

ⓘ 很多長者誤會水痘出得多便是好，其實不確。

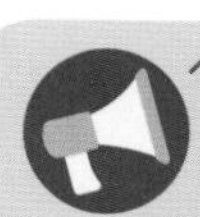

### 紅色警號

如有下列任何一項情況，父母應盡速帶孩子就診或到急症室：

- ☐ 皮膚突然又紅又腫（感染）
- ☐ 全身出疹（腥紅熱）
- ☐ 神志不清，嗜睡，頸梗，頭痛，行動困難，抽筋（腦炎）
- ☐ 嚴重嘔吐（脫水、小腦炎）
- ☐ 呼吸因難（肺炎）
- ☐ 出血性水痘，容易死亡
- ☐ 眼角膜發炎，可引致失明
- ☐ 嚴重病容

## 家居處理

### 處理重點

- 保持皮膚清潔，避免感染
  - ＊ 每天洗澡，可用消毒鹼液。洗澡時，需輕輕手，小心不要弄破水泡。抹身時更應特別小心，需輕力用清潔的毛巾沾乾，不要大力擦身。
  - ＊ 定期剪指甲，並小心修圓，可考慮帶手套（尤其在晚間），減少抓傷。
  - ＊ 定時洗手，更換垢衣，教導孩子不要抓破水泡。
  - ＊ 如口腔出水痘，可用凍水漱口。
  - ＊ 當外陰處出水痘，會特別痕癢及痛楚，需要時可用止痛藥，必須保持清潔。
  - ＊ 教導孩子不要揉眼睛，保持個人衛生。
  - ＊ 跟隨醫生指示，全部水痘結痂後才可回校（約 7 至 14 天），減少到公共場所。

水痘患兒大約兩星期便會痊癒，只需保持皮膚清潔，大部分不用入醫院治療。

- 徵狀治療、減輕痕癢及痛苦
  - ＊ 可定時用熱痱水（爐甘石洗劑，Calamine Lotion），此類外用藥可減輕痕癢，使痂乾得快些，減少感染。
  - ＊ 不可用爽身粉。
  - ＊ 痕癢較重者，可請醫生給口服止痕藥及止痛藥。
  - ＊ 民間常説「齋麻雜痘」。齋麻不正確，但雜痘卻是對的。「雜痘」的意思是指患者無需特別戒口。但如口內也出水痘，應避免吃過酸、過鹹或過熱的食物。

紅蘿蔔水、竹蔗水、馬蹄水等並無治療作用，但多飲水無妨，可飲用。

- 監察有沒有併發症，遇下列病徵亦須儘早求診

| | | |
|---|---|---|
| • 水痘突然增大至半吋以上 | • 淋巴核發大 | • 13 歲以上 |
| • 水痘痂含膿 | • 相當痕癢 | • 懷孕婦女 |
| • 發燒持續數天 | • 小便赤痛 | • 任何憂慮 |

即使沒有上述問題，下列人士屬高危，必須及早應診，以策安全：新生嬰兒、癌症患者、嚴重皮膚敏感、長期服用賀爾蒙者、免疫系統失調者。

- 切忌用不潔水洗澡，免造成感染及皮膚炎。
- 坊間常用芫荽沖澡，並無醫療作用，要小心敏感及發炎。
- 切忌亂搽成藥，每年香港都有孩子因感染要深切治療，嚴重的可能會引致嚴重感染，甚至要鋸去腳。

## 藥物治療

- 退燒用普通退燒藥，醫生很可能處方止痕藥。
- 大部分患者無需用特效抗水痘病毒藥物（acyclovir），醫生按個別情況使用，以減輕病情及減少併發症。
- 抗生素只適用於有細菌感染，對治療發燒及出水痘無直接效用，不宜濫服。
- 「免疫球蛋白」只適合於特別高危人士，必須跟隨醫生指示。
- 維他命（維生素）對醫治水痘完全無效。

> ⚠
> - 絕不能用水楊酸（阿士匹靈）退燒或止痛，因可能會引致雷韋氏綜合症（嚴重腦炎，肝臟衰竭、全身出血、可引致死亡）。
> - 切忌亂服坊間配方，免造成不必要副作用。

預防水痘疫苗：於 1974 年製成，效果相當理想，安全性十分高，不良反應亦十分輕微。孩子需 1 歲後打第一針，在 4-6 歲時打加強針，可終生免疫，保護率超過 90%。縱使不幸感染到水痘，病情都會大幅減輕，可減少併發症及生蛇機會 5 倍。如孩子在 2013 年前出生並已超過 6 歲，未出水痘又未接種疫苗，應及早請教醫生，儘快補種。

結論：

水痘是很普通的傳染病，只需保持清潔，大部分患者不需用特效藥，便會自然痊癒。大部分的痂亦不會留痕，父母無需憂慮。如遇文中所提高危症狀，應立即就醫。容易患併發症高危人士更需要小心。預防勝於治療，父母應儘早為孩子安排接種疫苗才是上策。

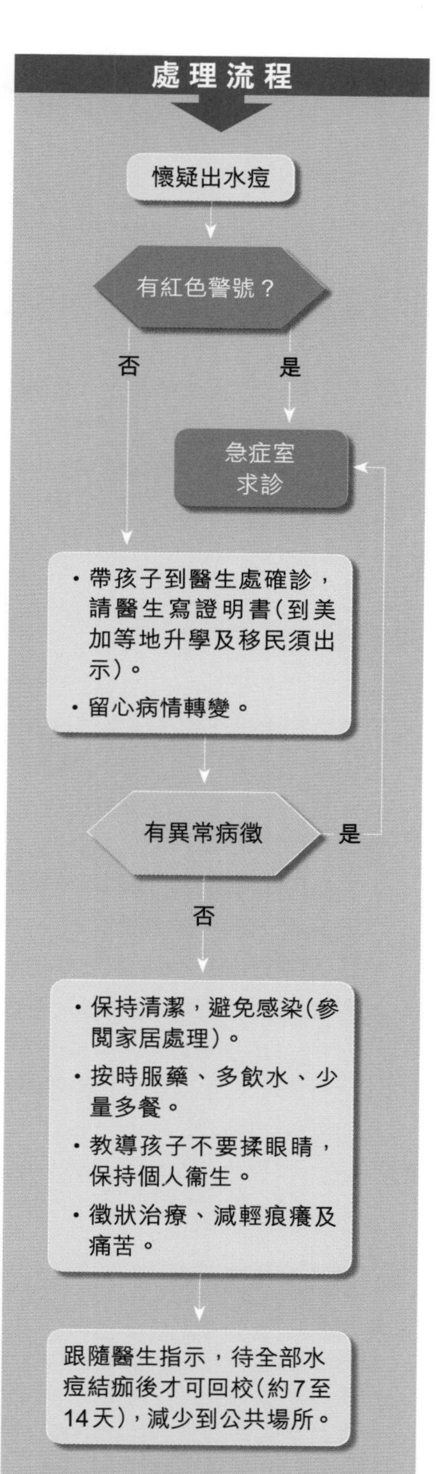

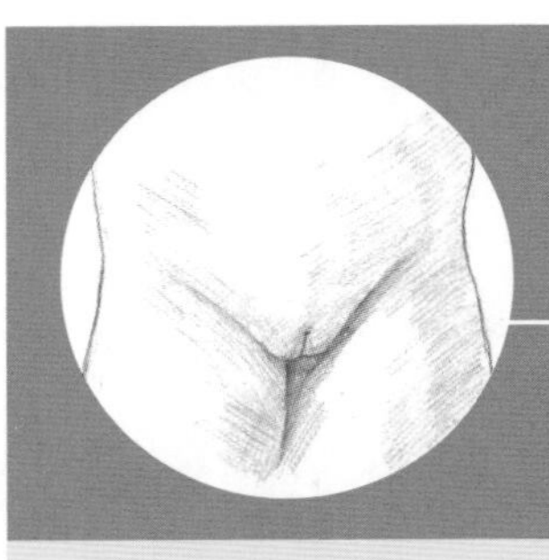

# 玫瑰疹
## Roseola Infantum

**玫瑰疹是一種病毒感染，坊間稱為「假痲」，又稱「幼兒急疹」，是嬰兒期常見的傳染病，最受影響的年齡是六個月到一歲半，一般發高燒 3 天後出疹，很少有併發症或後遺症，但容易與其他出疹性疾病混淆，出疹時必須先請醫生確診，忌妄自醫治。**

### 玫瑰疹有什麼病徵？

- 玫瑰疹是病毒感染，潛伏期大約為 5-15 天左右。
- 易發於 3 歲以下幼童，最常見的年齡是六個月到一歲半。
- 全年都可能發生，又以春、秋兩季的發病率最高。
- 最常見的是發燒，高達攝氏 39.5-40℃（103.1-104 ℉），持續或反覆 3 天，極少超過 5 天。
- 小兒可能因發燒不舒服而顯得煩燥不安及哭鬧。
- 30% 的嬰兒有明顯的症狀。
- 熱退時發疹，皮疹紅色或粉紅色、扁平，通常不會痕癢。
- 皮疹首先見於軀幹，而後蔓延至四肢及頸部。
- 72 小時內皮疹消退，無其他不適，不留痕，不脫屑。
- 可伴有喉嚨紅腫、頸部的淋巴腺腫大、腹瀉、食慾不振、焦躁不安等現象。

ⓘ 玫瑰疹的特徵：3 日燒、3 日疹，退燒之日、出疹之期。

### 為什麼會出玫瑰疹？

- 致病原因是由人類疱疹病毒引起，以第六型及第七型最為常見。主要是飛沫傳染，病毒多藏在健康成人的唾液中，經由口腔、鼻腔、結膜黏膜進入小孩體內。有小部分會經病孩傳染。
- 玫瑰疹的傳染性不高，很少有大規模爆發。
- 患過玫瑰疹的嬰幼兒，通常可以獲得終生免疫。

偶爾會有二次發作。感染了第六型後，也可感染第七型。

## 玫瑰疹會引起有何種併發症？

- 單純玫瑰疹只要處理得宜，多是不藥而癒的，不會發生腸胃道、中樞神經、血液系統、呼吸系統等的併發症。常見併發症包括：
  - ＊ 高熱痙攣（請參閱 P.40「高熱痙攣及急驚風」一章）。
  - ＊ 脫水，因發熱時胃口差、飲水少、出汗多，容易導致尿道炎。
  - ＊ 中耳炎、呼吸道感染等。

患玫瑰疹的孩子抵抗力及白血球下降，容易受感染。小心不要熱壞孩子，但也不要讓其着涼，最好在病後兩星期內不帶孩子到公眾場所，以免感染風寒。

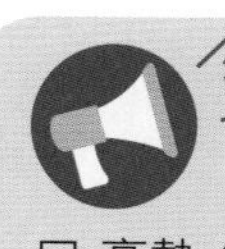

### 紅色警號

如有下列任何一項情況，父母應盡速帶孩子就診或到急症室：

- ☐ 高熱 40℃（104 ℉）或以上
- ☐ 全身抽搐
- ☐ 精神差
- ☐ 拒食
- ☐ 嚴重嘔吐
- ☐ 前囟高脹（懷疑腦膜炎）

## 家居處理

- 處理重點：
  - ＊ 測體溫：如溫度高，服退熱藥，處理方法請參閱 P.36「發高燒」一章。
  - ＊ 注意補充水份，鼓勵多喝水，每 2 小時吃得半飽最佳。
  - ＊ 進食易消化的食物，忌吃煎炸的食物。
  - ＊ 穿著較寬鬆的衣服，沖溫水澡。
  - ＊ 保持皮膚清潔，記錄皮疹首先出現在身體哪些部位，隨後又蔓延到身體哪些部位。
  - ＊ 皮疹一般不太癢，如有需要可塗止癢水。
  - ＊ 兩星期內不帶孩子到公眾場所。
  - ＊ 往見醫生，排除其他類似疾病和併發症的可能。
  - ＊ 繼續監察，遇下列病徵亦須儘早求診：

| | |
|---|---|
| • 精神差 | • 發生痙攣 |
| • 嚴重咳嗽 | • 排尿少或痛 |
| • 耳痛 | • 氣促 |

 玫瑰疹不是熱氣。

- 紅蘿蔔水、竹蔗水、馬蹄水等並無治療作用，但多飲水無妨，可隨意飲用。

> ⚠ 
> - 很多疾病，例如川崎病、麻疹、德國麻疹、腸病毒、腺病毒、鏈球菌、葡萄球菌等都可能會出疹，容易混淆，但治療完全不同。
> - 切忌以為出疹便只服清熱涼水，耽誤治療可引致肺炎、心臟病及腦炎等，必須先請醫生確診。

## 藥物治療

- 退燒用普通退燒藥。
- 醫生可能處方止癢藥。
- 無須服抗病毒藥物或抗生素。
- 如有熱性痙攣病史，跟隨醫生指示使用退燒藥物或預防性抗痙攣藥物。

> ⚠ 抗生素對醫治玫瑰疹沒有效用，但是若有併發症狀如中耳發炎、肺炎或尿道炎等，則有作用。

預防：只需一般的衞生處理，不須特別嚴格的預防傳染措施，也沒有預防的疫苗。

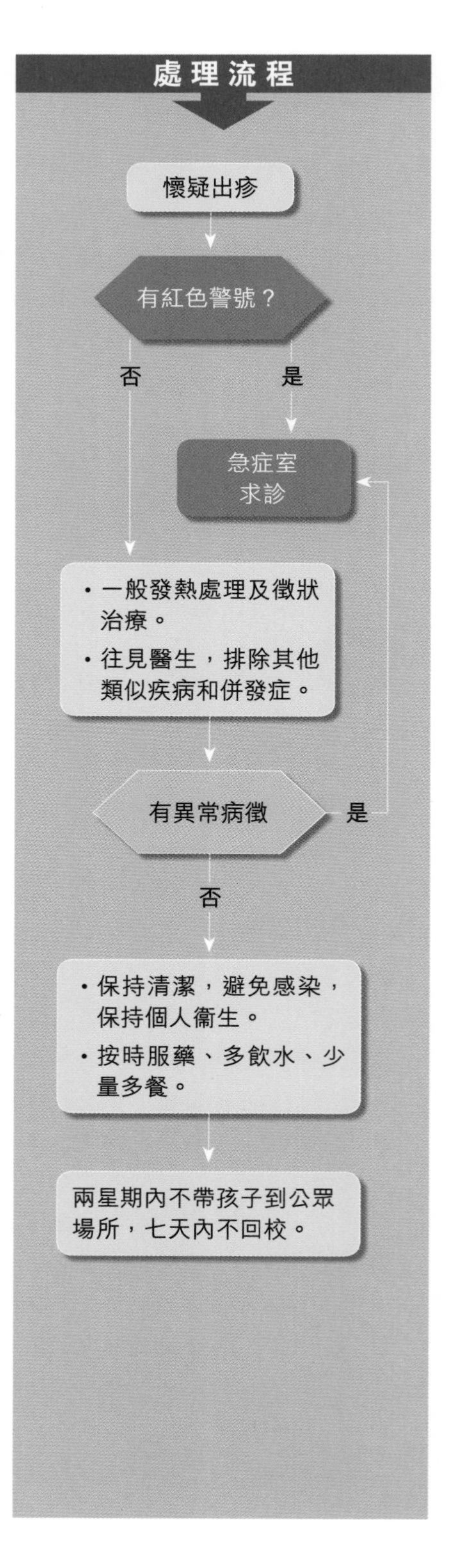

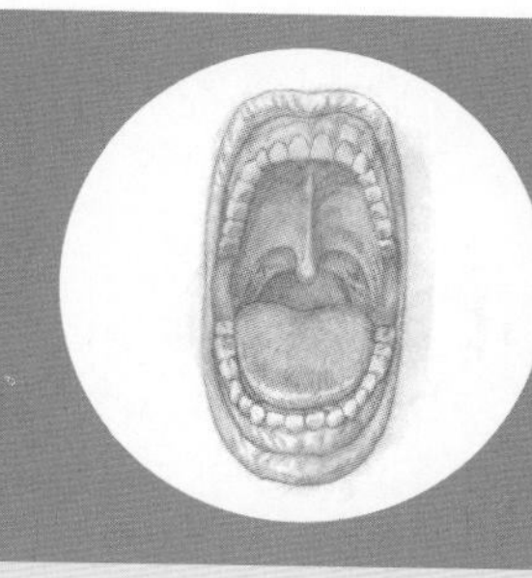

# 扁桃體炎

Tonsillitis

扁桃體炎，又名扁桃腺炎，是由病毒或細菌引起的急性感染。扁桃體位於咽喉側壁，左右各一個，是身體阻止和殺滅入侵的病毒及細菌的第一道防線，可有效減少呼吸道和腸胃道的感染和疾病。雖然扁桃腺殺菌無數，但也間中會被攻陷而發炎，稱為扁桃體炎。

## 扁桃體炎有什麼症狀？

- 嚴重喉嚨痛、流口水、吞嚥及進食困難。
- 發高熱，可達 40℃（104 ℉）。
- 扁桃體發紅、腫大，表面有黃色膿點。
- 頸兩側淋巴腺腫漲。
- 鼻後側淋巴組織（腺樣體）也同時發炎，會出現張口呼吸、鼾聲及鼻音。
- 食慾不振、疲倦，全身不適。
- 頭痛、頸痛、全身肌肉痛。
- 作悶、嘔吐、肚痛、皮疹。

ⓘ 扁桃體發炎通常引起高熱，可達 40℃（104 ℉），大部分會持續 3-7 天左右才退。發高熱時，孩子會感到全身發寒發冷、手腳冰涼和呈藍色。

## 扁桃體為什麼會發炎？

- 大部分發炎是由「病毒」引起，最常見是腺病毒和流感病毒，可伴有傷風、咳嗽。
- Epstein Barr 病毒是疱疹第四型病毒，可引致「傳染性單核淋巴核增多症」，也是扁桃體發炎常見原因，多發生於 3 歲以上的孩子。
- 細菌佔病例 10-20%，包括鏈球肺炎球菌和金黃葡萄球菌，容易產生併發症。
- 白喉可引起致命的扁桃體發炎，但自從預防白喉疫苗面世後，便很罕見了。

吃熱氣食物不是扁桃體炎的主因。當然，如吃又乾又硬的食物，傷及口腔內壁，容易誘致發病。

## 扁桃體炎會引起有何種併發症？

大部分扁桃體炎不太嚴重，只需及時治療，多數沒有併發症。

如果延誤治療或處理不妥，可能會引致下列併發症：

| | | |
|---|---|---|
| • 發燒抽筋 | • 扁桃體含膿瘡 | • 脫水（因拒食及發燒引起） |
| • 腎炎 | • 風濕熱 | • 心臟病 |
| • 中耳炎 | • 永久性耳聾 | • 腦膜炎 |

慢性扁桃體炎可能令孩子反覆發熱，扁桃體長期發脹會令呼吸功能受阻和出現睡眠窒息，引起發育及生長遲緩。

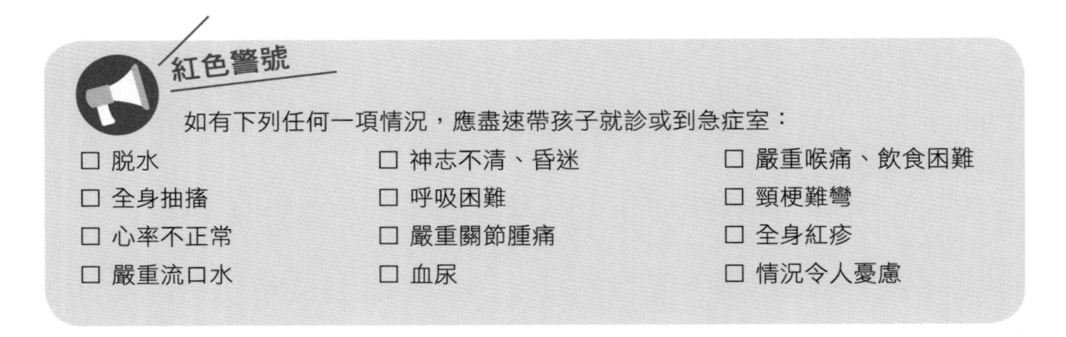

**紅色警號**

如有下列任何一項情況，應盡速帶孩子就診或到急症室：

| | | |
|---|---|---|
| □ 脫水 | □ 神志不清、昏迷 | □ 嚴重喉痛、飲食困難 |
| □ 全身抽搐 | □ 呼吸困難 | □ 頸梗難彎 |
| □ 心率不正常 | □ 嚴重關節腫痛 | □ 全身紅疹 |
| □ 嚴重流口水 | □ 血尿 | □ 情況令人憂慮 |

## 家居處理

- 首先應該檢查扁桃體有否變大、頸後淋巴腺是否腫大。
- 留心孩子體溫、活動、進食情況。
- 小心其他徵狀，包括呼吸阻塞、耳痛、心律、關節、皮疹。
- 如有紅色警號，立即帶孩子到急症室。
- 食物、水份：
  - ＊ 鼓勵飲水（每天最少 8 杯），以防脫水。
  - ＊ 飲食宜清淡，食用柔軟和較涼的食物。
  - ＊ 可吃的食物包括奶昔、雪糕、布甸、啫喱、豆腐花、稀粥和果汁等。
  - ＊ 忌飲含氣飲品，忌進食太酸、太濃、太鹹、太刺激的飲品和食物。
  - ＊ 忌吃乾硬或需要咀嚼的食品。

- 避免劇烈運動，多休息，但不一定臥床。
- 可用稍凍的鹽水或清茶漱口，但不要含漱口劑，以防把感染由喉部擴散至中耳。
- 睡眠時可用噴蒸氣機。
- 如沒有發現危急症狀，病兒翌日也須到醫務所，請醫生確診扁桃體是否發炎；排除其他類似的疾病；評估嚴重性和脫水情況、檢查有否併發症、提供治療方案、教育家人如何預防和避免病毒傳播。
- 持續觀察病兒，如出現紅色警號、發高熱超過三、五天後仍無起色，應儘早再請教醫生。
- 在退燒和情況穩定後，恢復了精神和活力才可回校（約 3-5 天）。

### 扁桃體割除

- 扁桃體是預防疾病的大將，切除等於自毀長城；但慢性及反覆扁桃體炎會引致睡眠窒息和發育遲緩，將扁桃體割除會有治本的功效。
- 應否切除扁桃體，必須作個別的評估。一般在 4 歲前不會割除，但遇到下列情況，應加以考慮：扁桃體反覆嚴重發炎（每年 4-5 次以上）、慢性含膿或含結石、中耳炎反覆發作、進食及呼吸困難、有睡眠窒息、生長緩慢、伴同風濕熱、心臟及腎病。

## 藥物治療

- 抗生素是醫治細菌（鏈球菌、金黃葡萄球菌、白喉）感染的中流砥柱，醫生最常採用的是盤尼西林或先鋒類的抗生素。太遲採用會增加風濕熱、關節炎和腎炎等併發炎症的風險。
- 由病毒和傳染性單核淋巴核增多症引致的發炎不需用抗生素治療，但是臨床分辨比較困難，因此醫生會按個別情況要求孩子檢驗血液和作細菌培養。
- 醫生可能同時採用退燒藥、止喉痛藥、消炎藥，甚至防止抽筋藥等治療。
- 含麻醉劑的喉糖作用有限，不宜濫用。

- 細菌感染引起的扁桃體炎，必須及早用抗生素治療。
- 延醫或處理不妥可引起併發症，更會引起心臟病、腎炎等間竭性復發，及導致永久性的後遺症，要切記：「病向淺中醫」。
- 切忌用亞莫西林等抗生素治療「傳染性單核淋巴核增多症」，否則會全身出紅疹，因此必須請醫生先作診斷，切忌誤服藥物。

### 預防扁桃體發炎

- 良好健康的生活模式，多飲水、作息定時、適量運動、忌煎炸食物等。
- 接觸患病者前，做好防護措施，勤洗手，遵守咳嗽禮儀，掩住口鼻。不揉眼耳口鼻。

## 處理流程

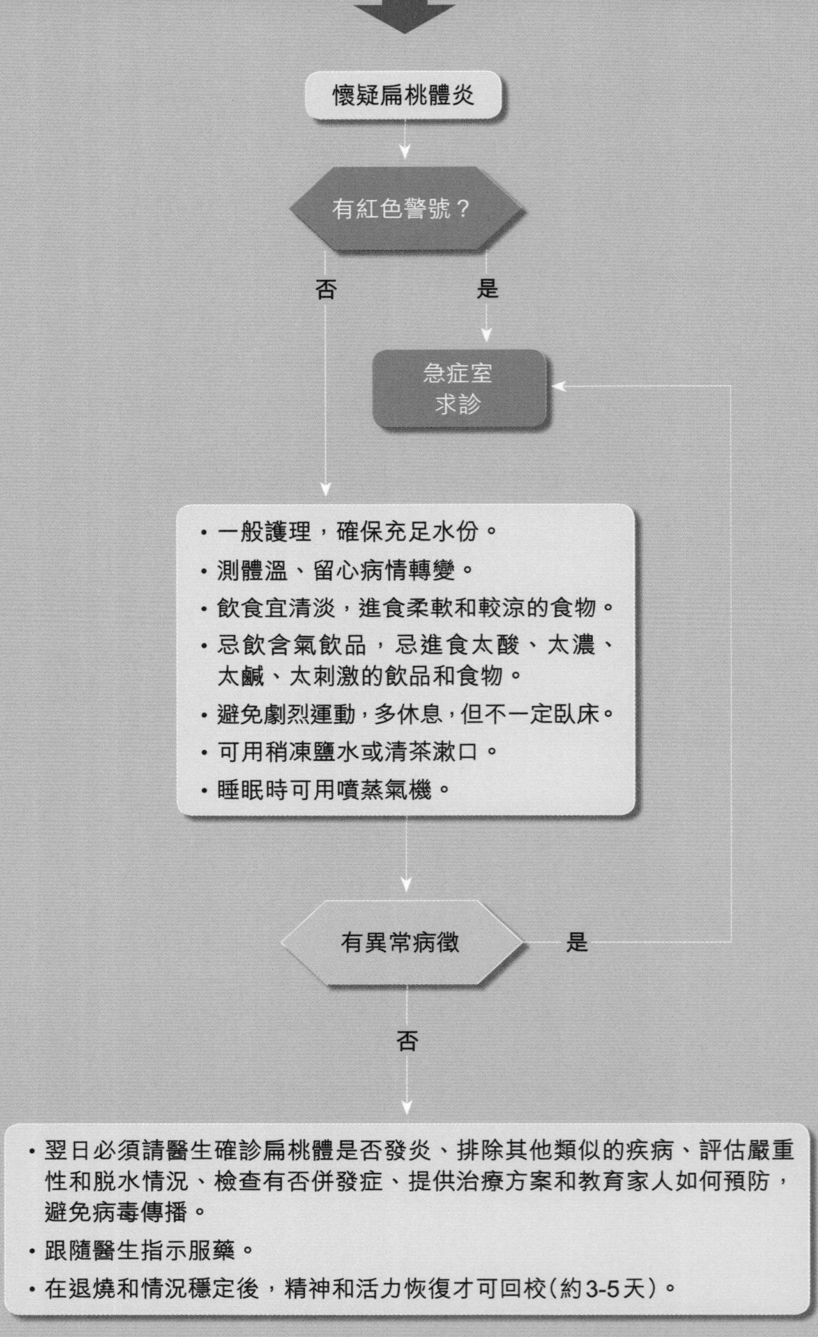

懷疑扁桃體炎

有紅色警號？

否

是

急症室
求診

- 一般護理，確保充足水份。
- 測體溫、留心病情轉變。
- 飲食宜清淡，進食柔軟和較涼的食物。
- 忌飲含氣飲品，忌進食太酸、太濃、太鹹、太刺激的飲品和食物。
- 避免劇烈運動，多休息，但不一定臥床。
- 可用稍凍鹽水或清茶漱口。
- 睡眠時可用噴蒸氣機。

有異常病徵

是

否

- 翌日必須請醫生確診扁桃體是否發炎、排除其他類似的疾病、評估嚴重性和脱水情況、檢查有否併發症、提供治療方案和教育家人如何預防，避免病毒傳播。
- 跟隨醫生指示服藥。
- 在退燒和情況穩定後，精神和活力恢復才可回校（約3-5天）。

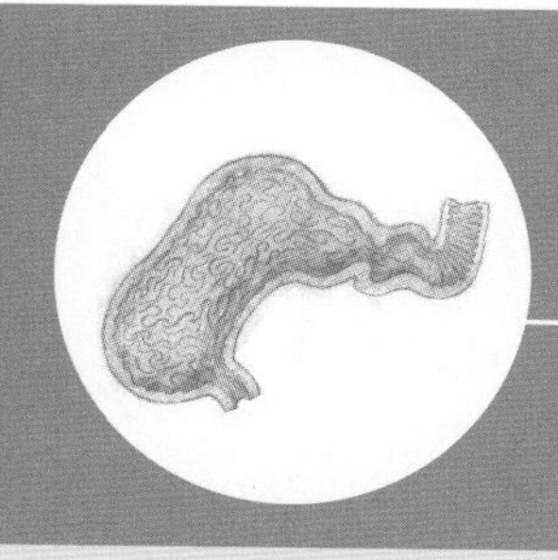

# 腸胃炎（胃腸炎）
Gastroenteritis

**胃及腸道的炎症稱為胃腸炎，在香港通稱為「腸胃炎」，是十分常見的疾病。據統計，幾乎每個孩子於五歲前都曾感染過，有些更感染過三數次。大部分患者的病情都較輕微，若果處理適當，基本上會不藥而癒。但當情況嚴重、反覆或者是處理不當的話，會引致脫水、全身抽筋、休克和肝腎功能衰竭等情況，甚至死亡，因此父母絕對不可掉以輕心。**

## 腸胃炎有什麼病徵？

- 患病後最先出現噁心、食慾不振、繼而嘔吐，甚至發燒。
- 嘔吐通常維持 1-3 天，視乎感染的情況而定，嚴重的每天可嘔 10 次以上。
- 當嘔吐稍為緩和時，腹瀉通常會隨之而來，嚴重的每天可以拉水樣大便 10-20 次。
- 腹瀉嚴重時，大便可能帶血，有些是因為肛裂，有些是因沙門氏和痢疾等細菌引致。
- 發燒通常屬低燒，如情況嚴重或染上沙門氏菌和痢疾菌，體溫可達 40℃（104 ℉）。
- 較大的孩子會感覺肚子陣痛，在按摩或排便後一般會減輕痛苦。
- 病情嚴重時，孩子會四肢乏力、神情呆滯、兩眼無神、眼窩凹陷、前囟下陷、咀唇乾裂、哭而無淚、皮膚乾而無彈性、無小便或尿少又濃。
- 危險的徵狀包括心跳加速、血壓降低、手腳冰涼或呈紫藍色、呼吸急速等。

ⓘ 輕微腸胃炎需時 2-3 天痊癒，嚴重的可持續 9-10 天。

## 什麼因素導致腸胃炎？

- 小兒腸胃炎最常見的病因包括：
- 輪狀病毒感染多從胃腸進入體內，亦可經飛沫或嘔吐物傳播，容易在公共場所感染。
- 諾如病毒感染常見於學校、郵輪等公共場所感染。
- 腺病毒、腸道病毒和流行性感冒病毒，坊間稱為「腸胃感冒」或「感冒入腸」。
- 腸道直接受到細菌感染，包括沙門氏菌、痢疾、金黃葡萄球菌引致的食物中毒。
- 其他病源體，包括阿米巴原蟲，個案並不多。

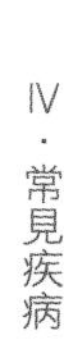

- 藥物及食物，如開奶茶等也會引致腹瀉。

- 輪狀病毒是引致腸胃炎最常見的原因，佔因腸胃炎入院個案的 50%。
- 諾如病毒是集體感染最常見的原因。

- 在出牙期的嬰幼兒常常咬手指或玩具，容易染上腸胃炎，但單是出牙是不會屙嘔的。
- 如果大便出現洗米水的顏色，可能是霍亂，屬極度危險的疾病。

## 腸胃炎有什麼危險？

- 輕微嘔吐會令孩子不舒服。
- 有時嘔出來的食物可能衝進耳咽管，引致中耳炎。嗆入氣道則會引致肺炎。
- 嚴重的嘔吐可能會引致食道及胃損傷，出現嘔血。
- 持續嚴重的嘔吐會令孩子脫水、電解質紊亂、腎衰竭、休克，甚至死亡。
- 如伴同有腹瀉，脫水情況會更加嚴重。
- 高熱和脫水都容易令孩子全身抽搐（高熱痙攣）。
- 有部分病毒（腸病毒）或微菌（沙門氏等）可引致心肌炎和敗血症，亦可入侵神經系統，引致腦膜炎。
- 有些嚴重的腸胃炎可伴同腸套疊，大便呈棗紅色或黑加侖子色。
- 如處理不當，會引致慢性腹瀉、乳糖難耐症、導致長期發育不良等。

### 紅色警號

如有下列任何一項情況，應盡速帶孩子就診或到急症室：

☐ 嚴重、反覆、持續性嘔吐
☐ 異常嗜睡、神情呆滯
☐ 8 小時內沒小便
☐ 嚴重腹瀉、6 小時內超過 6 次
☐ 呼吸困難
☐ 大便出血或帶黏液、膿液
☐ 肚脹
☐ 暈眩
☐ 手腳血氣呆滯
☐ 脫水症狀 **
☐ 嘔吐有血液、綠色嘔吐物
☐ 神志不清或行為變異
☐ 懷疑食物中毒
☐ 嚴重肚痛 4 小時以上
☐ 全身抽搐
☐ 頸痛、頸梗難彎
☐ 拒絕飲水
☐ 病情惡化

** 脫水症狀包括口乾唇裂、皮膚鬆弛、兩眼無神、眼窩凹陷、前囟下陷、哭而無淚、無尿或尿少又濃、心跳加速、血壓降低、手腳血氣呆滯或呈紫藍色、呼吸急速、嗜睡、神情呆滯、疲倦無力。

## 家居處理

- 保持冷靜，立即停止食用懷疑不潔的食物。
- 遇紅色警號，立即帶孩子就診或往急症室。
- 停止吃所有藥物（如發高燒，可以考慮服退燒藥）。
- 如無醫生指示的話，勿胡亂吃止嘔藥或塞肛止嘔。
- 嘔吐後首兩小時禁飲、禁食，可鼓勵孩子小睡。
- 讓病兒臥床，在床頭放一個容器或嘔吐袋，以備嘔吐時用。
- 小孩子容易脫水，所以一定要多餐，可以每 15 分鐘喝 3 匙羹水。
- 食物必須簡單、容易消化，可吃粥、白麵包心、餅乾等。
- 忌食傷胃的食物（咖喱、煎炸熱氣、肥膩的食物）。
- 孩子進食後，最好是側身睡，以免嘔吐物嗆入肺部。
- 兩小時後，如小孩子沒有嘔吐，可以給孩子少量電解水或清水。
- 每小時的食量為平時的 E，比如 10 公斤重嬰兒每小時約需 2 安士（60 毫升）。
- 每次飲用份量一定要少，以免胃部再受壓力膨脹而受傷，最好每次約 2-3 茶匙。
- 在情況穩定後，可以慢慢增加份量，每次 0.5 安士、1 安士，循序漸進地增加。
- 4-6 小時後，如沒有嘔吐，較大的孩子可進食一些固體的食物，但仍須以少食多餐為本。
- 如孩子肚痛，不要濫服止肚痛藥，可用油搓暖雙手，沿順時鐘方向，替孩子按摩腹部 20-30 轉。
- 不要亂服止屙藥，如有醫生指示，可用活乳酸或其他腸胃藥。
- 勤換尿片，以減少尿布疹和皮膚發炎。
- 清理大便後，可用梘液替孩子清洗屁股，忌用含藥性濕紙巾。
- 定時觀察，如有下列任何一種情況，儘早求診。

| | | |
|---|---|---|
| 嚴重或復發嘔吐 | 神志不清、嗜睡 | 全身抽搐 |
| 嘔吐物有血或青綠色（黃疸水） | 脈搏快、血壓低 | 前囟下陷 |
| 8 小時沒有小便、小便赤痛 | 發燒、咀唇乾裂 | 拒食 |
| 嚴重肚痛、腹瀉、肚脹 | 黃疸、口氣怪味 | 耳痛 |
| 腹瀉 48 小時後仍無進展 | 情況惡化、任何憂慮 | 氣促 |

處理腸胃炎基本上有緩急先後階段，首先是要盡量不再傷及胃腸，多讓胃休息，繼而補充水份，避免脫水，最後才是補充和維持營養。

- 必須督促病兒在嘔吐後和排便後要洗手，以防病菌傳播。
- 嘔吐物和大便含病毒量極高，必須妥善處理和清潔消毒，處理後洗手。

留心觀察嘔吐的嚴重性（次數、時間和份量）、嘔吐物的顏色和特徵。

- 留心小便量及時間，因小便是估計脫水的重要指標。
- 留心大便及肚脹，如果大便有棗紅色（黑加侖子色），要留意是否腸套疊。
- 應診時告訴醫生孩子一貫的重量、曾經食過的藥物和食物，以供參考。
- 最佳的補充液是電解水（俗稱營養水），內含鈉和葡萄糖。
- 如家中沒有營養水，可將 2 茶匙葡萄糖及小半茶匙幼鹽加入 8 安士水暫代應急。
- 若是嚴重或長時間的腹瀉，個別的情況需要停喝奶粉或轉食另一配方，可請教醫生。

- 嘔吐後不可立即強迫孩子大量飲水，以免再傷胃部，令孩子越飲越嘔。
- 處理腹瀉最重要不是止瀉，而是補充水份和電解質，讓不潔的食物和毒菌一起排出。
- 止瀉藥物若然使用不當，會有潛在危險，可引致肚脹，甚至呼吸停頓，切忌濫用。

預防

良好的個人衞生和衞生設施對預防輪狀病毒感染效率只是一般，用普通梘液並不能有效地消滅它們，而「預防疫苗」則可為嬰幼孩提供最佳的保護。此疫苗已被廣泛採用，孩子接種疫苗後大部分都能產生抗體，免受嚴重腸胃炎影響的保護達到 98%，約七成人不會受到輪狀病毒感染，入院率亦大幅減少。

口服輪狀疫苗的反應很少，只有 1-3% 嬰兒於 7 天內可能有輕微發熱、肚瀉或嘔吐，2-3 天後症狀會自行消失或減輕，比感染到此病的風險安全得多。全球已採用過一億劑，只要按醫生指示服食，一般沒有增加腸套疊的風險，至於其他病毒和細菌腸胃炎，並沒有特定疫苗可用，如有疑問，可先請教醫生。

## 一般的預防措施包括

- 保持個人清潔衞生，勤洗手（準備食物前、進食前、如廁後）。
- 避免用奶咀，如必要用奶咀或咬牙膠時，必須勤洗淨。
- 選擇清潔食物，不宜在街邊吃不潔的食物。
- 食物必須清洗乾淨，避免農藥殘留。
- 食物必須新鮮，更需煮熟後才吃。
- 食物煮熟後必須和未煮的食物分隔，以免感染。
- 禽蛋、鴨心、鴨腎、鵪鶉等食物易藏沙門氏菌，進食前應小心煮熟。
- 腹瀉時，必須將病者的糞便隔離，並且勤洗手。

- 必須督促病兒在嘔吐後和排便後要洗手，以防病菌傳播。
- 必須小心處理病童的嘔吐物和大便，事後必須洗手。

## 處理流程

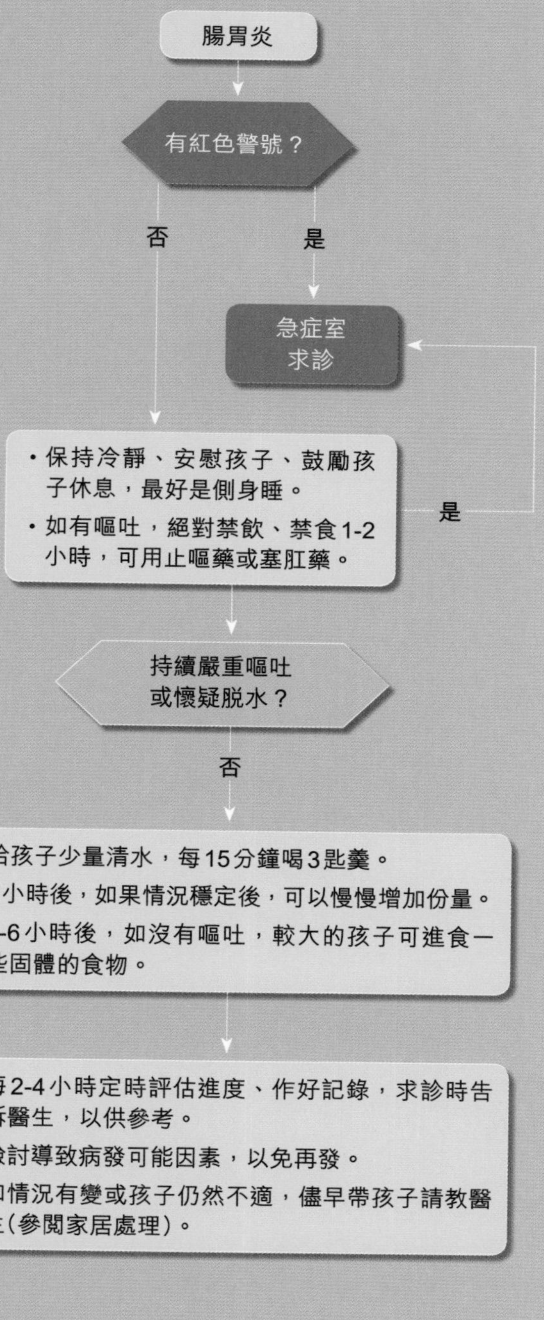

腸胃炎

有紅色警號？

否

是

急症室
求診

- 保持冷靜、安慰孩子、鼓勵孩子休息，最好是側身睡。
- 如有嘔吐，絕對禁飲、禁食1-2小時，可用止嘔藥或塞肛藥。

是

持續嚴重嘔吐
或懷疑脫水？

否

- 給孩子少量清水，每15分鐘喝3匙羹。
- 2小時後，如果情況穩定後，可以慢慢增加份量。
- 4-6小時後，如沒有嘔吐，較大的孩子可進食一些固體的食物。

- 每2-4小時定時評估進度、作好記錄，求診時告訴醫生，以供參考。
- 檢討導致病發可能因素，以免再發。
- 如情況有變或孩子仍然不適，儘早帶孩子請教醫生(參閱家居處理)。

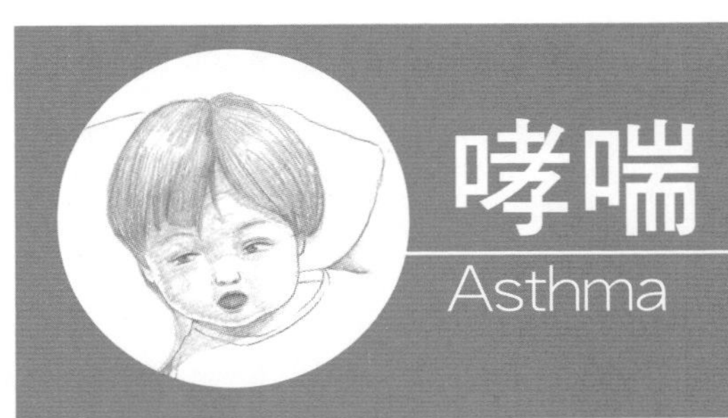

# 哮喘

Asthma

**哮喘是一種很常見的過敏性支氣管疾病，引致氣管發炎和氣喘急症。約 10-15% 幼兒患有哮喘，病發嚴重時可以在彈指間致人於死地，亦會產生很多併發症。幸而只要恰當地處理，大部分急性哮喘的病人都可以安然渡過危險，所以父母及照顧兒童者必須認識氣喘的病徵和正確及早處理，切忌延誤診治。**

## 何謂哮喘？

- 哮喘是一種過敏的支氣管疾病，病發時氣管內的平滑肌收縮、黏膜腫脹及產生很多分泌物（痰），導致患者氣道收窄、呼吸困難、窒息，甚至死亡。
- 哮喘並不是傳染病，毋須將患者隔離。

## 哮喘有什麼特徵？

- 病發時氣管發炎，孩子會感覺咽喉痕癢、多痰，繼而不斷咳嗽，甚至哮鳴。
- 患兒氣管收窄，導致呼吸急促、呼氣困難和喘息，發出 Hee-Hee 聲。
- 患童會煩燥不安和拒食，甚至不能夠平臥，要直坐及彎身向前。
- 頸部肌肉會異常突出、肋骨間和胸頂下陷，胸腹中間的橫隔膜會呈現凹位。
- 年紀較大的患兒會覺得胸口悶、有壓迫感。
- 嚴重的時候，面色會青白和出汗，脈搏又快又弱、血壓低，只能説短句、片語或單字。
- 當病情嚴重至缺氧時，舌、唇、指甲便會呈紫藍色。
- 哮喘常常伴有敏感及上呼吸道徵狀，例如發熱、流鼻水、鼻塞等。

- 有些哮喘病患者的症狀並不明顯，可以沒哮也沒喘，可能只有深夜咳嗽、多咳、久咳和運動後容易咳嗽等，這都可能是哮喘的先兆症狀，因此如有哮喘症狀，必須先求診確定，切忌妄自斷症及治療。
- 有哮、有喘、有咳、有呼吸困難，並不一定是由哮喘引起的。毛細支氣管炎或誤嗆硬物時，氣管也可能有類似的反應，這些診斷要由醫生確定（請參閱 P.56「氣喘」一章）。

## 什麼因素導致哮喘發病？

- 遺傳。
- 二手煙、香燭、香薰、殺蟲水、油漆味。
- 傷風、感冒等感染。
- 空氣污染、塵埃蟎、懸浮粒子、外牆維修。
- 劇烈運動（尤其是天氣冷）。
- 心理因素：壓力、興奮、憤怒、憂慮。
- 貓、狗、雀、寵物、蟑螂。
- 藥物敏感（阿士匹靈等止痛藥）。
- 花粉、霉菌。
- 食物敏感（包括調味品、防腐劑）。
- 胃酸反流。
- 天氣、溫度、濕度突然轉變。

- 很多患哮喘的孩子屬遺傳敏感體質，常常伴有鼻敏感和濕疹。
- 近年來由於環境污染，哮喘病發率有增加的趨勢。
- 哮喘全年也有病發的可能，不一定局限於春秋轉季時。
- 60% 的哮喘病者在 6 歲以後便不再發病，但父母亦不能掉以輕心。

- 沒有家族史也可以患上哮喘，父母及照顧兒童者，對哮喘的警覺性要提高。
- 若家族史有哮喘、鼻敏感及濕疹等疾病，就要加倍小心。
- 塵埃蟎的排泄物和卵子是最常見的哮喘致敏原，必須勤打掃，消滅塵埃蟎各其卵子。

## 哮喘會引起何種併發症？

- 可能會引致缺氧、氣腔積氣（穿肺）和灌膿、呼吸衰竭、休克和死亡。
- 如果慢性哮喘控制不當，會令患者出現胸部變形（圓筒、雞胸）、肺氣腫和心肺病。
- 長期反覆發作會影響患者學業、社交和運動，亦可導致孩子感到自卑、孤僻、離群和情緒困擾。

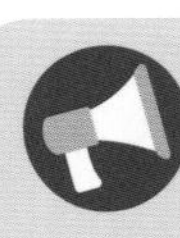

## 紅色警號

如有下列任何一項情況，應盡速帶孩子就診或到急症室：

- ☐ 第一次哮喘發作
- ☐ 精神呆滯、難入睡
- ☐ 胸口痛
- ☐ 呼吸急促、尤其是呼氣困難
- ☐ 只能説短句、片語或單字
- ☐ 懷疑有異物嗆入氣管
- ☐ 舌、唇、指甲顏色轉藍
- ☐ 身旁沒有適當的藥物
- ☐ 喘鳴（Hee-Hee 聲）
- ☐ 頸肌突出、肋骨間和胸頂下陷
- ☐ 脈搏又快又弱、血壓低
- ☐ 情況不斷惡化
- ☐ 持續或不停止的咳嗽
- ☐ 用藥後有副作用出現
- ☐ 拒食、進食困難
- ☐ 空氣流量速機只能吹出平時的 50%
- ☐ 嘔吐、不能進食
- ☐ 任何憂慮

## 家居處理

- 哮喘病發時，父母及照顧兒童者應保持冷靜，暫停運動，抱着孩子，讓孩子安定下來，減少大叫大喊。
- 如第一次哮喘發作或遇紅色警號，立即帶孩子往急症室求診；如孩子有缺氧徵狀（臉呈紫藍色）或情況嚴重，可電召救護車，及早給予氧氣和治療。
- 如已確診為哮喘，可從醫生指引，給予吸入性氣管舒張劑或口服藥物，如情況未能被控制，亦須立即帶孩子往急症室求診。
- 遇下列情況，雖無須立即到急症室，也應儘早求診：
  - ＊ 發燒或有感染。
  - ＊ 整夜不能睡覺。
  - ＊ 氣促不斷惡化。
  - ＊ 痰又黃又濃。

* 嘔吐，甚至不能進食。
* 吸氣或吃藥後未達預期效果。
* 咳嗽嚴重。
* 曾經在短期內服食類固醇。
* 最近曾經入院。

> ⚠ • 哮喘的正確診斷和及早適當治療是相當重要的，不但可以令患兒氣促得以舒緩，更可以避免哮喘引起的併發症。若延誤診斷，病情又嚴重的話，可引致死亡。
> • 最終的目標不單是在控制急症，而是讓孩子能身心發育正常，和普通孩子無異。

## 平日的處理

- 預防工作應由母乳餵哺和均衡飲食開始。
- 生活要有規律，要適量運動，作息定時，早睡早起。
- 認清及避免致敏原，避免敏感食物及其製成品。
- 保持室內空氣清新，禁煙、香薰和香燭，避免用殺蟲水和用含甲醛的傢俬。
- 減少到空氣污染的地方和公眾場所，減少接觸花粉。
- 保持室內濕度在 45-65%，溫度在 22-26℃（72-79 ℉）。
- 家居清潔最重要，每四天用 56℃（133 ℉）熱溫水洗床單、被褥和窗簾。
- 少用地毯和易藏塵的窗簾，可採購防塵埃蟎被褥，定時消滅塵埃蟎和蟑螂。
- 在睡房放置空氣清新機有幫助，打掃房間應用濕布和吸塵機，忌用雞毛掃。
- 盡量將衣服及書籍放在櫃內，減少藏塵的機會。
- 鼓勵孩子減少抱毛公仔，選擇不易藏塵和可以經常洗濯的玩具。
- 妥善處理寵物的毛屑和分泌物，或考慮改為養金魚等。
- 平日應和醫生商量，為孩子度身訂造一套可處理急性哮喘的計劃，加以依・循。
- 每次病發後需檢討原因，以免再發作。
- 如有需要，醫生可能為孩子安排敏感源測試、空氣流量速或肺功能評估。
- 請教醫生有關食物及運動的安排。
- 確保孩子已接種肺炎鏈球菌、流感、流感嗜血桿菌疫苗。
- 留心孩子服藥後的情況，包括效果及副作用，以期達到以最少藥物而能控制病發為目標。
- 父母亦需定期測察孩子發育及情緒的發展。

# 兒童哮喘控制測試表

**兒童哮喘控制測試問卷（供 4-11 歲兒童使用）**

請你和你的孩子一起回答這份問卷，並與醫生討論問卷的結果。

**回答兒童哮喘控制測試問卷的步驟：**

1. 先讓孩子回答前四題（1-4）。如果孩子有閱讀或理解困難，你可以協助，但請讓孩子自己選擇答案。請自行回答餘下的三題（5-7），請別讓孩子的答案影響你的選擇。請注意：答案並無對錯之分。
2. 將每題答案的分數添入右邊的分數方格內。
3. 將每個分數方格內的數字相加即成總分。
4. 請帶同問卷和醫生討論你孩子的總分。

病人姓名：＿＿＿＿＿＿ 病人編號：＿＿＿＿＿＿ 日期：＿＿＿＿＿＿

**請讓孩子回答以下問題：**

第 1 題 今天你的哮喘怎樣？

很不好 0 不好 1
好 2 很好 3 □

第 2 題 在跑步或運動時，你會因哮喘而感到困難嗎？

極度困難，根本無法運動 0 常有困難，感覺不適 1
有點困難，但還不太差 2 毫無困難 3 □

第 3 題 你會因為哮喘而咳嗽嗎？

會，一向都會 0
會，大部分時候會 1
會，有些時候會 2
不會，從來不會 3 □

第 4 題 你會因為哮喘而在夜間醒來嗎？

會，一向都會 0
會，大部分時候會 1
會，有些時候會 2
不會，從來不會 3 □

**請自己回答以下問題：**

第 5 題 在過去 4 星期，你的孩子有多少天在日間出現哮喘症狀？

完全沒有 5 1-3 天 4
4-10 天 3 11-18 天 2
19-24 天 1 每天都有 0 □

第 6 題 在過去 4 星期，你的孩子有多少天在日間因哮喘而發出喘鳴？

完全沒有 5 1-3 天 4
4-10 天 3 11-18 天 2
19-24 天 1 每天都有 0 □

第 7 題 在過去 4 星期，你的孩子有多少天在夜間因哮喘而醒來？

完全沒有 5 1-3 天 4
4-10 天 3 11-18 天 2
19-24 天 1 每天都有 0 □

注：留心孩子每天情況，可參考用「ACT 哮喘控制指數」，有警示作用，如得分低過 20，應及早和醫生聯絡。
（兒童哮喘控制測試問卷的來源：http://www.hkasthma.org.hk/db/upload/ACTcoupon-chilhood-P2.jpg）

## 藥物治療

- 父母要明白每一種藥物的作用、副作用和正確的使用方法。
- 如幼兒需要用助吸器（儲霧器、霧化器），父母及照顧兒童者必須學會正確操作，才能發揮功效。
- 父母必須定期檢查家中藥物，是否用完或過期。
- 「吸入性氣管舒張劑（噴霧）」如 Bricanyl、Ventolin 等，是快速急救藥物，能迅速擴張支氣管，令呼吸回復暢順，但這些藥物只提供短暫舒緩，並沒有消炎作用，不能依賴作預防藥物。這類藥物的副作用有手震、心跳，一般都十分輕微，但必須跟隨醫生指示。
- 「吸入性類固醇」如 Becotide、Flixotide 等，是預防哮喘復發的中流砥柱，可減少支氣管壁的發炎及腫脹，亦可減低支氣管過敏反應。這些藥物適合於慢性及復發性病童，副作用十分輕微，但吸入後謹記給孩子漱口或飲水，以防誘發鵝口瘡。
- 「混合型藥物」如 Seretide、Symbicort，包含氣管舒張劑及類固醇，一石二鳥，十分有效，方便患者，但也有副作用，使用方法可請教醫生。
- 傷風咳藥可減少鼻水、咳和風赧，只是治標不能治哮喘，亦會令孩子昏睡。
- 「口服氣管舒張劑」可有效控制哮喘，服食方便，但可能令孩子手震及心跳，必須由醫生處方，過量會引起危險和影響生命。
- 「口服類固醇」適用於較嚴重的病情，但可能引致頭痛、血壓高和胃出血；長期服用高劑量會導致癡肥、矮小、糖尿病、心臟病、骨枯、中風及行為轉變，亦會令孩子免疫力下降，容易受到感染。如無醫生指示，切忌亂用。
- 抗生素並不能用作止喘，但可治療細菌引致的併發症，必須跟隨醫生的指示使用。
- 預防藥物例如 Ketotifen、Singulair 等，可減少哮喘及鼻敏感的發病率，效果比吸入性類固醇低，副作用亦較少，可由醫生作個別評估及處方使用。

⚠

- 「吸入性氣管舒張劑」效果一般很快出現，如 30 分鐘內未能舒緩哮喘，必須及早求診。
- 如每星期需要使用吸入性氣管舒張劑三次或以上，或「ACT 哮喘控制指數」在 20 分以下，可能反映病情未受控制，應儘早請醫生重新評估，是否需加用「吸入性類固醇」。
- 「吸入性類固醇」是預防哮喘的中流砥柱藥物，只要跟隨醫生指示，副作用輕微，父母切忌罔自停藥或減藥。
- 「吸入性類固醇」並沒有止喘的功能，不能依賴在病發時止喘。
- 不要道聽途説，亂食成藥、補品、湯水，以免令哮喘惡化。

## 處理流程

哮喘症狀

有紅色警號？

否　　是

急電999
或到急症室

- 保持冷靜、安慰孩子，停止運動。
- 離開誘因。
- 跟隨醫生事前的指示替孩子測試氣流速、服藥或吸氣管舒張劑。
- 飲暖水，少量多餐。

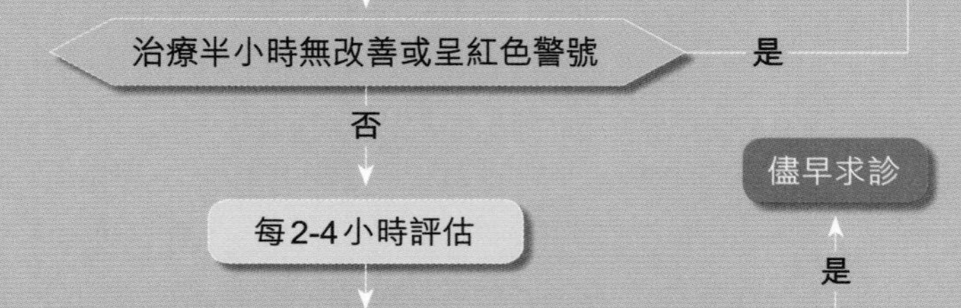


是

有發燒、痰又黃又濃、懷疑有感染或肺炎、整夜難眠、嘔吐、拒食、曾經在短期服食類固醇、近期曾經入院、預備出外旅行。

否

- 如情況有明顯改善，父母仍需給孩子定時吸(服)藥。
- 定時評估進度、作好記錄，定期覆診時告之醫生。
- 如每星期需吸氣管舒張劑3次或以上，或「ACT哮喘控制指數」20分以下，安排應診。
- 檢討導致病發可能因素，以免再發。
- 確保孩子已接種肺炎鏈球菌、流感、流感嗜血桿菌疫苗。

提示：大部分（90%以上）引致哮喘死亡的原因是延誤治療和低估嚴重性，而不是由藥物的副作用引起，父母切忌諱疾忌醫。

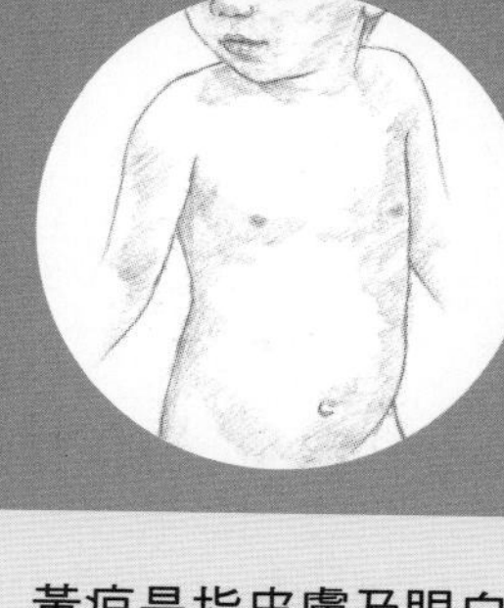

# 新生兒黃疸

Neonatal Jaundice

**黃疸是指皮膚及眼白因血液中的膽紅素增高而發黃。新生兒黃疸的成因是肝臟或血液疾病的症狀，也可能是新生嬰兒的正常現象。但是必須小心處理，因為錯誤延遲醫治黃疸病，都可引致大腦永久傷殘，甚至死亡。**

## 新生兒黃疸有什麼症狀？

- 輕微的患者沒有特別症狀，只是面部皮膚及眼白呈黃色，然後延伸至身軀，亦可以影響至手掌和腳掌。
- 大部分個案屬輕微，出生後 48 小時開始出現，3-5 天達至高峰，7 天後回落，一般不會超過 10-14 天。
- 經產道出生的嬰兒可能伴有頭皮下層瘀血，特別是用真空吸盤或產鉗助產，令黃疸持續。
- 如嬰兒有感染時，可能會發燒、拒食、嘔吐，甚至全身抽筋。
- 若伴有溶血時，嬰兒會又黃又青，小便會呈深棕色（茶色尿）。
- 如有膽道阻塞，大便顏色可能發白。
- 較嚴重的黃疸嬰兒可能會食慾不振、噁心、嗜睡。
- 極度嚴重的黃疸會令嬰兒全身抽搐、兩眼翻白、雙拳緊握、雙腿蹬直等，稱之為「核黃疸」。

早產、不足月、母乳餵哺嬰兒，黃疸可持續數星期至一個月。

新生兒黃疸和普通黃疸症完全不同，切忌混淆。如新生兒有黃疸，應該看醫生，最好是請教對新生兒有經驗的醫生，或到母嬰健康院。

## 為什麼會出現黃疸？

- 黃疸是由於血液中黃色的「膽紅素」（Bilirubin）引起。膽紅素由紅血球細胞分解而形成，一般會經肝臟排毒，再經膽管及腸道排出體外。

- 最常見的新生兒黃疸是「生理性黃疸」，這是新生兒的正常生理里程，主要是因為新生兒的肝臟功能未成熟，以及大批胎兒紅血球細胞在短時間內一同分解所致。
- 有些新生兒會因母乳內的激素而引致黃疸，可維持數星期才退下。
- 由疾病引起的黃疸，稱為「病理性黃疸」，成因包括：
  * 飲食不足（脫水、脫糖）。
  * 肝臟疾病（肝炎）。
  * 膽管、腸道阻塞或畸形。
  * 溶血性貧血，尤其是 G6PD 缺乏症、血液不吻合（Rh 或 ABO）、紅血球細胞異常等導致。
  * 感染（病毒或細菌），可源自母體，也可能在生產時或出生後受到感染。

- 在出生後首天出現明顯的黃疸，多屬病理性或溶血所致，屬於高危。
- 如 5 天後出現黃疸，小心是因感染或 G6PD 缺乏症引起。
- 手和腳掌出現明顯黃疸，多屬於嚴重。
- 黃疸伴有面青青，可能是溶血引起，較容易引致核黃疸。
- 持續超過一個月的黃疸可能因為肝或膽病導致，必須及早處理。

## 新生兒黃疸會引起何種併發症？

- 食慾不振，會導致脫水，令黃疸加深，造成惡性循環。
- 溶血性黃疸會引起貧血、腎衰竭。
- 膽管閉塞會引致肝硬化。
- 過高的膽紅素可能會產生「核黃疸」。

當膽紅素濃度太高，會衝破血腦障壁，沉積在腦部基底核及海馬處等神經核內，稱之為「核黃疸」，嚴重的會引致大腦痙攣、終身殘廢，甚至死亡。

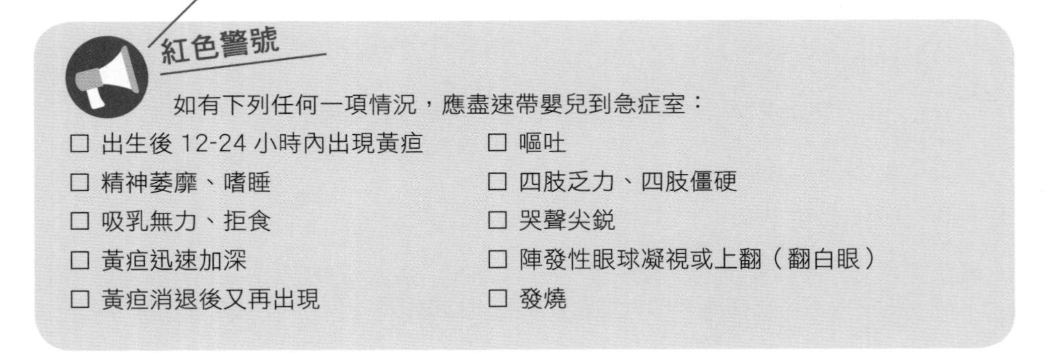

### 紅色警號

如有下列任何一項情況，應盡速帶嬰兒到急症室：

- ☐ 出生後 12-24 小時內出現黃疸
- ☐ 精神萎靡、嗜睡
- ☐ 吸乳無力、拒食
- ☐ 黃疸迅速加深
- ☐ 黃疸消退後又再出現
- ☐ 嘔吐
- ☐ 四肢乏力、四肢僵硬
- ☐ 哭聲尖鋭
- ☐ 陣發性眼球凝視或上翻（翻白眼）
- ☐ 發燒

## 家居處理

- 確保嬰兒有足夠的奶量，如有需如，兩餐之間時段給葡萄糖水補充。
- 不需停母乳，最好每 2 小時餵哺一次；如餵奶粉，最好是每 3 小時餵 3 安士。
- 留意嬰兒的狀態，並作記錄，尤其是：
  * 整體狀況、體溫、食慾、嘔吐。
  * 大便的顏色和份量。
  * 小便的顏色和份量。
- 持續監察嬰兒有沒有併發症，如遇有紅色警號，必須立即到急症室。
- 應診時需要告訴醫生：
  * 有關母親生產紀錄，有否用真空吸引或產鉗助產。
  * 母親在懷孕期有沒有患病、有沒有肝炎、遺傳血病、甲狀腺等病。
  * 母親有沒有服藥或吃補品。
- 必須每天評估黃疸程度，直至安全為止。
- 黃疸消除後，要隨醫生指示，定期覆診，以確保小兒不留下後遺症，直至安全為止。

母乳餵哺的嬰兒可能較常見有黃疸症，可分兩大類：

- 在新生初期，母乳分泌未暢通時，餵哺不足，引致黃疸，但和母乳無直接關係。勤力餵哺或補水補奶，便可解決。
- 因母乳而產生的黃疸，多發於第 10 天後，可持續 1 至 2 個月，可能和母乳中的激素、新生兒的肝酶、脂肪酶和腸道的細菌群未成熟有關，一般只須觀察，嚴重的才需要治療。

- 一般的母乳黃疸是不嚴重的，但亦有引致核黃疸的個案，父母不要誤會母乳餵哺絕對安枕無憂而掉以輕心。
- 曬太陽的用處不太，而直接將嬰兒放置於太陽下曝曬，會傷及皮膚和眼睛。

## 藥物治療

- 一般而言，藥物治療是沒有大作用的。
- 輕微黃疸，通常只需觀察，大多不藥而癒。
- 「苯巴比妥」是酶誘導劑，需服用數天才能提高膽紅素排洩，而且會令嬰兒昏睡及拒食，作用有限，多不採用。
- 如果是病理性黃膽，除了處理黃疸外，必須請教醫生，根治病源。
- 若是中度黃疸，醫生會採用光療，俗稱照燈。採用的是藍光波段，可分解皮膚的膽紅素，轉變成多種水溶同位型分子，經小便排走，不會入腦。
- 情況嚴重的嬰兒需要做換血治療，把體內的膽紅素沖洗換出來。

- 醫生考慮治療的方法時（需否照燈或換血治療），不是單憑黃疸濃度，而是視乎嬰兒體重、年紀、生產過程、血液、感染、餵哺狀況、核黃疸徵狀等很多因素而決定。請向醫生詳細詢問，以免因拒絕治療而抱憾終生。
- 換血治療的危險性不大，比核黃膽的後遺症少得多。

預防新生兒黃疸：

- 懷孕期間要小心身體，免受感染，更不要隨便服藥。
- 如家族有血液疾病史，或父母血液不吻合，儘早請教醫生。
- 必須加強觀察高危嬰兒（如早產、難產、不足磅）。
- 餵哺足夠奶量是最重要的預防及治療黃疸的方法。

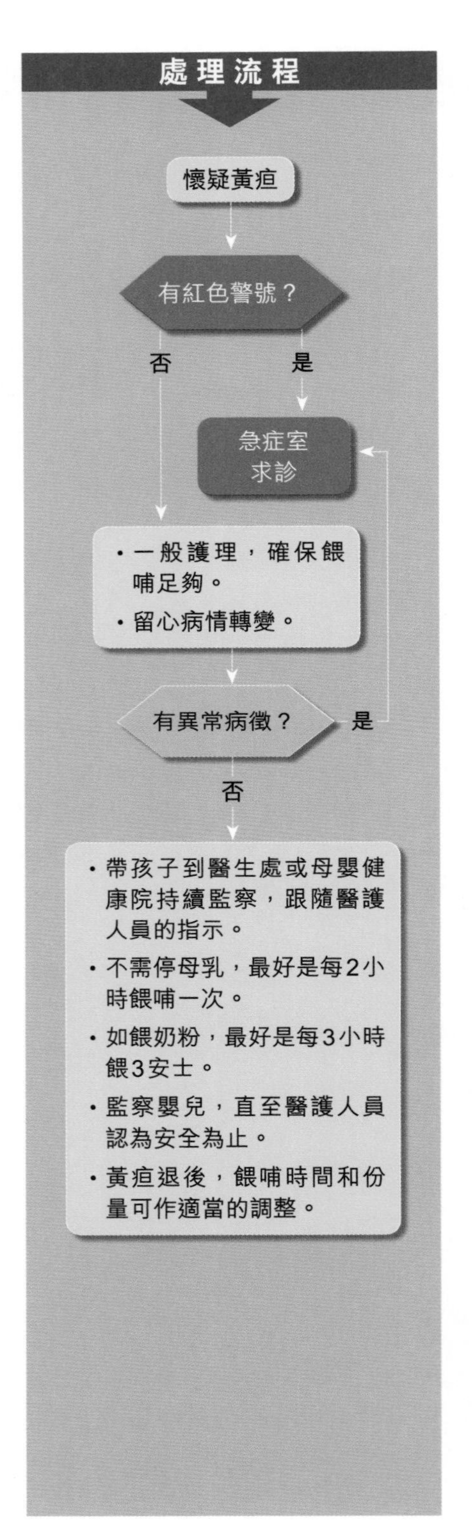

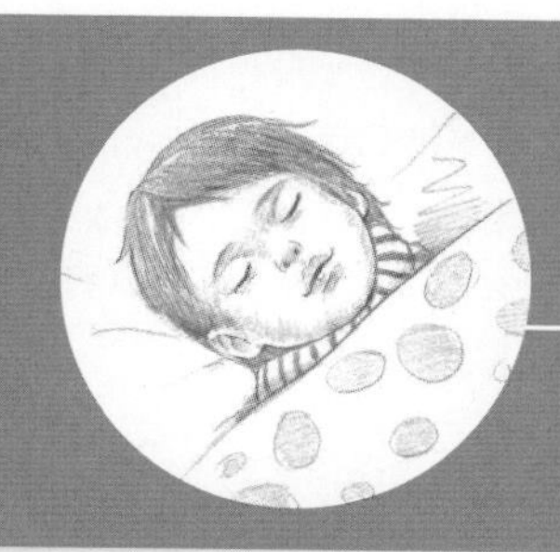

# 川崎症
Kawasaki Disease

**川崎症，又稱川崎症候群，多發生於5歲以下的幼童，尤其是6個月至1歲的嬰兒，是幼兒期的一種急性心臟病。在亞洲，發病率為每十萬名5歲以下的兒童約有17至25例，香港每年約有120宗新個案，男女比例是1.3-1.5：1。如延遲治療，可引致心臟病，死亡率約為1%，家長宜提高警覺。**

## 川崎症有什麼病徵？

川崎症是一個症候群（由幾種症狀組合而成），而診斷主要是依據臨床症狀，包括：

- 持續發高燒39-40℃（102-104℉）超過五天，嚴重者可延長至2至3周，而且對一般退熱藥沒有反應，孩子又異常煩燥。
- 手掌及足部紅腫，特別是指尖周圍位置，一星期後皮膚脫屑。
- 四肢和軀幹出現不同型態的皮疹。
- 兩眼結膜充血，但無分泌物。
- 口腔黏膜及嘴唇鮮紅、乾裂出血，舌頭表面呈草莓粒狀。
- 急性非化膿性頸部淋巴結腫大，直徑至少1.5公分。

一般診斷川崎症原則是病者發高熱，以及符合其餘五項中四項。亦可能根據其他發現，如心臟血管瘤、血小板及血球沉降率數值等，來調整診斷。

有些疾病的徵狀和川崎症相似，包括腺病毒感染、猩紅熱、類風濕關節炎、中毒休克症候群和水銀中毒等，家長必須及早求診，切莫掉以輕心。

## 為什麼會發川崎症？

川崎症的成因目前仍未明，許多科學家懷疑是由特殊的病毒感染導致，而很多孩子病發前確實有病毒感染；亦有很多專家認為川崎症是與免疫系統有關的疾病。此外，川崎症多發生於亞洲人，有可能與遺傳基因有關。

## 川崎症會引起有何種併發症？

川崎症主要引致血管發炎，影響多種器官，包括心臟、肝膽和腎臟。常見的併發症為：

- 心臟血管發炎：這是造成川崎症患者死亡的主要原因，約 15-20% 之川崎症患者會出現冠狀動脈瘤，較易引起血栓、鈣化、動脈狹窄和心肌梗塞；約有 1-2% 病患者因而死亡。至於較常見的中、小型冠狀動脈瘤，80% 會在五年內消失。另外也有小部分會引起心肌炎、心外膜炎和心瓣關閉不全等。
- 關節痛：（約 40%）兩星期內可能有急性關節炎。
- 膽囊水腫：（約 5-13.7%）在疾病發作後兩星期內出現。
- 腸道假性阻塞。
- 無菌性腦膜炎。

併發症可導致小兒死亡，及早醫治可減低危險性至 0.1%。

**紅色警號**

如有下列任何一項情況，父母應盡速帶孩子就診或到急症室：

- ☐ 發高熱痙攣
- ☐ 氣促
- ☐ 頸梗難彎
- ☐ 嚴重肚痛、嘔吐
- ☐ 心律不規則
- ☐ 心痛
- ☐ 發紺（舌頭變紫藍色）
- ☐ 休克

## 藥物治療

- 因為病因未明，所以沒有針對此病病原的特殊療法。
- 治療川崎症最常用的是高劑量「免疫球蛋白」，經靜脈注射，十分有效，約 2 天後便能控制發熱，又能將冠狀動脈瘤之發生率由 15-20% 降至 5%，而且越早使用，效果越好。但有部分孩子對免疫球蛋白可能產生敏感，要觀察孩子在接受治療時有沒有出疹、身體痕癢及呼吸困難等。
- 醫生會在急性期時給予高劑量之水楊酸（阿士匹靈），而康復期的兒童仍需服用低劑量之阿士匹靈，直至無冠狀動脈異常為止，需要持續治療 6 至 8 周。

出院後，川崎症的風險是未完結的。孩子還需定時服阿士匹靈，切記要定時服藥，亦需定期覆診和接受心臟超音波檢查，至 15 歲為止。

## 家居處理

### 處理重點：

- 一般護理請參閱 P.36「發高燒」一章。
- 將病情詳告醫生，包括曾進食的中西藥。
- 如曾經對阿士匹靈敏感，必須儘早提出。
- 注射高劑量免疫球蛋白時，留心孩子有沒有敏感、出疹和休克。
- 服高劑量阿士匹靈時，小心感染，避接觸水痘或流感。
- 按醫生指示服藥（阿士匹靈和胃藥），留心有沒有敏感。
- 服藥前，應吃少許食物，以防胃出血。
- 切記要定時服藥和覆診。
- 監察有沒有藥物併發症，遇下列病徵亦須儘早求診：

| 嚴重嘔吐 | 大便出血 |
|---|---|
| 氣促 | 胃出血 |
| 全身出疹 | 黃疸 |

病發初期，必須送孩子入院檢查及治療。

注射高劑量免疫球蛋白後的半年內，不要接種減活疫苗（麻疹、腮腺炎、德國麻疹、水痘、噴鼻式流感等疫苗），詳情可請教醫生。

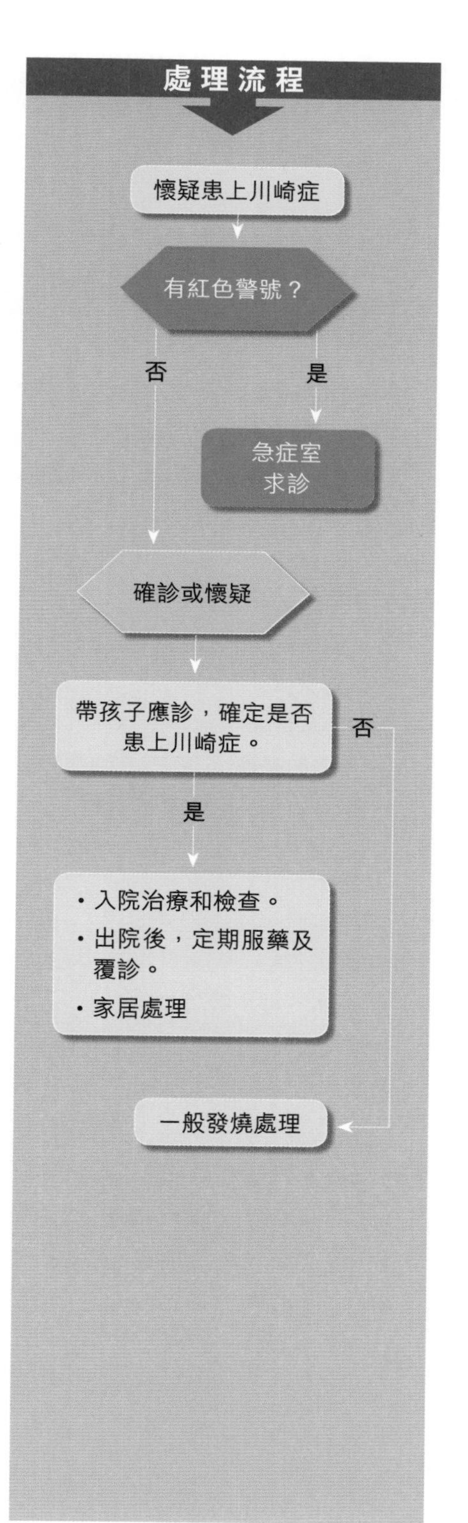

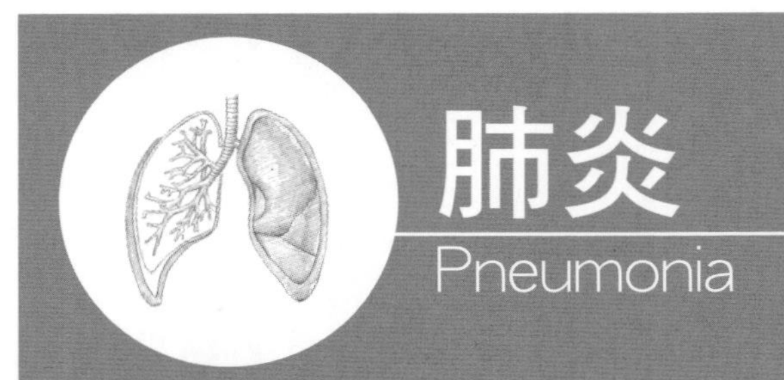

# 肺炎

Pneumonia

**肺炎是肺部氣泡發炎，發生率每年約 3-4%，是導致嬰幼兒死亡的三大原因之一。如能早期診斷，大部分肺炎可以治癒。延遲診斷或不及時治療，會引致很多嚴重的後遺症，死亡率甚高。父母應提高警覺。**

## 肺炎有什麼病徵？

- 患肺炎前的 2-3 天，孩子常有傷風咳等上呼吸道感染症狀，有些孩子的食慾和活動能力會減少。
- 典型肺炎症狀包括：
  - ＊ 高熱，達攝氏 39℃（102 ℉）或以上，會感到陣寒陣冷。
  - ＊ 呼吸困難，出現鼻翼搧動，吸氣時胸廓下陷，因呼吸費力而產生咕嚕聲。
  - ＊ 氣促（1 歲以下兒童每分鐘多於 50 次；1-5 歲每分鐘多於 40 次；5 歲以上每分鐘多於 30 次）。
  - ＊ 喘鳴。
  - ＊ 嚴重咳嗽，特別是乾咳。
  - ＊ 胸痛，深呼吸時加重。
  - ＊ 面色蒼白，唇、舌及指甲轉藍。
- 有些孩子可能伴有煩燥、嘔吐、腹痛、腹瀉等徵狀。

- 縱使嬰兒患上肺炎，症狀未必明顯，只出現昏睡和拒食，家長應提高警覺。
- 有些患肺炎的孩子除持續發高熱外，可完全沒有其他症狀，造成診斷困難。
- 有小部分患肺炎和肺腔積膿的孩子，沒有呼吸道症狀，有發高熱、腹痛等。

⚠ 如孩子有一種或多種上述症狀，可能是患上哮喘，甚至是嗆入異物，並不一定代表孩子已患上肺炎，但必須及早求醫確診。

## 肺炎由什麼引起？

- 肺炎主要經飛沫傳染，可由病毒或細菌引起，也可由吸入肺部的異物引起。
- 嬰幼兒的肺炎大部分都是由上呼吸道感染蔓延到肺部而引起，常見病毒包括呼吸道合胞病毒、腺病毒、偏肺病毒、流感和副流感病毒。
- 細菌性肺炎亦很常見，染病者情況多較為嚴重，常見的細菌包括肺炎鏈球菌、金黃葡萄球菌、流感嗜血桿菌、B 型鏈球菌。
- 新生嬰兒肺炎，感染可能源於母體產道，特別是 B 型鏈球菌、大腸桿菌等。
- 結核菌肺炎（肺癆）在嬰幼兒並不常見，但多影響青少年。
- 支原體及衣原體等非典型肺炎，多發生於 5 歲以上的孩子。
- 某些原發性疾病，如哮喘、囊纖化、百日咳、麻疹等也容易導致肺炎。
- 霉菌及寄生蟲等引致的肺炎十分少見。

> ⚠
> - 醫院內百菌叢生，交叉感染容易引致肺炎。如無需要，不要帶孩子到醫院探病。
> - 幼稚園亦是病毒的溫床，作好預防感染工作，可減少肺炎。
> - 如肺炎經常復發，要小心免疫力失調、嗆入異物及氣道結構異常。

## 肺炎會引起何種併發症？

- 病毒性肺炎只需支援治療，大部分不會產生併發症。
- 細菌性肺炎比較嚴重，可引致下列併發症：肺積水、肺膿腫、胸膜炎、肺膿瘡。
- 嚴重的可經血液散播全身，稱為菌血症（血中毒），引致血壓下降、休克、腦膜炎、呼吸及心臟衰竭，以至死亡。
- 不適當或延遲治療可能引致永久破壞，造成肺組織纖維化、肺氣腫、心肺病等。

### 紅色警號

如有下列任何一項情況，應盡速帶孩子到急症室：

- ☐ 病情加重、精神呆滯
- ☐ 缺氧（唇、舌及指甲轉藍）
- ☐ 呼吸困難、頸肌突出、肋骨間和胸頂下陷
- ☐ 呼吸急促、喘鳴
- ☐ 呼吸間竭性停頓
- ☐ 胸口痛
- ☐ 持續或不停止地咳嗽
- ☐ 復發性肺炎
- ☐ 嚴重嘔吐、脱水
- ☐ 飲食困難、拒食
- ☐ 懷疑有異物嗆入氣管
- ☐ 脈博又快又弱、血壓又低
- ☐ 有腦膜炎症狀
- ☐ 任何憂慮

此外，即使沒有上述問題，6 個月以下嬰兒、百日咳患者、慢性病患者（哮喘、糖尿）或免疫力失調者（曾服抗生素）等屬高危，必須及早應診。

## 家居處理

- 一般護理：
  * 避免空氣污染，保持空氣流通，令空氣濕潤，家人應避免吸煙。
  * 多休息，停止劇烈運動。
  * 臥床時，用枕頭墊高其頭部及上半身，有助於呼吸。
  * 多喝溫水（可飲一杯熱的新鮮檸檬汁），進食以少量、多餐、清淡為主。
  * 測體溫，如發熱，可服退燒藥，用溫水擦浴，請參閱 P. 36「發高熱」。
  * 穿適量衣服，和平時一樣，尤以長袖鬆身為佳。
  * 注重個人衛生，注意咳嗽禮儀，妥善處理有分泌物的髒紙巾，減少病毒傳播。
  * 勤洗手、戴口罩、不要和家人同桌進食、不共用餐具，減少交叉感染。
  * 如有哮喘，可跟隨醫生指示服藥或吸氣，請參閱 P.56「氣喘」。
  * 繼續觀察和作定時評核，監察有沒有併發症，遇下列病徵亦須儘早求診。

| 神志不清 | 胸痛 | 持續發高燒超過 3 天 |
|---|---|---|
| 呼吸出現窘迫 | 咳嗽嚴重、不能睡覺 | 餵食困難、嚴重嘔吐 |
| 缺氧 | 痰又黃又濃 | 病情未見好轉反而加重 |

- 詳細做好探熱、生命表徵及藥物治療紀錄。
- 在肺炎完全康復後，才讓孩子回校或到公眾場所（普通肺炎需時 7-10 天，如有併發症，需更長時間）。

- 病發時，如懷疑有紅色警號險，父母應立即到急症室求診。
- 大部分肺炎是病毒性肺炎，可以在家居治療，只需按時服藥、適當護理和持續觀察。
- 嚴重的需入院治療，醫生可能為孩子照 X 光、靜脈注射抗生素、必要時給氧氣治療。
- 帶孩子求診時，詳細告訴醫生病情、現在及曾經服用的藥物、藥物敏感史、過往病史。
- 父母及照顧者亦需詳述孩子曾經入院的紀錄、外遊紀錄和防疫針接種紀錄。

## 藥物治療

- 父母要明白每一種藥物的作用、副作用和正確使用的方法。
- 止咳藥水可減少咳嗽，但會減慢清理痰涎，如無醫生指示，切忌濫用。
- 傷風藥可減少鼻水，屬治標藥，但會令孩子昏睡，需隨醫生指示服用。
- 氣管擴張藥可有效控制哮喘，但可令孩子手震及心跳，屬毒藥類，必須由醫生處方，過量會引致心律不正，甚至死亡。

- 抗生素是醫治細菌性肺炎的最重要藥物，不要諱疾忌醫，必須服完整個療程。
- 如有肺積水、肺膿腫、肺膿瘡等併發症，可能需要手術治療。
- 不要道聽途説、亂食成藥、補品、湯水等。

## 預防肺炎

- 疫苗接種是預防細菌性肺炎的最佳方法，所有嬰幼兒都應接種「肺炎鏈球菌」、「卡介苗」（BCG，預防結核菌）及「乙型流感嗜血桿菌（Hib）」疫苗；6個月以上嬰兒應接種「流行性感冒疫苗」。
- 接種麻疹、水痘疫苗，也可避免這些疾病引發肺炎。
- 及早治療百日咳、呼吸道合胞病毒、中耳炎、鼻竇炎，可減少發生肺炎。
- 一般預防肺炎方法：健康生活模式、早睡早起、適量運動、均衡飲食。必須注意個人衛生，有正確洗手的習慣和方法。打噴嚏或咳嗽時應掩住口鼻，雙手被呼吸分泌物弄污應立即洗手，並妥善清理口鼻排出的分泌物。謹記不要與別人共用餐具和避免前往過於擠逼的地方，亦需避免和患重病人士或動物接觸。

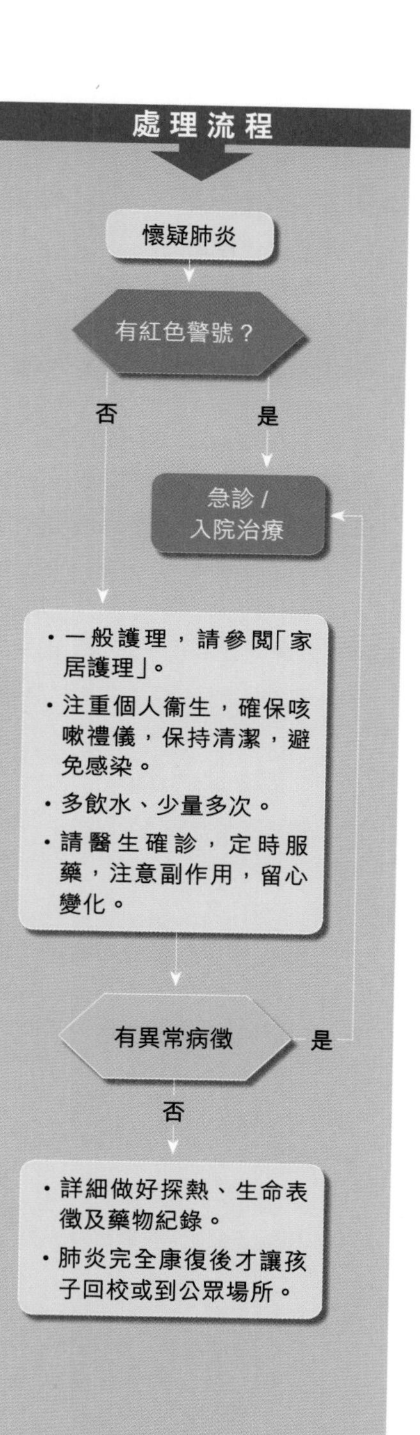

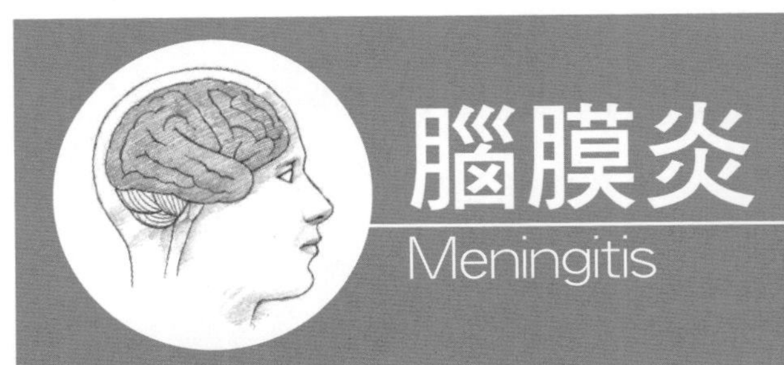

# 腦膜炎
Meningitis

**最恐懼的疾病之一是「腦膜炎」，由於覆蓋在腦及脊髓外面的腦脊膜發生了炎症，最常見的病因是病毒和細菌的感染。如能早期診斷，大部分是可以治癒的。而延遲診斷或不及時治療卻引致很多嚴重的後遺症，死亡率甚高。**

- 任何年紀的孩子都有可能患上腦膜炎。
- 高危組別包括嬰幼兒、體弱多病者，尤其是居住於擠逼的地方，如學校宿舍。

## 腦膜炎有什麼病徵？

- 症狀會因孩子的年紀而不同，不同的病源亦會有些差異。
- 常見的症狀
  * 初期病徵和一般感冒相似，亦會有嘔吐、拒食。
  * 發燒和寒顫，發燒可高達 39℃（102 ℉）。
  * 嗜睡、昏睡。
  * 脾氣暴燥、尖叫、精神紛亂不安。
  * 畏強光、頭痛。
  * 頸部強直難彎。
  * 前囟凸出。
  * 全身抽搐（高熱驚厥）。
  * 少數病例會有皮膚出現紫紅色皮疹。

- 每當孩子發高燒時，父母及照顧者便應關注孩子是否患上腦膜炎。
- 如果孩子有一個或多個上述的症狀時，並不代表已患上腦膜炎，但必須及早求診，醫生可能需要替孩子檢查和做腰椎穿刺（俗稱「抽脊髓液」）才能確定。
- 兩歲以下的孩子縱使患病，症狀未必明顯，可能只出現昏睡、尖叫和拒食，家長及照顧者應提高警覺。
- 三個月以下的嬰兒患上腦膜炎時可能發燒，也可能呈現低溫，應格外小心！

## 腦膜炎的成因？

- 腦膜炎病者常發高燒，但發高燒並不會引起腦膜炎。
- 常見的病原體多從空氣及飛沫進入身體，經過呼吸道入血液，再傳至腦部引起發炎，需時約 2 至 7 天；有些感染可由頭外傷、中耳炎、鼻竇炎、肺炎或尿路炎引致；有些病毒可透過口、糞途徑，接吻或共用飲食器具傳播；蚊子可能是日本腦炎的媒介。
- 最常見的腦膜炎是病毒感染，包括腸道病毒、單純性疱疹病毒、腮腺炎病毒和小兒痲痺病毒等。
- 細菌感染導致的併發症及死亡率較高，常見的包括肺炎鏈球菌、流感嗜血桿菌、腦膜炎雙球菌、結核菌等。
- 新生嬰兒的感染可能源於母體產道，特別是 B 型鏈球菌、大腸桿菌等。
- 真菌性腦膜炎十分罕見，通常只出現於免疫系統有缺陷的病者。

- 高熱並不會引起腦膜炎，但可以是腦膜炎的症狀。
- 正確和及早治療頭外傷、中耳炎、鼻竇炎、肺炎或尿路炎，可減少發生腦膜炎的風險。

## 腦膜炎會引起何種併發症？

- 病毒性腦膜炎的併發症較低，死亡率亦不高。
- 細菌性腦膜炎的死亡率高達 10-25%，而併發症亦不少。
- 常見的併發症：

| | | |
|---|---|---|
| 腎上腺衰竭、休克 | 大腦痲痺 | 腎衰竭 |
| 菌血症 | 智力遲鈍、學習障礙 | 關節炎 |
| 腦腔積膿、腦積水 | 手腳癱瘓 | 貧血 |
| 發羊癇（羊癇、腦癇症） | 失聰、失明 | 心理疾病 |

有些併發症在治療期間出現，但也有不少在治療後數月及數星期才出現，父母應長時期留心觀察。

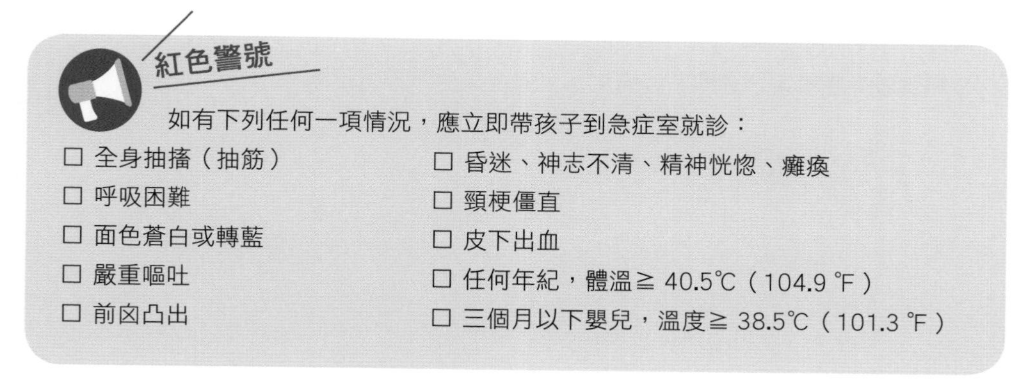

**紅色警號**

如有下列任何一項情況，應立即帶孩子到急症室就診：

- ☐ 全身抽搐（抽筋）
- ☐ 呼吸困難
- ☐ 面色蒼白或轉藍
- ☐ 嚴重嘔吐
- ☐ 前囟凸出
- ☐ 昏迷、神志不清、精神恍惚、癱瘓
- ☐ 頸梗僵直
- ☐ 皮下出血
- ☐ 任何年紀，體溫≧ 40.5℃（104.9 ℉）
- ☐ 三個月以下嬰兒，溫度≧ 38.5℃（101.3 ℉）

## 家居處理

- 當孩子發燒時，必須留心是否有與腦膜炎類似的症狀，尤其是要觀察孩子有沒有頸梗難彎，或嬰兒前囟有否突出。
- 如有懷疑或遇紅色警號，立即帶小朋友就診或往急症室。
- 如果醫生認為孩子只需留在家中觀察和治療，父母及照顧者亦需留心，監察有沒有新的病徵出現，如有懷疑，必須儘早再度求診。
- 如懷疑孩子患上腦膜炎，家人亦需留意有沒有被感染，詢問醫生是否需要服食預防性藥物。
- 如孩子被確診患上腦膜炎，應立即通知學校跟進。

- 如需入院治療，應當機立斷，不要優柔寡斷，越早醫治腦膜炎，成效會越高，併發症會越少。
- 如對病情有懷疑的話，醫生要替孩子檢查和做腰椎穿刺才能確診。有些人怕在抽脊髓液後會出現雙腳癱瘓，其實這是謬誤。如果是由有經驗的醫生操作，這項檢查是很安全的。反過來說，延誤診斷和治療才會增加併發症及死亡的風險。

- 不正確地使用抗生素會令診斷和治療腦膜炎有困難，切忌濫服。
- 腦膜炎有傳染性，一定要通知學校跟進。

### 預防腦膜炎

- 疫苗接種是預防細菌性腦膜炎的最佳方法，所有嬰幼兒都應接種「肺炎鏈球菌」、「卡介苗」（BCG，預防結核菌）及「乙型流感嗜血桿菌（Hib）」疫苗；6 個月以上嬰兒應接受「流行性感冒疫苗」；至於「日本腦炎」和「腦膜炎雙球菌」疫苗，則需按個別需要，可以請教醫生。
- 一般預防方法是：健康的生活模式，早睡早起，適量運動，均衡飲食，注意個人衞生；養成洗手的習慣和正確的方法；打噴嚏或咳嗽時應掩住口鼻，雙手被呼吸分泌物弄污時應立即洗手，並妥善清理口鼻排出的分泌物。謹記不要與別人共用餐具和避免前往人多擠逼的地方，亦需避免和患重病人士或動物接觸。
- 正確和及早治癒頭外傷、中耳炎、鼻竇炎、肺炎或尿路炎，可減少產生腦膜炎的風險。
- 接觸腦膜炎患者後，立即請教醫生是否需用抗生素預防治療。

## 處理流程

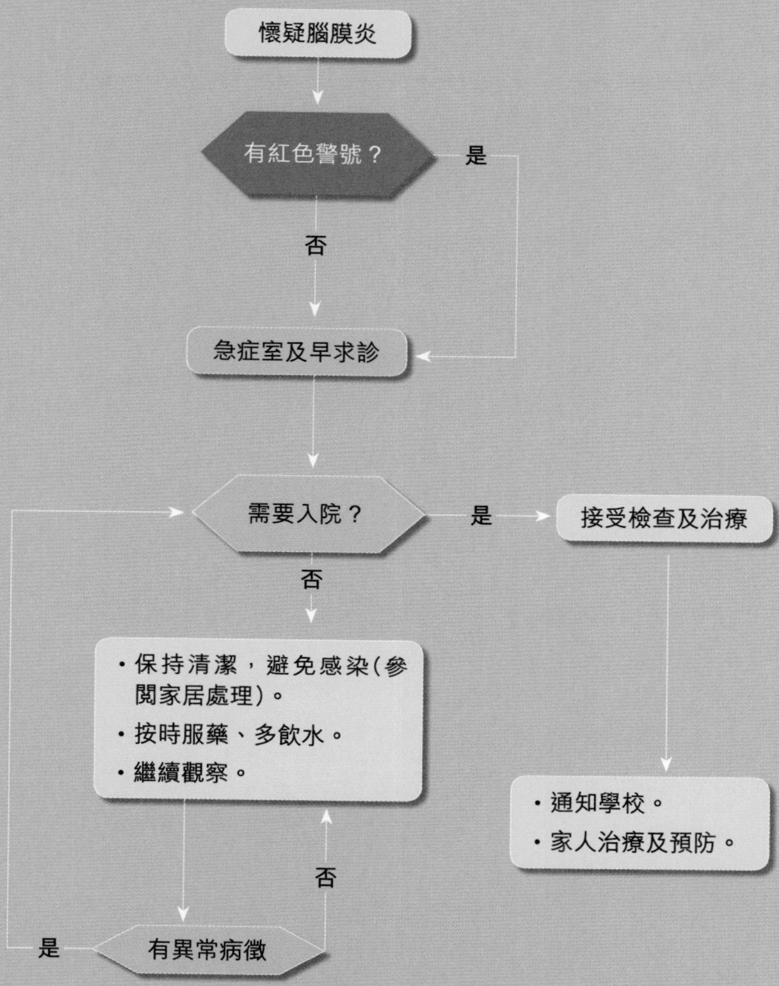

懷疑腦膜炎

有紅色警號？

是

否

急症室及早求診

需要入院？

是

接受檢查及治療

否

- 保持清潔，避免感染(參閱家居處理)。
- 按時服藥、多飲水。
- 繼續觀察。

- 通知學校。
- 家人治療及預防。

否

是

有異常病徵

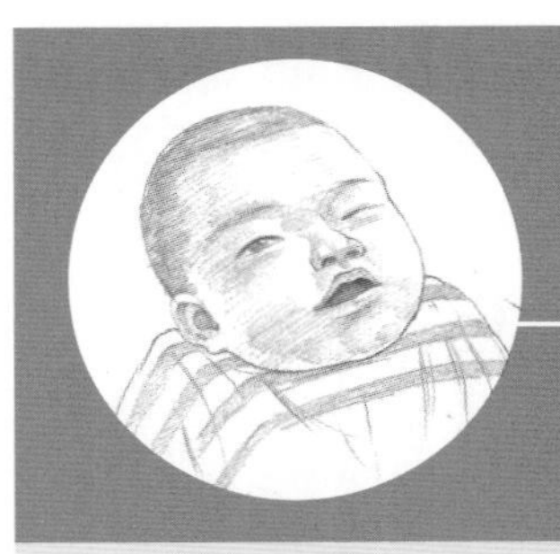

# 腦癇症

Epilepsy

腦癇症（俗稱羊癇症、癲癇症、發羊吊）十分常見，是一種週期性發作的腦神經系統綜合症，發病率約 0.5-2%，當中超過一半患者在兒童及青春期前起病，男性和女性患病的機會均等。如果處理恰當，不單可以減少危險和併發症，亦可讓患病的孩子像普通人一樣過正常的生活。

## 腦癇症有什麼病徵？

- 腦癇症可以因不同年齡而有不同的表現，病徵亦視乎哪一部分腦部功能受到何種干擾而定。
- 年紀較大的孩子，在病發前可能感到先兆，比如頭痛、暈眩等。
- 常見的症狀類型包括：
  - ＊ **大發作型**（全腦性強直陣攣式腦癇）： 病者會出現驚厥及喪失意識，首先可能會尖叫一聲，然後全身僵直、繼而跌倒、肢體及面部肌肉不停抽搐、眼球上翻而固定不動、瞳孔放大、牙關緊閉（病兒可能咬傷舌頭）、口吐白沫或嘔吐、呼吸暫時停止、面色發青或紫紺、呼之不應，通常歷時 1-3 分鐘。大部分兒童抽筋過後會恢復知覺和活動能力，但有部分會感到神志錯亂，有劇烈頭痛，或想睡覺，小便及大便也可能失禁。
  - ＊ **小發作型**：通常見於兒童，無先兆，孩子有幾秒鐘失去意識、失神、發白日夢或目光呆滯、間中眼皮會頻密顫動、短暫記憶失常、胡言亂語、行動怪異、感覺麻木，但不會出現驚厥，通常不會跌倒，四肢也不會抽搐。
  - ＊ **複雜局部性腦癇**：通常由腦顳葉引起（腦顳葉掌管情緒和記憶等功能）。病發時，孩子可能見到光團，繼而產生錯覺或嗅到怪味，感到周邊物件變形或變色。患者雙眼向前呆視，漠視周圍環境和人物轉變；亦會無意識地重複咀嚼、流涎、舔唇、吮吸、搓手、摸索、玩弄衣服或附近的物件、行走、奔跑、或露出恐懼、歡樂、憤怒的表情，甚至大哭大笑、胡言亂語。
  - ＊ 有些孩子只出現間竭性莫名其妙的噁心或腹痛，稱為「腹部腦癇症」。此外，亦有些孩子患上肌抽躍性發作（陣攣）、強直發作、失張力性、嬰兒痙攣等不同型態的腦癇。

ℹ • 大部分腦癇症患者都沒有智力障礙，可以如普通人一樣上學和過正常生活。

- 發作如持續超過 30 分鐘，稱為「腦癇持續狀態」，較容易傷及腦部。

- 正確的臨床診斷十分重要，因為處理腦癇症的一切檢查、治療及預後都是基於一個正確的診斷，父母必須儘早求診，勿誤會只是急驚風而延醫。
- 患高熱性痙攣（急驚風）的嬰孩，在一般的情況下，日後患上腦癇病的機會低於 3-5%。如果發病頻密，則需要進一步檢查，是否為腦癇症（請參閱 P. 40「高熱痙攣及急驚風」）。
- 有些孩子哭鬧時會閉氣，繼而全身乏力和面色變紫，這多不是癲癇（請參閱 P.72「屏氣發作」）。

## 為什麼會出現腦癇症？

- 當大腦正常電波發生紊亂時，腦癇症會發作。大多數患者的病因不明顯的。
- 其他可能致病因素包括：
  * 與家族性遺傳因子有關。
  * 出生前的因素，如孕婦感染、藥物等。
  * 出生時難產引起致腦部缺氧、出血或受到損傷。
  * 腦部疾病，如腦炎、腦膜炎、顱腦損傷，腦腫瘤、腦血管病等。
  * 新陳代謝產生變化，如血糖低、血鈣低、嚴重的肝病和腎病等。

- 大部分腦癇症是不會和遺傳沾上關係的，如父母一方患腦癇症，孩子患此症的機會只是 2-5%。
- 兒童腦癇症和成人的成因不同，成年人多是因為腦部及血管疾病引起，有些則源自衰退。

## 腦癇會引起有何種併發症？

- 在一般情況下，腦癇症不會威脅生命，亦不會引致終生殘廢或傷腦，父母毋需過份恐慌。
- 在抽筋時可能發生下列問題：
  * 如伴有嘔吐，可能會引致中耳炎、肺炎和窒息。
  * 如受到過度束縛或跌落床的話，可能引起骨折、脫臼和外傷。
  * 如患者正在游泳，可能會遇溺。
  * 如患者發病時正在做高危運動（騎單車）或活動，則可能會產生嚴重外傷。
  * 當抽筋牙關緊咬時，不要強行將硬物塞進牙縫間，否則可能引起牙齒脫落和口腔創傷。

- 長時間的抽搐（歷程多過 30 分鐘），可能會引致缺氧及腦部損傷。
- 如腦癇症伴同有外傷、脫水、腦炎或腦膜炎，可能會引致腦部細胞缺氧及壞死，以至終身殘廢，甚至死亡。
- 如腦癇症反覆發作，會影響小兒的正常生活，尤其是學校生活及某些體育活動，亦會引致心理上的問題。

**紅色警號**

如有下列任何一項情況，應盡速帶孩子就診或到急症室：

- ☐ 病兒年齡在 6 個月以下
- ☐ 抽筋歷時超過 5 分鐘
- ☐ 懷疑有血糖低或血鈣症
- ☐ 曾食錯藥物
- ☐ 任何年紀，體溫 ≧ 40.5℃（104.9 ℉）
- ☐ 3 個月以下嬰兒的體溫 ≧ 38.5℃（101.3 ℉）
- ☐ 抽筋停止後，呼吸仍然困難、嚴重胸痛
- ☐ 抽筋停止後，手或腳癱瘓、頭痛
- ☐ 抽筋發生時引起嚴重頭傷
- ☐ 情況轉壞，或有任何憂慮
- ☐ 嚴重嘔吐、腹瀉、腹痛、腰痛、脫水
- ☐ 抽筋停止後，仍然面色蒼白或轉藍
- ☐ 抽筋停止後，又再反覆再抽筋
- ☐ 抽筋停止後 15 分鐘，仍然神志不清、昏迷

## 家居處理

### 抽筋時的處理

- 父母必須保持冷靜，如有紅色警號，立即聯絡救護車送往醫院治療。
- 年紀較大的孩子，在病發前可能有先兆，父母應教曉孩子處理方法：遠離公路，選擇安全地方坐下，通知附近朋友或路人，請求協助。
- 置小孩於安全地方，避免頭碰硬物、跌落床，不要留在浴盆內。
- 將病兒放平、側臥、將頭部向側俯臥，使口內分泌物容易流出。
- 清理呼吸道，解開領口，不可讓異物阻塞或緊束氣管。
- 如有嘔吐，須立即清理。
- 如伴有高熱，可用塞肛藥退熱塞，脫去厚衣，溫水抹身。
- 如有醫生事前指示，可用停止抽筋塞肛劑。
- 應避免強光或其他無謂事物刺激病兒。
- 細心觀察抽筋的情況、細節和時間。

- 處理腦癇症時，最重要是保障孩子及周邊人士的安全。
- 另一目標是要讓孩子身心正常成長，和其他孩子一樣可以過愉快的生活。

- 切勿在抽筋發作時將兒童彎曲抱，否則容易引致窒息。
- 切勿讓孩子獨自留在有水的浴盆內，以免溺斃。
- 抽筋時，如牙關緊咬，不要強行將硬物塞進口內。
- 抽筋時不要進行心肺復蘇法。
- 如放孩子在床上，必須有人看守，慎防跌落床或因嘔吐物阻塞氣道。
- 切勿離開孩子去取藥油。
- 切忌強行緊抱孩子及企圖搖醒病兒，容易造成骨折和脱臼。
- 如孩子神志未完全回復清醒，切忌用口服藥、飲水或進食。

- 抽筋時，咬舌頭而引致死亡是絕無僅有的。
- 縱使咬傷舌頭，也是會很快痊癒的。
- 搽藥油與否，對抽筋並沒有任何幫助。

## 抽筋停止後的處理

- 檢查氣道及呼吸狀況。
- 檢查心臟及循環系統。
- 如有需要，施行心肺腹蘇法。
- 孩子甦醒後，安慰孩子，放置復原臥式，讓孩子休息。
- 完全回復清醒後，可給予口服退熱藥或飲水。
- 如有大小便失禁，要妥善處理。
- 詳細記錄發燒詳情、抽筋細節、有否服藥物及其他病徵、過去和家族抽筋史，求診時告訴醫生。

## 平日的處理

- 若懷疑患上腦癇症，必須先到醫生處檢查。
- 醫生會綜合病歷和臨床檢查資料，決定病者是否真的患上腦癇症和是否需要進一步檢查，如血液檢驗、腦電圖（腦電波測試）、神經系統造影、血管造影、電腦斷層掃描、磁力共振、神經系統核子醫學檢查等。
- 診治後必須跟隨醫生的指示服藥，定期覆診，約 80% 孩子的病情會迅速地受控。
- 父母必須要深入了解孩子的病情、治療方案、藥物副作用、病發時處理及危機應變方法。
- 有醫生會建議生酮飲食療法（Ketogenic Diet），個別情況應請教醫生。
- 需調整孩子的遊戲及運動安排，避免如騎電單車及溜冰等高危運動，游泳時必須提醒救生員，或需有懂得拯溺的人士陪同。

- 檢視孩子生活規律、過馬路遵守交通規則。
- 審視家居環境及傢具擺放，減少患者病發時傷及自己或者家人。
- 一般需要長期服藥，直至症狀不再反覆出現兩年後，才可停藥。停藥後父母仍需不斷觀察孩子，因 30% 個案可能復發。
- 定期評估孩子的治療進展及藥物副作用，定時覆診和驗血，如遇下列病徵亦須儘早求診。

| | |
|---|---|
| 服藥後，仍然發作頻密 | 孩子情緒不穩定 |
| 對藥物有過敏反應，出紅疹 | 孩子服藥後，學習困難 |
| 治癒停藥後又再復發 | 孩子服藥後精神恍惚、嗜睡 |

## 藥物治療

- 防止抽筋藥可縮短抽搐時間，但可能引致呼吸停頓，如沒有醫生事前的指示，切忌亂用。
- 腦癇藥物可引致精神恍惚、學習障礙，亦會傷及肝臟，必須跟隨醫生的指示用藥。
- 患者一般需要長期服藥，父母需有心理上的準備。

### 預防腦癇症發作

- 遵隨醫生的指示服藥，切忌突然停服。
- 休息及睡眠充足，保持心境開朗，避免過度疲勞及壓力。
- 忌接觸酒精和軟性毒品。
- 患上其他疾病時，需及早醫治，尤其是發熱性疾病。
- 飲食均衡，確保充足維他命，避免缺糖或缺鈣。
- 有些傷風感冒藥也可令治療腦癇症的藥物失效，應先請教醫生，不可隨便服藥。
- 可參閱 http://www.hkepilepsy.org/ 及其他讀物，多些了解。

胡亂自行停藥是很危險的，容易導致腦癇症復發，存在不少危機。

## 處理流程

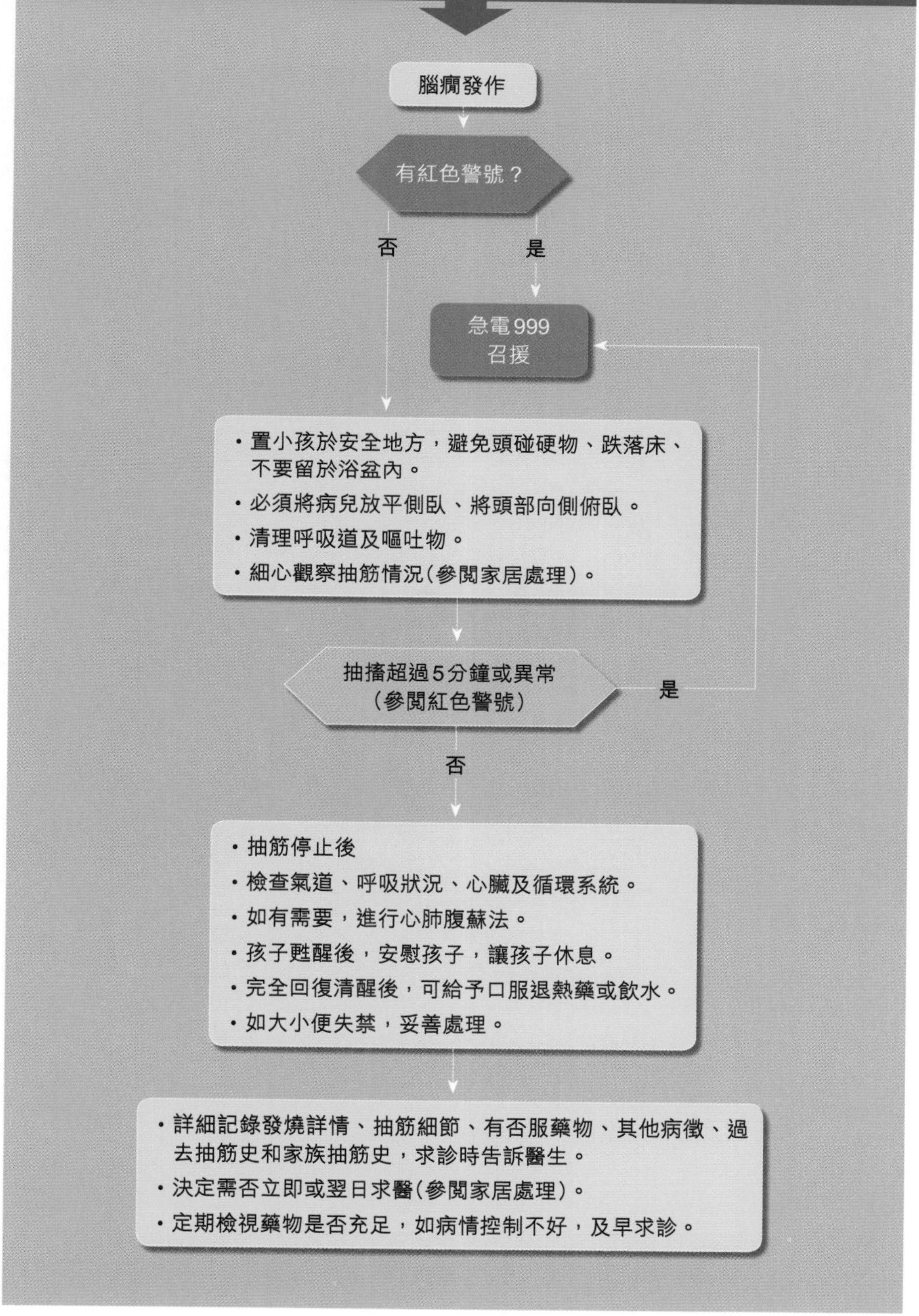

腦癇發作

有紅色警號？

否 / 是

是 → 急電999召援

否 →

- 置小孩於安全地方，避免頭碰硬物、跌落床、不要留於浴盆內。
- 必須將病兒放平側臥、將頭部向側俯臥。
- 清理呼吸道及嘔吐物。
- 細心觀察抽筋情況（參閱家居處理）。

抽搐超過5分鐘或異常（參閱紅色警號）

是 → 急電999召援

否 →

- 抽筋停止後
- 檢查氣道、呼吸狀況、心臟及循環系統。
- 如有需要，進行心肺腹蘇法。
- 孩子甦醒後，安慰孩子，讓孩子休息。
- 完全回復清醒後，可給予口服退熱藥或飲水。
- 如大小便失禁，妥善處理。

- 詳細記錄發燒詳情、抽筋細節、有否服藥物、其他病徵、過去抽筋史和家族抽筋史，求診時告訴醫生。
- 決定需否立即或翌日求醫（參閱家居處理）。
- 定期檢視藥物是否充足，如病情控制不好，及早求診。

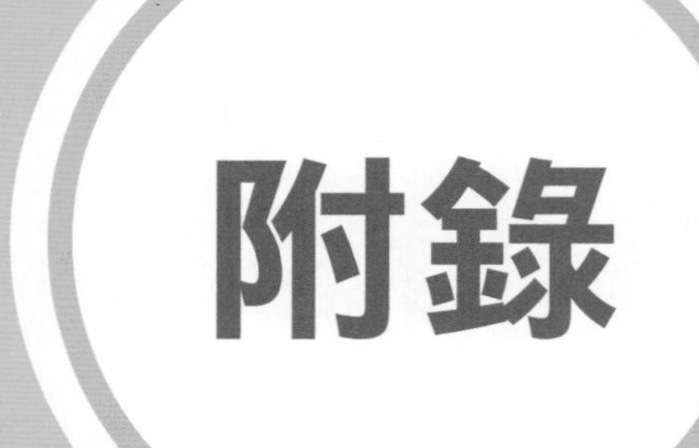

# 附錄

# 實用資料

附錄 ①

# 孩子身體的構造

## 骨骼

人體是由骨架支撐，整個骨架由206塊骨組成。骨骼的功能是作為肌肉牽動的槓桿，使四肢和軀幹產生活動，另外，骨骼還有保護頭部、胸部以及腹腔的功用。

### 骨的發育

- 骨骼是由一根主幹和兩端組成。
- 成熟的骨是堅硬的，骨的中心是骨髓。
- 新生嬰兒的骨幾乎完全是由軟骨構成，軟骨是軟的、可以彎曲的結構，但隨着兒童的發育，軟骨漸漸骨化，變成堅硬的骨。
- 骨幹在兒童的早期階段已經骨化，但兩端仍然是軟骨組織。
- 到了青春期，兩端的軟骨才骨化，並與骨幹相連接，這時骨的生長也就停止了。
- 因為幼年時期的骨骼相當柔軟，因此，當發生骨折時，骨可以彎曲但不會斷裂，這種現象稱為「青枝骨折」。

### 關節

- 骨與骨之間靠關節相連接。
- 關節間藉助強韌的纖維束相互銜接，這些纖維束稱為韌帶。
- 關節可分為固定、半活動和自由活動三種。
- 固定關節不能有任何運動，半活動關節只能有輕度的運動，而自由活動關節則可作各種方向的活動。

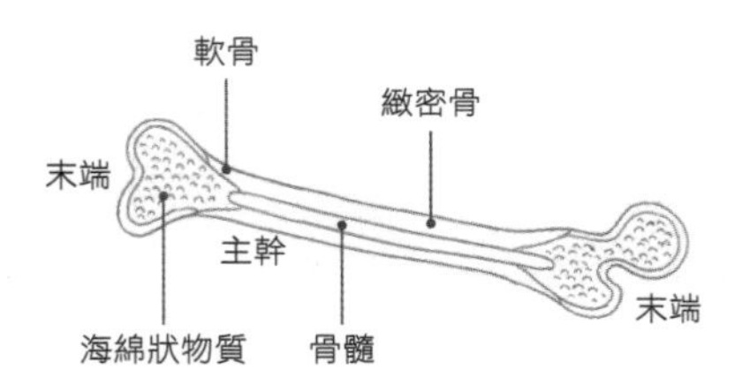


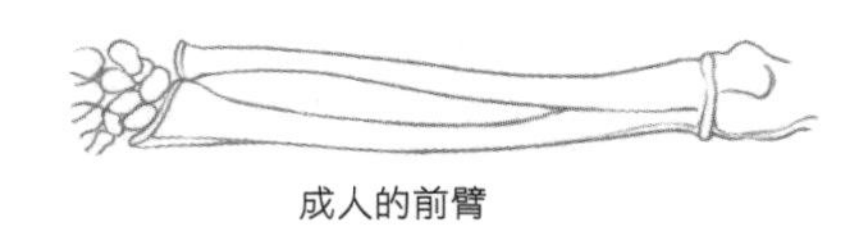

成人的前臂

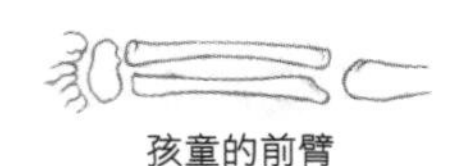

孩童的前臂

## 兒童成長與骨骼發育

- 隨着骨骼的增長，孩子也在長高。
- 骨的生長只是在兩端成長，並且主要在兒童期發生。
- 到了青春期，男孩和女孩都有一個迅速長高的階段，女孩通常由 11-18 歲，男孩則通常是 12-20 歲。
- 因為男孩的骨生長時間比女孩多 1-2 年，所以一般男孩子的平均身高都超過女孩。

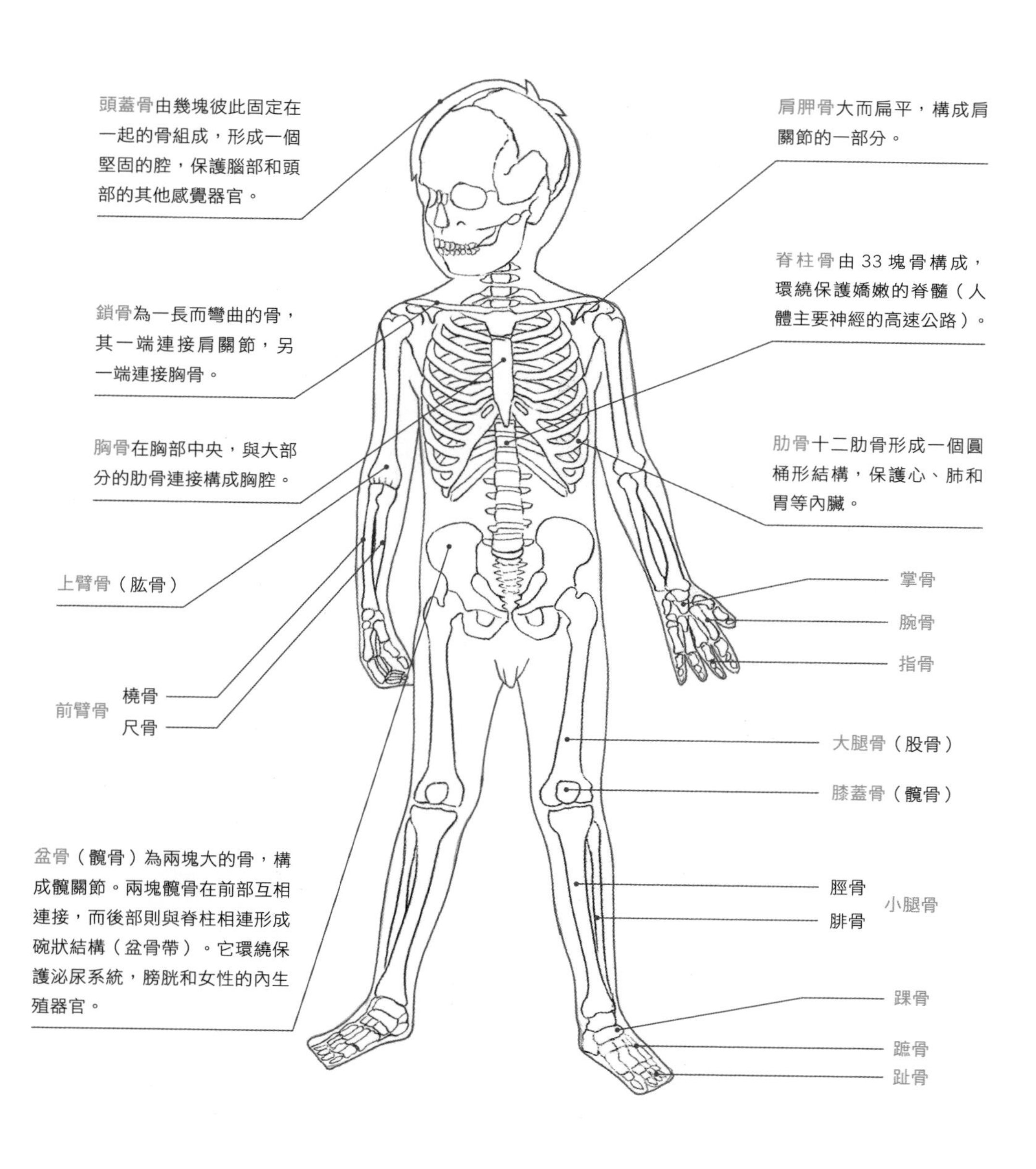

## 肌肉

- 肌肉是由一條條長長的肌纖維組成，這些肌纖維可以收縮和舒張，從而產生肌肉的運動。
- 人體的肌肉主要有兩種類型：不隨意肌和隨意肌。
- 不隨意肌不受意識支配，它不停地工作，例如心臟的肌肉和胃腸道的肌肉。
- 隨意肌主要是骨骼肌，其收縮和舒張受到意識的支配，例如四肢的運動等。
- 已命名的肌肉約有六百塊以上。

### 肌肉的生長

- 隨着嬰兒的成長，肌肉會增長、增寬和增厚。
- 影響肌肉發育的因素主要有三方面：荷爾蒙、運動及飲食。
- 肌肉必須使用，才能適當的發育，會更結實、更強壯、更協調，否則體積會變小。

### 肌肉的功能

- 肌肉的中心部分較大，稱為「肌腹」，兩端逐漸縮小。
- 肌肉兩端會直接或經由纖維構成的肌腱跟骨結合。
- 大多數骨骼肌都是兩組肌肉配對工作，當一塊收縮時，另一塊則放鬆。

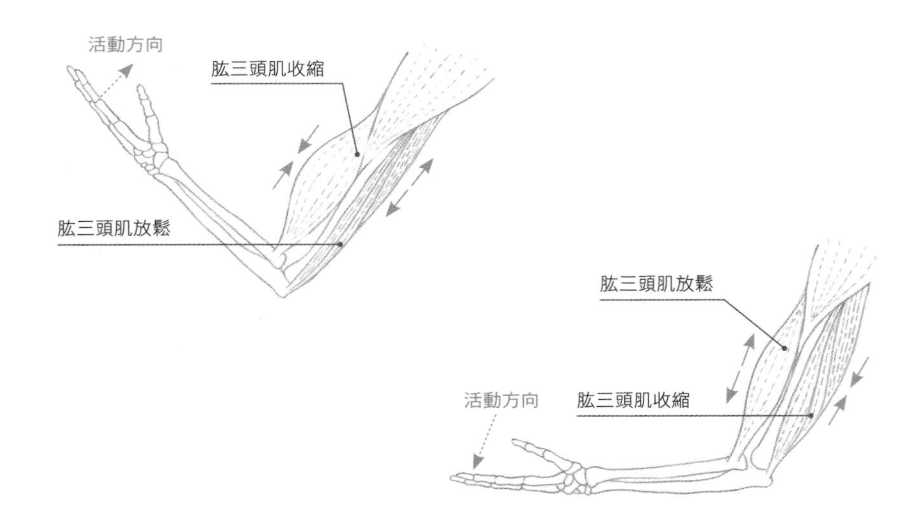

## 肌肉的構造

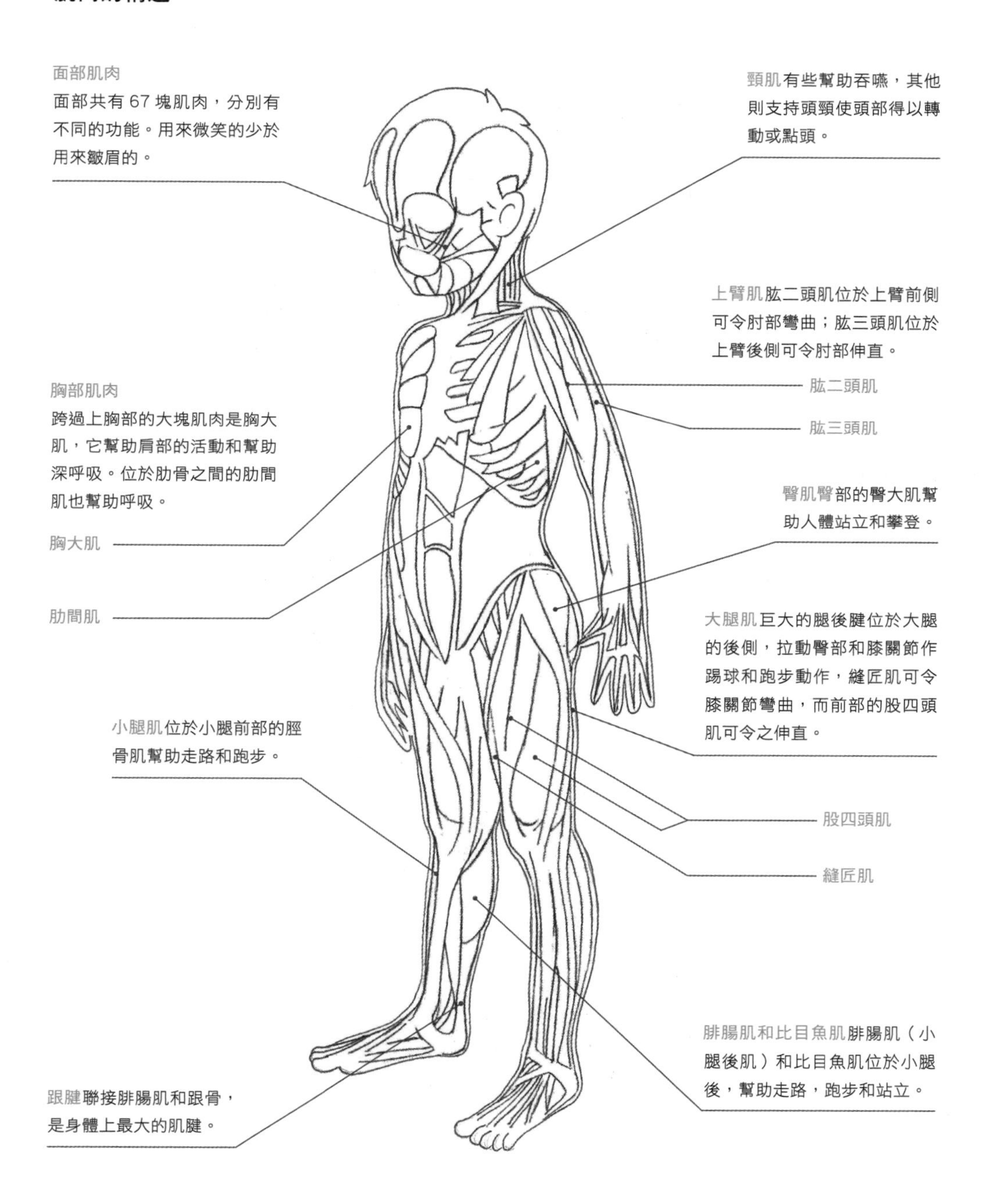
面部肌肉
面部共有 67 塊肌肉，分別有不同的功能。用來微笑的少於用來皺眉的。
頸肌有些幫助吞嚥，其他則支持頭頸使頭部得以轉動或點頭。
上臂肌肱二頭肌位於上臂前側可令肘部彎曲；肱三頭肌位於上臂後側可令肘部伸直。
肱二頭肌
肱三頭肌
胸部肌肉
跨過上胸部的大塊肌肉是胸大肌，它幫助肩部的活動和幫助深呼吸。位於肋骨之間的肋間肌也幫助呼吸。
胸大肌
肋間肌
臀肌臀部的臀大肌幫助人體站立和攀登。
大腿肌巨大的腿後腱位於大腿的後側，拉動臀部和膝關節作踢球和跑步動作，縫匠肌可令膝關節彎曲，而前部的股四頭肌可令之伸直。
小腿肌位於小腿前部的脛骨肌幫助走路和跑步。
股四頭肌
縫匠肌
腓腸肌和比目魚肌腓腸肌（小腿後肌）和比目魚肌位於小腿後，幫助走路，跑步和站立。
跟腱聯接腓腸肌和跟骨，是身體上最大的肌腱。

# 頭部

腦以及最主要的感覺器官如眼、耳、鼻和口腔都位於頭部。

## 腦部

- 腦的功能極為重要，是神經系統的控制中心，其結構十分複雜，被頭蓋骨包圍，並受到頭蓋骨以及三層腦膜和腦脊液的多層保護。
- 頭蓋骨由許多塊骨構成，每塊骨之間的骨縫會隨着年齡增長而融合。
- 人體的神經系統包括腦、脊髓和神經，它控制着人體所有的生理功能。
- 腦包括三個主要部分，即大腦、小腦和腦幹，它們分別掌管不同的功能。
- 各種感覺器官感受來自外界的信息後傳送到腦部，大腦根據這些信息制訂指令，作出相應的反應。

**腦的控制部位**

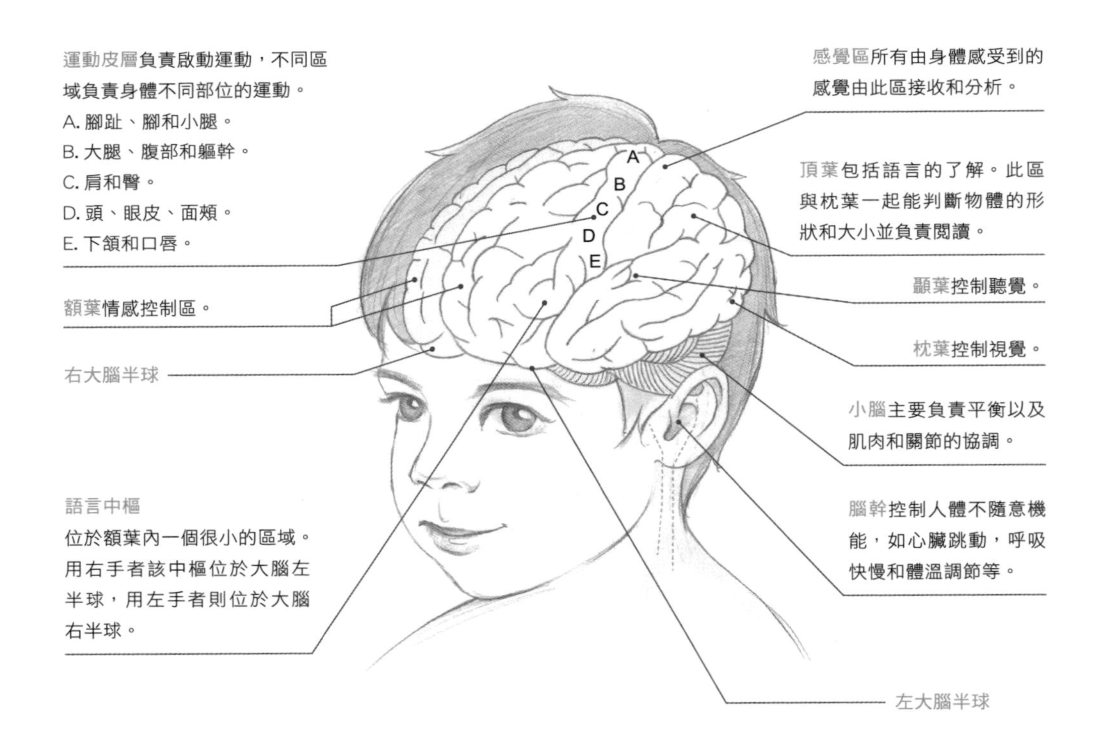

ⓘ 大腦的某些部位負責身體特定功能的控制，例如枕葉控制視覺，皮層運動區控制隨意運動，但是記憶並無明顯的分區，由整個大腦半球控制。

## 腦的內部構造

- 左、右大腦半球經由胼胝體的帶狀物與左、右大腦半球聯接起來，兩側大腦半球均由灰質和白質組成。灰質由神經細胞組成，白質由神經纖維組成。
- 在腦的基底部有下丘腦，控制睡眠和食慾。
- 垂體位於腦部中央之下方，有控制生長、發育和協調所有內分泌腺的功能。

**腦部縱切面**

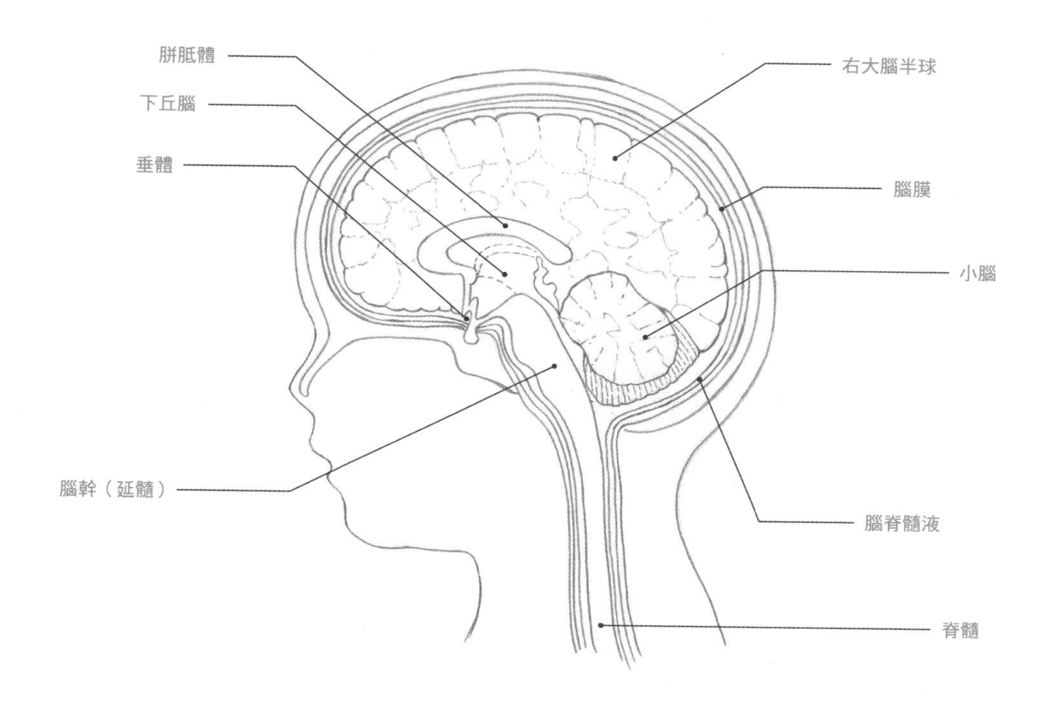

## 眼睛

光線經晶體匯聚到眼球後壁的視網膜上，再經視神經將信息傳到大腦。雙眼從不同的角度視察物體，大腦將這些信息分析，呈象後即可看到一個立體的物體。眼球的運動受六塊眼肌支配，使眼球能夠看到不同方向的物體。

**眼睛剖面圖**

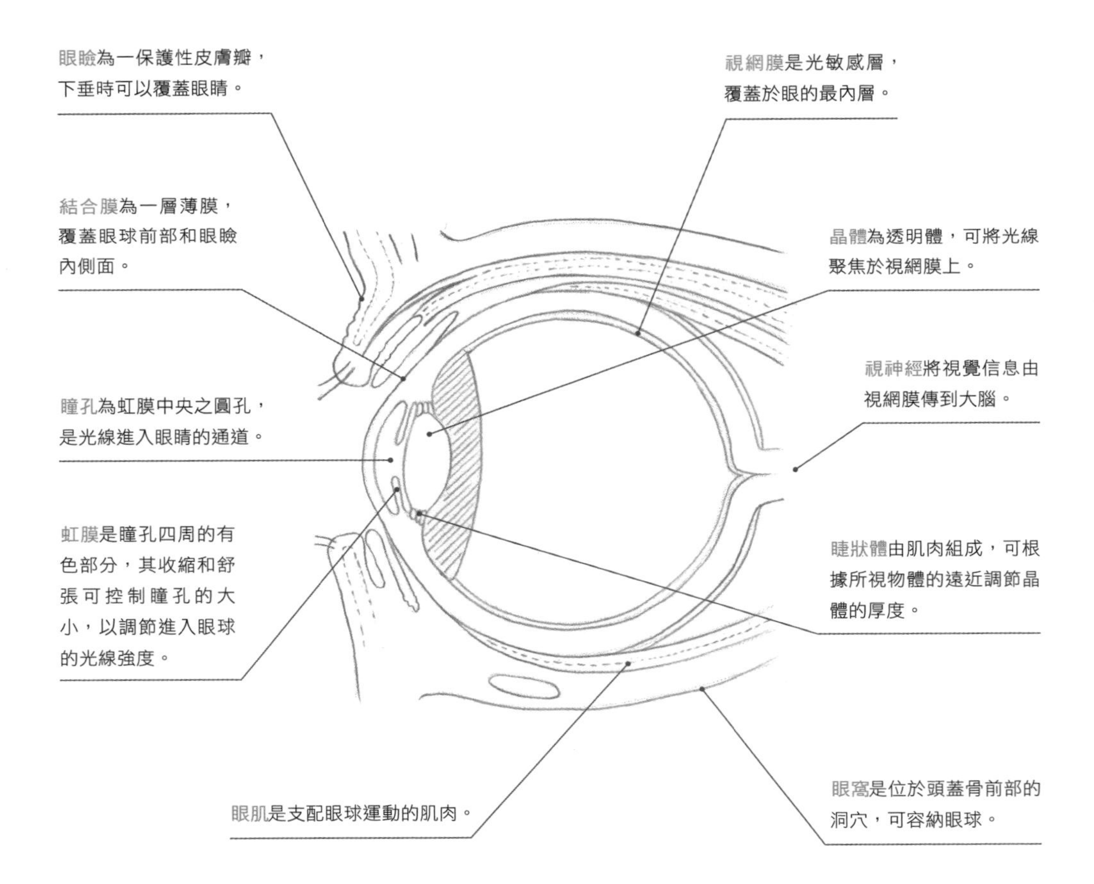

# 耳朵

耳朵是人體聽覺和平衡的重要器官，由外耳、中耳和內耳三部分組成，耳的三部分均與聽覺有關，而平衡則僅與內耳有關。

**耳的剖視圖**

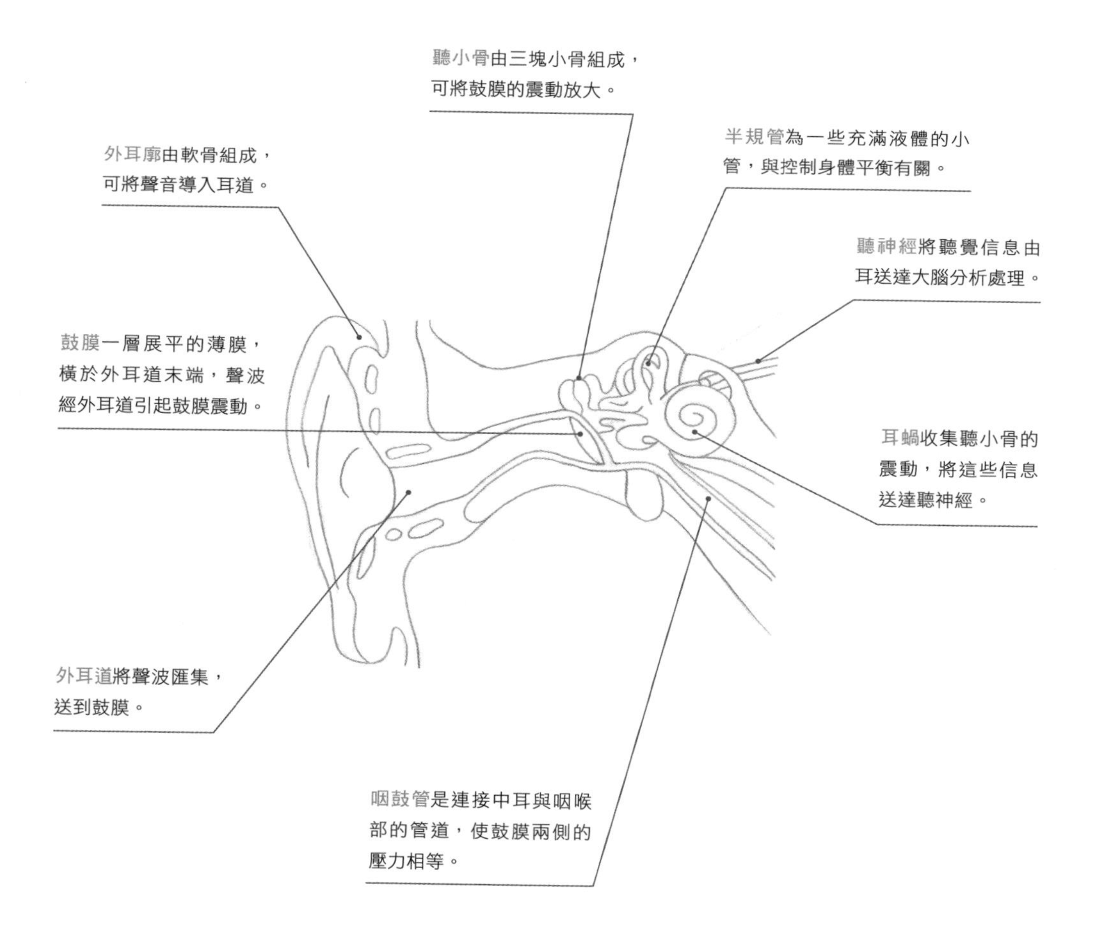

## 鼻和口腔

- 鼻是嗅覺器官也是呼吸系統的主要入口。空氣經鼻孔吸入，再經過氣管和支氣管進入肺。鼻腔內的鼻黏膜生有纖毛，作用是濾過、濕潤和溫暖吸入空氣。鼻竇與鼻腔相通，鼻腔感染可以引起鼻竇炎。
- 口腔是消化道的入口，它與舌，口唇和喉一起構成語言的器官。

**鼻和口腔的縱切面**

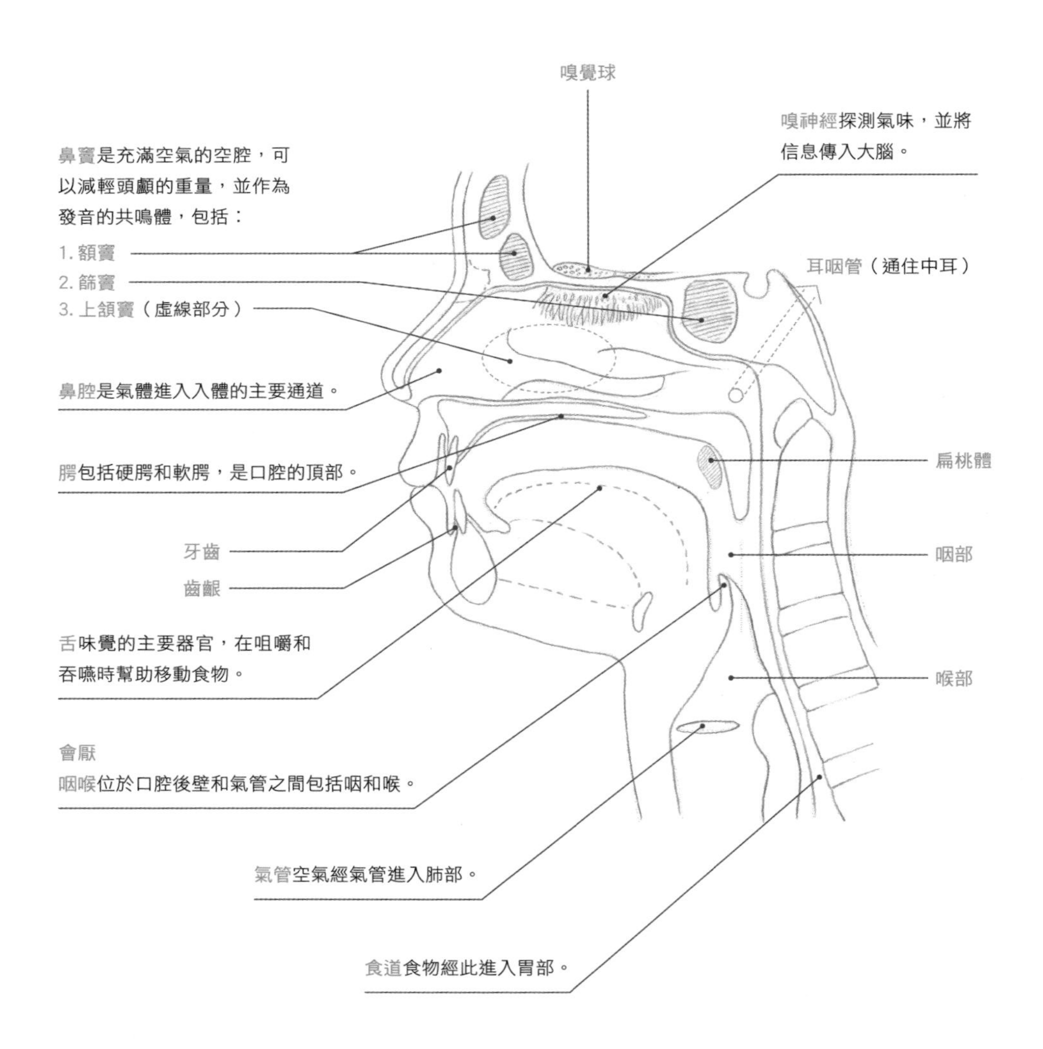

## 牙齒

- 嬰兒大概在 6-7 個月時開始長出牙齒，稱為乳齒。上頜和下頜各有 10 顆乳齒，全口共 20 顆乳齒。要到 3 歲左右乳齒才長齊。6 歲左右兒童開始出現乳齒脫落恆齒長出的現象，恆齒一共 32 顆，直到 17 歲後才能陸續全部長出（有些人只有 28 顆恆齒，這也是正常的）。
- 通常情況下，乳齒脫落後立即有相對的恆齒萌出，有時，恆齒已開始長出，但相應的乳齒卻未脫落，這也不必驚慌，只需請牙醫將乳齒拔除，恆齒即可順利萌出。

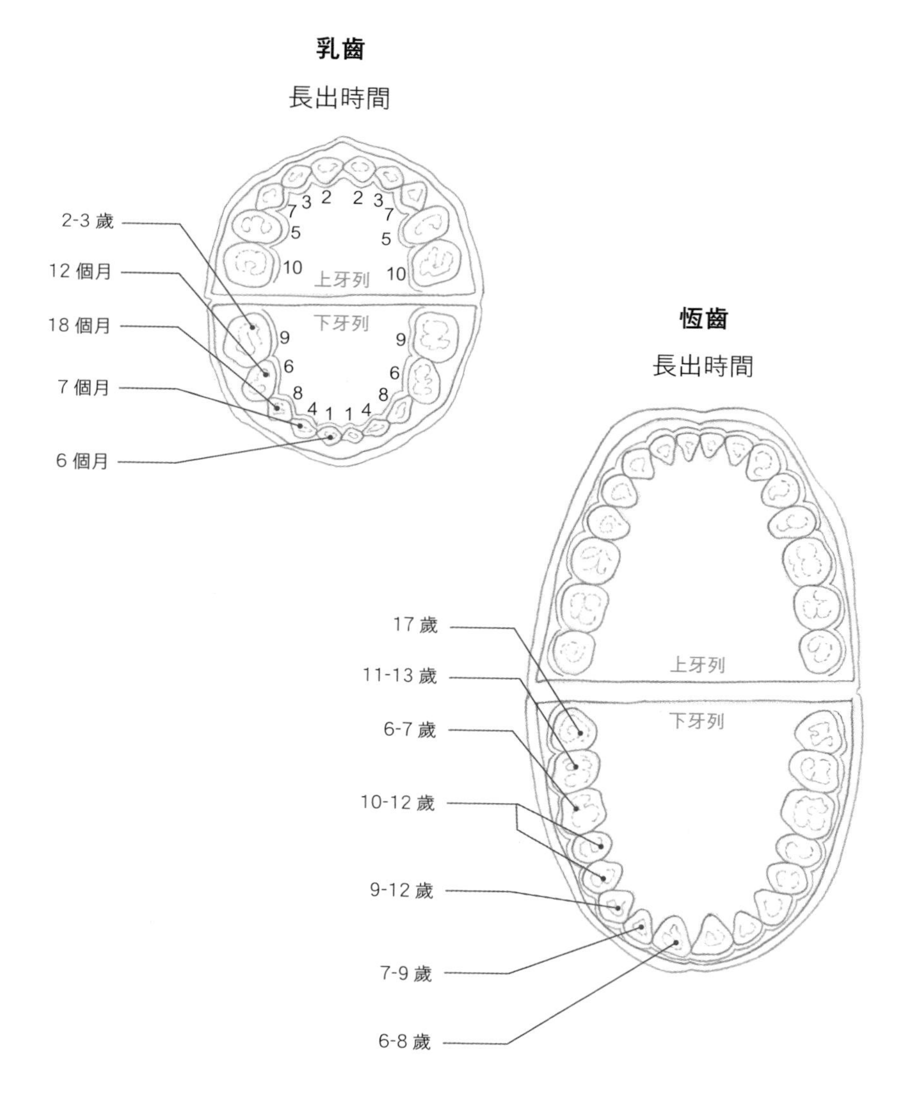

# 器官和腺體

人體體腔內裝滿了各種器官和內分泌腺。內分泌腺分泌荷爾蒙，控制各器官的功能，並與兒童的成長、發育有着密切的關係。

**器官和腺體的構造**

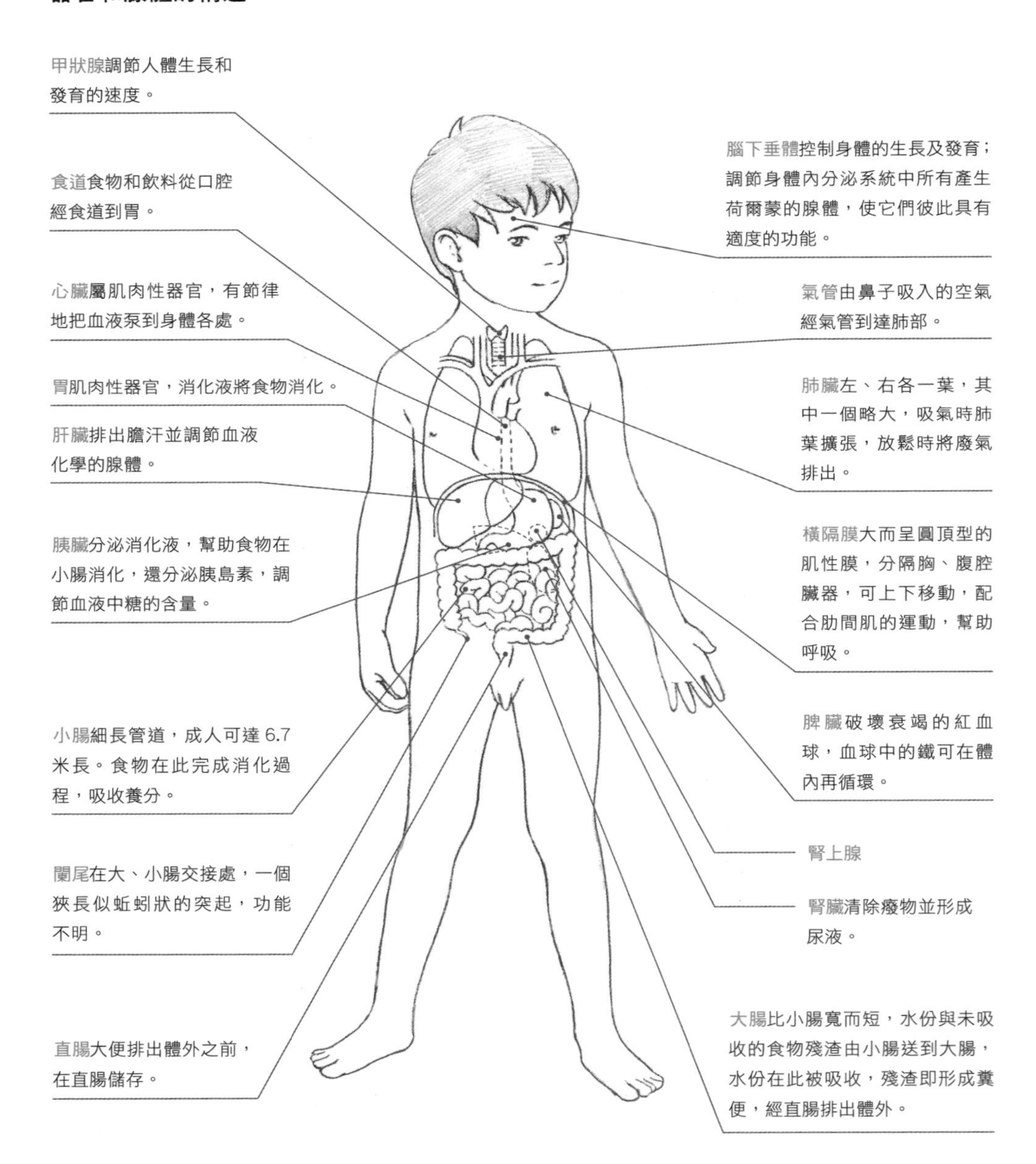

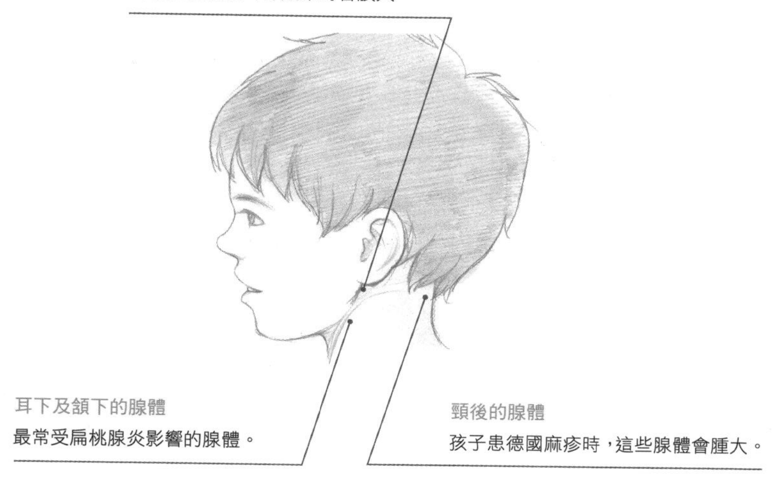


### 會腫脹的腺體

- 會腫脹的腺體在生病時會腫脹起來，它們是淋巴結，屬於淋巴系統的一部分，責任在幫助人體對抗感染。
- 淋巴結分佈人體各部，並不分泌荷爾蒙。
- 當發生感染時，體內的白血球量會增加，並送到接近感染部位的淋巴結以消滅病菌，會造成淋巴結腫脹和有些壓痛。
- 在頸部的淋巴結最易感染，其他主要部位則在腋窩和腹股溝。

## 循環系統

- 血液是由血漿和懸浮在血漿中的紅血球和白血球組成，是人體主要的運輸系統，把從肺吸入的氧氣及由消化道吸收的養分帶到身體各處；又把二氧化碳等廢物帶回。
- 循環系統分體循環及肺循環兩部分，體循環是將血液送到組織；肺循環是把血液從心臟帶到肺後，再把含氧氣的血液帶回心臟。
- 心臟就把含氧氣的血泵入主動脈，主動脈分成兩條大的動脈，一條將血液運送到頭，頸及上肢；另一條將血液運送到腹部及下肢。
- 大動脈再分出較小的小動脈，小動脈又分出許多纖細的毛細血管，血液中攜帶的氧氣及營養物質穿過毛細血管壁進入身體細胞內。
- 二氧化碳等廢物被血液帶離細胞，然後經毛細血管，合成小靜脈。
- 小靜脈合成許多靜脈，靜脈再合成兩條大靜脈，收集頭、頸、上肢血液的上腔靜脈和收集來自腹部及下肢血液的下腔靜脈，這兩部分的血液回流至心臟的右側，然後再泵入肺，二氧化碳在呼氣時排出。
- 靜脈攜帶的血液缺少氧氣，所以是暗紅色。

## 男性生殖系統

- 男性的主要性腺是睾丸，位於陰囊內，製造精子及睾丸酮。
- 新生兒的睾丸如黃豆大小，青春期開始長大。
- 睾丸酮控制性器官的發育及第二性徵，如肩部增寬、肌肉發達、出現喉結、聲音變粗等。

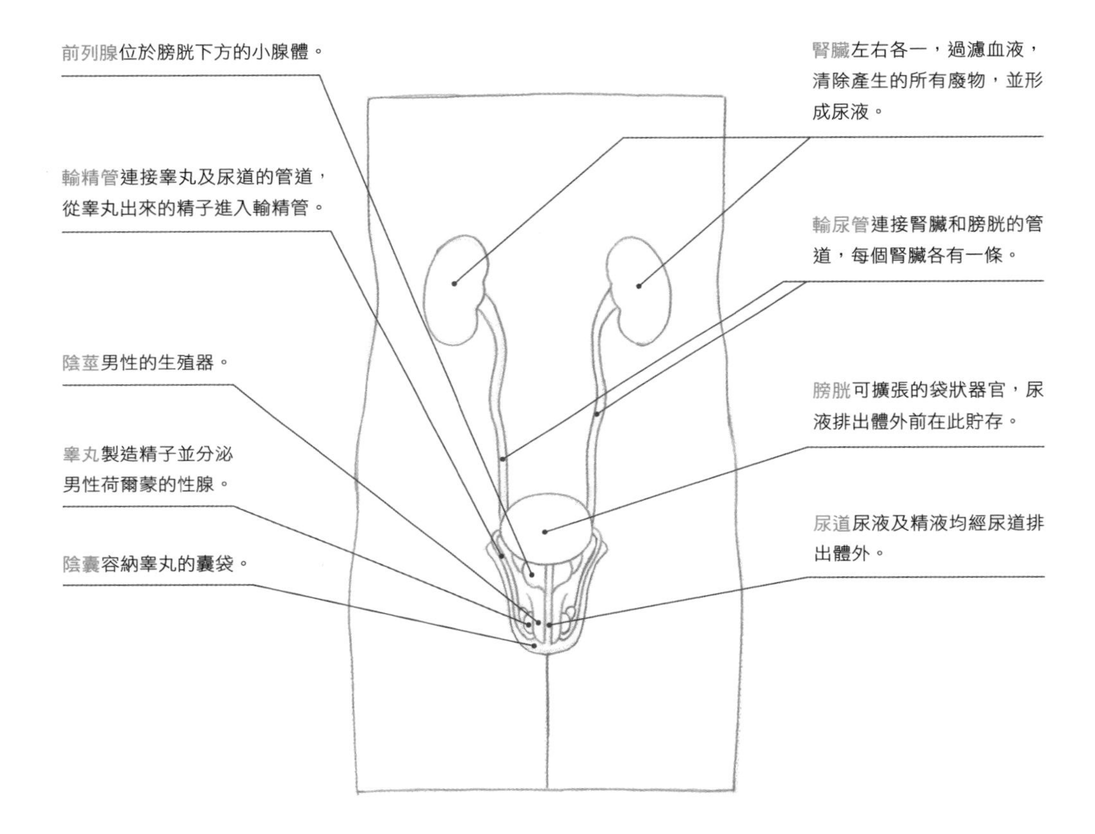

## 女性生殖系統

- 女孩子剛出生時子宮的體積很小，直到青春發育期才開始長大。
- 然而卵巢則已經容有所有卵子，在女性的生育期間製造女性荷爾蒙、雌激素和黃體素，並釋出卵子，調節月經的週期。

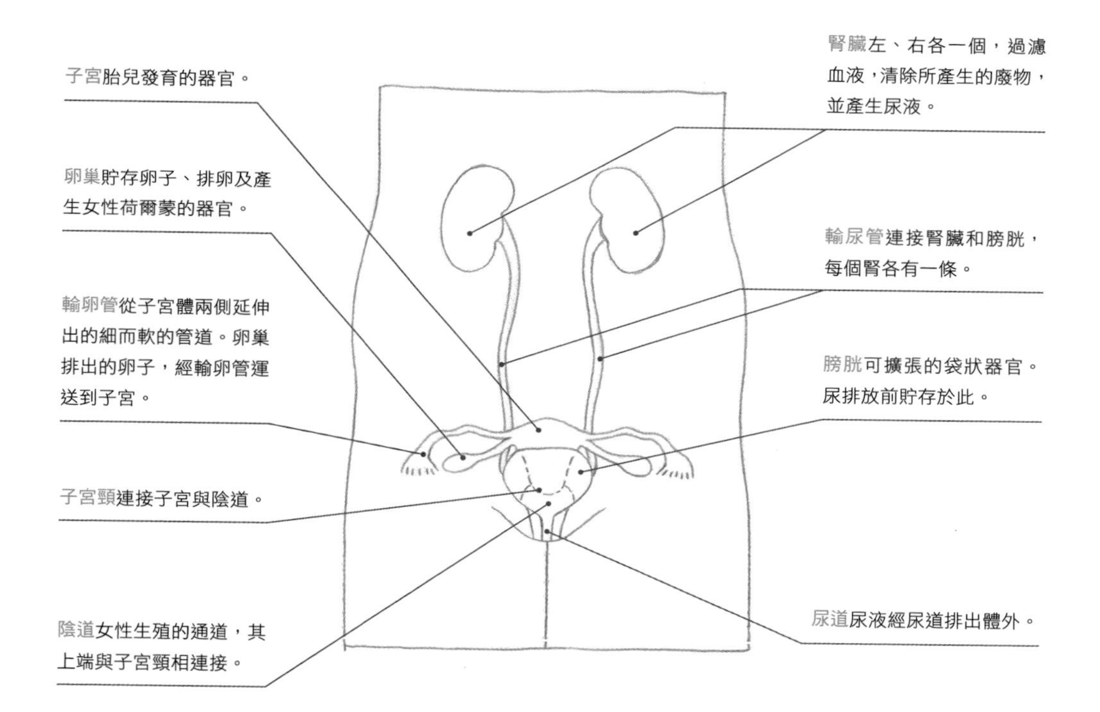

附錄 ②

# 止血及包紮技巧

## 止血

- 加壓：先用直接或間接壓法止血，再加繃帶包紮。若未有備手套或敷料，可用清潔的膠袋代替手套及使用臨時敷料施壓。
  - ＊ 直接壓法：用敷料覆蓋傷口，然後以繃帶施壓包紮，但不可太緊，以免末端血液循環受阻；如果敷料被血液滲透，可在其上再加敷料包紮。若傷口有斷骨，應用厚敷料墊好，才可包紮。
  - ＊ 間接壓法：在施行直接壓法後，如仍未能成功止血，可用間接壓法。施救者最好是受過訓練的，方法是在出血點與心臟間的動脈施壓，以減少血液通過。在一般情況下，施壓 5 至 10 分鐘，便足以減少血液流出。
- 提升傷肢：使其高於心臟，以減慢流血速度。

## 包紮技巧

三角繃帶（即三角巾）、捲軸繃帶和管形紗布繃帶是常用於包紮的用品，受過急救訓練者，會較熟識其使用。在沒有這些物品的時候，可以利用現場的物料，例如潔淨的手巾、衣服等。包紮和打結時需要留意兒童的呼吸和結口位置，不要令其感到不適。

### 三角繃帶（三角巾）

- 可以用三角巾按不同受傷部位，以不同的包紮方法，來處理傷口出血。
- 可以把三角巾全幅展開來作各種手掛，以承托受傷的上肢，讓受傷部位有所依托。
- 可依照不同的情況，把三角巾摺成闊帶或窄帶，直接壓着敷料止血。
- 結紮三角巾的兩邊巾尾，避免將結口打成死結，一般使用平結。

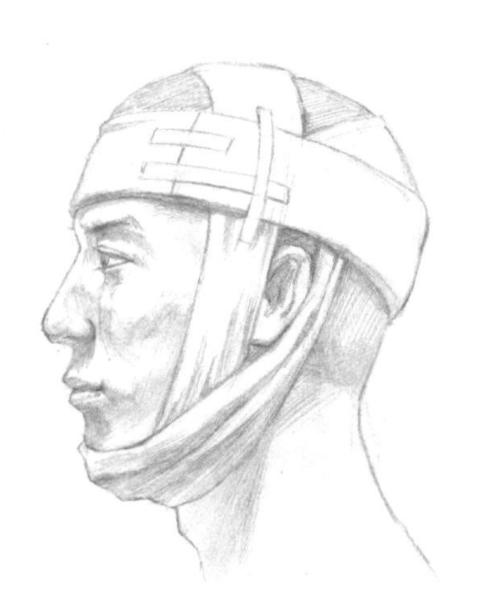

## 捲軸繃帶

- 標準的捲軸繃帶有 5 米長，而闊度則有多種，按用途而定。
- 包紮時先由傷肢內側向外平繞兩圈作為「固定圈」，然後以「由內而外，由下向上」的原則，從下向上纏；每一圈施以均勻壓力，下一圈繃帶應覆蓋上一圈繃帶闊度的 2/3。最後一圈和首圈一樣平繞兩圈作為固定。
- 包紮時所施的壓力要適中，過鬆會失去繃帶的效用，過緊則有礙血液循環。
- 簡單螺旋形紮法：用於粗細變化不大的肢體。方法是把繃帶以螺旋方式斜斜向上纏繞，每纏一圈繃帶，必須覆蓋前一圈繃帶闊度的 2/3。
- 8 字形紮法：用於包紮關節，如膝蓋、手肘或其附近部位，並適用於包紮粗細逐漸增加的肢體，例如較粗壯的前臂和大腿等。方法是把繃帶以 8 字形斜斜反覆向上纏繞，包紮後應該看到繃帶構成「箭頭」向上的形態，而每行平行的繃帶應覆蓋前一圈繃帶闊度的 2/3。

## 管形紗布繃帶

- 具備不同尺碼，適用於頭、手、手指、身軀、腿、腳、腳趾等部位。
- 包紮方法：在傷處包上敷料；選用適當尺寸的繃帶；剪取長度約為傷處 2-3 倍的繃帶備用；把繃帶套在受傷部位；收緊繃帶，在傷口加壓，幫助止血；讓繃帶再次覆蓋傷口敷料，形成雙重保護；用膠布或平結固定繃帶終端。

參考資料：香港醫療輔助隊《實用急救手冊》香港政府印務局，2011 年
（本章只作簡介，建議有興趣的家長及讀者參加「急救訓練班」。）

附錄③
# 救急藥物

家中最好常備一些救急藥物，作為初步的處理，並根據情況，進一步跟進，延醫治理或前往急症室，下列為常用的家居救急藥物給大家參考。由於個別的兒童有不同的醫護需要，每個家庭的環境情況亦有差異，最好是請教孩子的醫生，跟隨醫生的指引，使家中藥物的配備更完善。

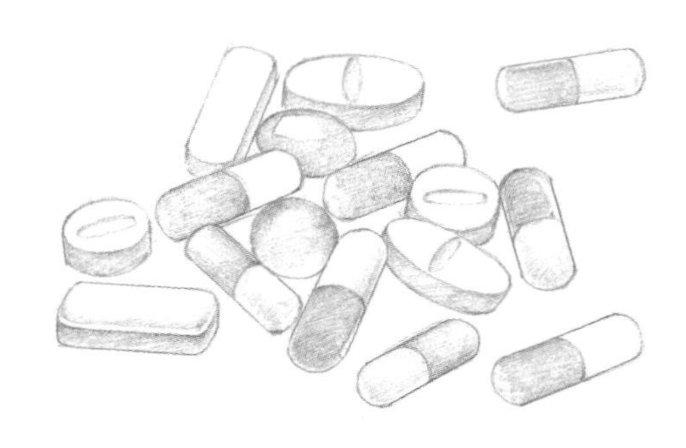

| 作用 | 藥物 | 功效／注意事項 |
| --- | --- | --- |
| 退燒及止痛 | 兒童撲熱息痛片或藥水 Paracetamol（例：必理痛） | 比較安全，可於便利店和超市處買到 |
| | | 肝病患者、新生及不足月 BB、和在孩子脫水時要特別小心 |
| | | 過量服用可導致肝細胞壞死 |
| | 非類固醇消炎片或藥水 | 可退熱、止痛及消炎 |
| | | 可引起胃痛和胃出血，需跟隨醫生指引或混胃藥用 |
| | 塞肛退燒藥、解熱栓 | 適合於高熱、尤其有嘔吐或神志不清 |
| | | 特別是曾經出現過高熱性痙攣（急驚風） |

| 哮喘 | 吸入性氣管抗張氣（噴霧） | 功效比口服氣管抗張藥來得快，副作用亦較輕，但亦不能濫用 |
| --- | --- | --- |
| | | 必須經醫護人員指導正確使用方法 |
| | 吸入性類固醇 | 是治療及預防哮喘的中流砥柱藥物，需跟隨醫生指引使用 |
| | 氣管抗張藥物<br>（例：Ventolin） | 適合於確診哮喘兒童，必須由醫生處方，過量會危險和影響生命 |
| | | 可出現手震及心跳 |
| | 預防哮喘藥物<br>（例：ketotifen，Singulair） | 可減少哮喘及鼻敏感的發病率，效果比吸入性類固醇低，但副作用亦較少 |
| 傷風咳 | 一般可在藥房買到的傷風咳藥 | 可減少鼻水、咳和風赧，只是治標 |
| 過敏反應、風赧（蕁麻疹） | 抗敏感藥物 | 請教醫生需否配備隨身的 Epipen, Piriton 等救急針藥 |
| 腹瀉 | 營養水 | 亦可將 2 茶匙葡萄糖及小半茶匙幼鹽加入 8 安士水暫代 |
| 沖洗 | 生理鹽水（Normal Saline） | 沖洗眼睛用 |
| 蚊蟲咬傷 | 蚊膏藥（例：癢即消） | 先清潔傷口和移除異物才可使用 |
| 燙傷 | 燙火膏 | 先用凍水沖洗傷口 |
| | | 只適用於輕微無感染傷口 |
| 撞傷 | 去瘀藥膏（例：喜療妥） | 用冰敷傷口 |
| | | 2 天後，腫消了才用 |
| | | 小心不要用於眼球附近 |

**注意：**

要遵隨醫生指示。

如無醫生指示的話，勿胡亂吃止嘔藥或塞肛止嘔。

定期檢查家居中的藥物，有沒有用完或過期。

附錄④

# 心肺復蘇法

Cardiopulmonary Resuscitation（CPR）

在發覺兒童沒有呼吸時，應立即進行人工呼吸；如果兒童既沒有呼吸，又沒有血液循環，則需施行心肺復蘇法。如果懷疑有頸椎受傷時，須特別小心處理。

接受心肺復蘇法學習班的實習訓練，可以在需要時拯救生命。

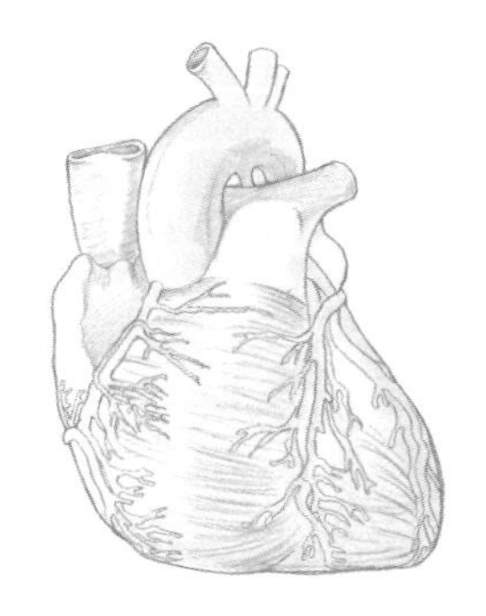

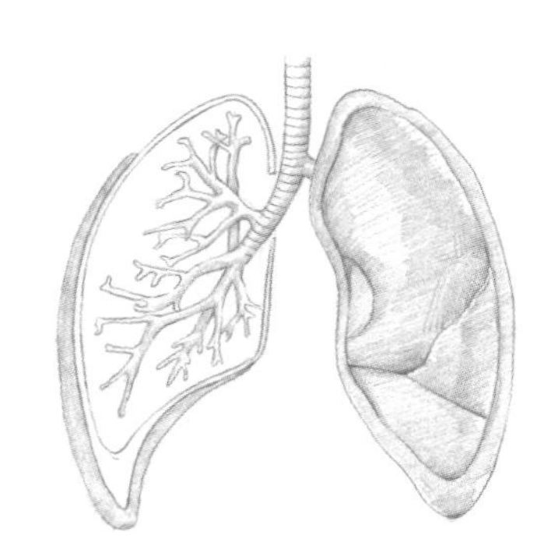

## 心肺復蘇法主要的三部分

### 暢通氣道（Airway）

- **清除阻塞物**：倘兒童口部有阻塞物如唾液、痰涎、嘔吐物或異物等積聚，立即用手或抽液器清除。
- **按額提頦**：兒童失去知覺時，其舌頭及附連肌肉會鬆弛後墮，因而阻塞呼吸道。施救方法：按額提頦，使兒童的頭向後仰，頦向上翹。一手置於兒童前額，然後向下按，令頭向後仰。另一手則置於下頜（頦部附近），然後向上提，令頦隨之上翹，氣道不會彎曲。

### 檢查呼吸（Breathing）

- **視**：注視胸部是否有起伏。
- **聽**：聆聽有否呼吸聲。

* **感**：用臉頰感覺有否呼氣。
* 用 5 至 10 秒檢查呼吸，如果兒童沒有呼吸，立即進行人工呼吸。

### 檢查血循環（Circulation）

用 5 至 10 秒鐘檢查血液循環狀況：檢查頸動脈。頸動脈位於喉部的左或右約相距 2.5 厘米處，可用兩隻手指，通常是食指和中指，在近身一邊檢查是否有脈搏跳動。如兒童沒有脈搏，即須施行體外壓心法。

## 小童及嬰兒心肺復蘇法

替小童及嬰兒施行心肺復蘇法，方法與成人大致相同；不過，部分步驟及比率略異。小童及嬰兒的心跳停止，主要原因不是心臟病，故應留意呼叫吸系統，先急救再求救。

* 注意安全
* 檢查患者是否清醒，如無反應，立即致電求援。
* 暢通氣道：清除阻塞物，按額提頦。
* 檢查呼吸 5 至 10 秒：如小孩無呼吸，立即吹氣兩次，每次為時 1 秒；吹氣入肺，注意胸部起伏。
* 檢查血循環 5 至 10 秒：檢查小童的頸動脈；在嬰兒的上臂內側探出其肱動脈搏。如小孩無血循環，立即施行體外壓心法及人工呼吸。
* 體外壓心法：按壓位置（雙掌掌跟放在兩乳頭和胸骨的十字連線處施壓，嬰兒則用兩姆指放在兩乳頭和胸骨的十字連線橫線下方施壓。）。

  * 小童：用單掌跟按壓，速度為每分鐘 100-120 次，胸部下壓深度為 5 厘米。

  * 嬰兒：用兩姆指施壓，速度為每分鐘最少 100-120 次，胸部下壓深度為 4 厘米。
* 吹氣：

  * 小童：須輕柔地把空氣緩緩吹入口中，每口氣為時 1 秒。

  * 嬰兒：替嬰兒吹氣，一如小童，但必須用口密封嬰兒的口和鼻。每口氣為時 1 秒。
* 按壓及吹氣比例為 30：2，不斷重複，直至患者甦醒或直至醫護人員到場。
* 檢查反應：每隔 2 分鐘檢查一次。成功完成心肺復蘇法後，必須將孩子置於復原臥式。

參考資料：香港醫療輔助隊《實用急救手冊》香港政府印務局，2011 年

附錄⑤

# 預防感染

香港是國際大都市，人口稠密，人流進出頻密。由於環境和地理因素，必須時常提防傳染病的出現、傳播、蔓延和爆發。

傳染病得以傳播和致病，受到三個重要因素的影響：微生物、傳播方式（環境）及人體狀況。感染的預防和控制的原理和守則都是針對這三個因素。

微生物包括病毒（流行性感冒、水痘、冠狀病毒）、細菌（金黃葡萄球菌、沙門氏菌、肺炎鏈球菌、破傷風、結核菌）、真菌（癬、 酵母）、原生體（亞米巴、瘧疾）、寄生蟲（肝蟲、蛔蟲）等。傳染病的診斷包括臨床、X-光（照肺）、驗血（瘧疾）、生化（表面抗原、 抗體檢驗、 血清學）、微生物學（排泄樣本、種菌、培植）等，可以找出致病的微生物，有助選擇消滅病源或控制其繁殖的治療藥物。

在正常狀態下，微生物生存於人身體的一些部位，例如口腔及腸，屬於正常的細菌群，很少侵襲身體的組織，與人共存。而致病的微生物之傳播途徑包括呼吸氣道（空氣、飛沫）、腸胃（食物、糞便、口腔）、接觸（皮膚、血液、深層體液）和媒介（蚊、狗），每種傳染病都有其微生物及傳播方式。

## 感染的預防

- 防止傳播：環境衛生、滅蚊滅蝨、隔離、保護身體受侵。
- 消滅微生物及其源頭：消毒、殺菌、隔離。
- 加強身體的抵抗能力：強身健體、促進健康、運動、注射疫苗。

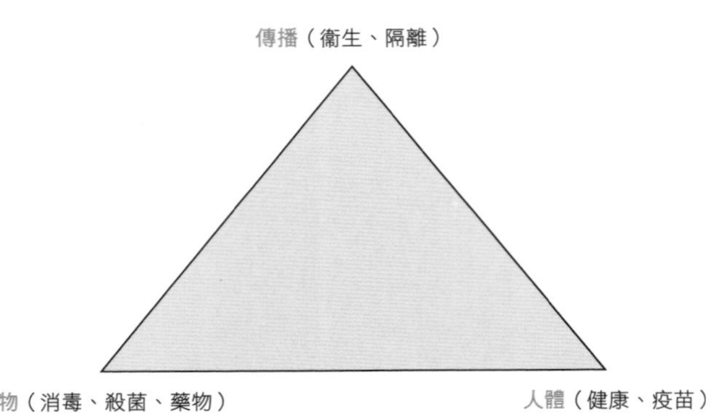

當微生物入侵人體之後，會繼續繁殖，造成破壞。侵襲和破壞導致身體不適，引發病徵，成為可傳染的疾病。不良的衛生習慣容易導致傳染病，而抵抗力弱的人容易感染傳染病。傳染病潛伏期的長短，病徵和病情的嚴重程度，是視乎致病之微生物的破壞能力，以及受感染者身體的反應。一些人沒有症狀或是症狀很輕微的，可不藥而癒。很多傳染病的治療都是支援性質，如有發燒，便服用退燒藥，若有屙嘔，便要補充水份，給小孩飲用無氣的汽水等。若然出現病情惡化的徵象，例如持續發燒或氣促，應儘早往見家庭醫生。

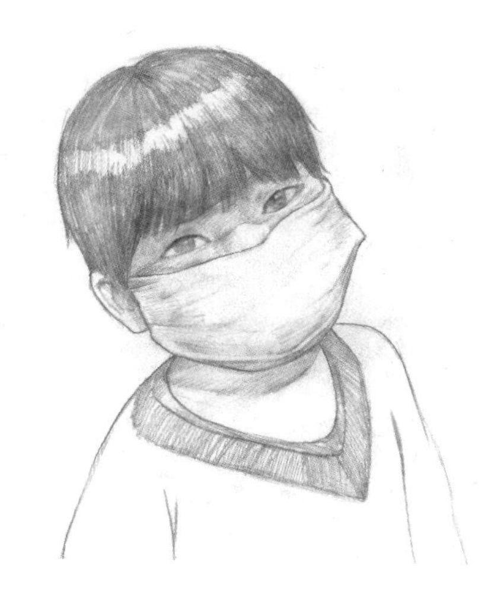

其實發燒不是一種疾病，更不一定是大病，而是一個病徵，表示身體受了感染，以提升溫度來對抗病毒或細菌；另外，非傳染病的發炎，也可令體溫升高。常見導致發燒的感染包括上呼吸道感染（傷風、咳、喉嚨發炎）、腸胃炎或出水痘等，都是較輕的疾病，大多是由病毒感染引致，靠患者的免疫系統自行抵抗，多些休息可幫助復原，服用抗生素（消炎藥）則是沒有特別功效的。

預防感染，要保持身體健康，增強抵抗力，留意均衡飲食，適量運動，有充足的休息和睡眠，適當的娛樂活動。避免過度緊張和保持身心愉快，以及避免吸煙、酗酒等，並要保持室內空氣流通。防疫注射是有效地預防一些常見傳染病的方法，特別是兒童。

「不傳便不會染」，個人衛生也非常重要，保持良好的生活習慣，保持清潔，常洗手和避免接觸病源。經常帶備手帕或紙巾，打噴嚏或咳嗽時用其掩住口鼻，並妥善清理口鼻排出的分泌物；被呼吸系統分泌物弄污手後應立即洗手。徹底清潔用過的玩具和傢具，不要與別人共用餐具，不要與別人共用毛巾或洗手間用品；用稀釋的家用漂白水消毒受血液染污的物品，且應戴上清潔的手套。另外，避免前往人多擠迫、空氣流通差的公眾地方。患者和家人應留意個人衛生，避免傳染他人，有呼吸道感染症狀或發燒的人士應戴上口罩，並及早看家庭醫生。

環境衛生影響所有居民，做好環境衛生的工作，有助防止疾病的傳播。保持地方清潔，妥善地處理垃圾和廢料，確保公安設施的安全，控制人流，確保空氣流通，改善屋宇的設計。政府有責，人民都有責，人人都要有公德心，切勿隨地吐痰或亂拋垃圾。

必須教育兒童，讓他們養成健康的衛生和飲食習慣，並且以身作則，才是最實在和長久的預防。

附錄⑥

# 家居安全

安全的家居處所非常重要，兒童的安全意識和自我照顧的能力都有限，所以要做足安全措施，清除高危陷阱，防止家居意外。尤其要防止兒童意外墮樓、誤飲火水、被門夾傷、被熱食燙傷或進食時哽塞、在浴室滑倒、誤服清潔用品等。

家中的傢具、地板、浴室、廁所及門窗等要安全可靠，小心三尖八角位，不能對兒童構成危險。存放家中的常用物品，亦要小心處理和妥善放好。如電器、電源、爐具、熱水瓶、利器、易碎物品、工具、清潔液、漂白水、火水、腐蝕和化學劑、藥物、燙熱食物等。

## 一些常見家居意外的急救法

### 外傷出血

遇到外傷流血的時候，首先要保持鎮定，將肢體提高，減慢流血速度。用敷料（紗布）直接按壓傷口止血，再加以包紮。若仍未能止血，立即往見家庭醫生或到急症室接受治理。

### 玻璃割傷

若不小心被玻璃碎片插傷，自行把碎片「挑」出來可能會傷及身體其他健康組織，使傷口加深及擴大，甚至會傷及筋骨。最好是用敷料將傷口圍起來，敷料需比傷口高，以免傷口再受到摩擦。之後往見家庭醫生或到急症室接受治理，讓醫生把玻璃碎片取出。

### 燒傷／燙傷

遇到一般的燙傷或燒傷，立即以流動的清水沖洗傷口 5 至 10 分鐘，為傷口降溫，用敷料包紮。對於較大範圍的燙傷和燒傷，在沖洗過後以敷料或乾淨的大毛巾覆蓋，然後往見家庭醫生或到急症室接受治理。處理傷口時，緊記不要塗抹任何藥物，否則傷口表面被遮蔽，會影響醫生對傷勢的評估，也妨礙傷口清洗。另外也切忌自行刺穿傷口上的水泡，以免感染細菌，使傷口發炎。

## 骨折

若不幸弄斷手腳，首先要盡量減低受傷部位的活動，避免已折斷的骨頭互相摩擦而引致骨碎。如果是前臂骨折，可用長條木板或長尺子作夾板，固定手臂，然後再作包紮，包紮時不要包住手指，以免防礙血液循環，之後再用大毛巾作手掛，讓傷了的手有所承托。如果是腿部骨折的話，就要將傷者平躺，用大毛巾摺成條狀置於傷者兩腿之間，然後以其健康的腿借力作夾板，用毛巾將傷者雙腳、雙膝關節及大腿綁起，再將傷者送往醫院。

## 異物入眼／耳

遇到吹沙入眼或其他異物，用清水或眼藥水洗眼。如果異物（如小昆蟲）進入耳朵，就應往耳中倒水、花生油或嬰兒油，讓異物浮出耳外。油可以限制昆蟲的活動能力，防止牠們抓破耳膜。

## 鯁骨／哽塞

鯁骨時，可吞一口飯或麵包，因為吞嚥的動作能將卡在喉嚨的細小骨頭帶出，但如果吞嚥食物未能將骨頭帶出，可以嘗試另外兩個方法：一是用力拍打當事人的背部，以衝擊力協助將骨頭吐出；二是從後抱住當事人的腹部，以雙手用力按壓，迫使骨頭吐出。若未能取出，立即往見醫生或到急症室接受治理。

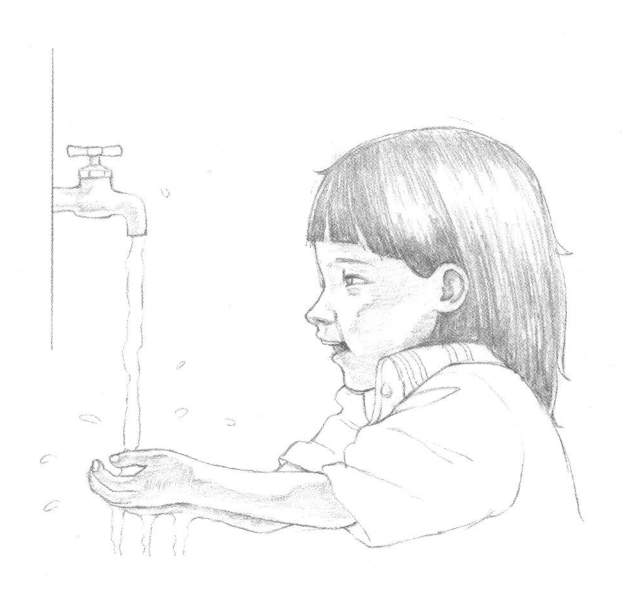

附錄⑦

# 道路安全

馬路和街道上隱藏着各種各樣的危險，兒童在道路上的安全極之重要。小孩大多數都不知道什麼是危險，有些孩子較為頑皮，經常驚險百出，或者造成傷亡，令父母和家人都不安。

- 老師在課堂上教怎樣橫過馬路，教導正確地使用斑馬線，安排警察示範，加強安全觀念。「慢慢走，勿亂跑，馬路如虎口，交通規則要遵守，安全第一，命長久。」
- 一定要不停地教育兒童，養成良好的行為和習慣，時刻提醒小孩在街上不可亂跑，不准橫衝直撞，不得跑離行人路，更不要一邊行一邊玩手機。
- 在繁忙的街道或行人路上時，要與家人貼近，以防失散，並儘可能靠一邊行走，亦須要小心路上的東西及障礙物，防範損傷。
- 教導兒童不可獨自乘搭自動行人電梯及升降機，一定要和大人一起。
- 要特別吩咐小孩留意所有車輛，依照紅綠燈及交通指示過馬路，不可追車，免生危險。
- 小孩坐車時必須要坐定，禁止走來走去、嬉戲、喧嘩和打架，上車落車時要守秩序，留意其他車輛與路人。
- 帶着小孩上街時，要拖着他們的手，縱使是年紀較大的兒童，也得要求他們走在成人的視線範圍內，不得亂跑，同時，可利用環境和實物教導兒童，深化道路安全知識及行為。
- 成人亦要以身作則，給孩子做個好榜樣。

行人和駕駛者同樣是道路使用者，都要依照道路安全指引，安全和有效地使用道路系統，遵守道路使用者規則，以保證安全。

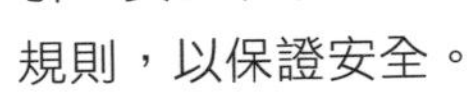

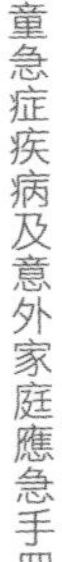

附錄⑧

# 運動及遊樂場安全

運動對小孩的成長和健康都有益，是很重要的日常活動，但是由於兒童未懂事，較容易發生意外，所以要關注運動時的安全，尤其是環境以及器具的安全，並且必須有成年人在場監督。同時，亦要教育兒童不得亂跑亂衝，要遵守規則，不能拿器具來玩、打架或攻擊他人，免生危險。

帶兒童到遊樂場去玩耍，同樣要注意安全。一般的遊樂場處於戶外，出門之前留意天氣報告，雨天和酷熱高溫，以及大太陽天都不適宜去玩。另外，亦要教育兒童不得亂跑，不可走近移動的遊樂設施，例如鞦韆、蹺蹺板等，防範意外。

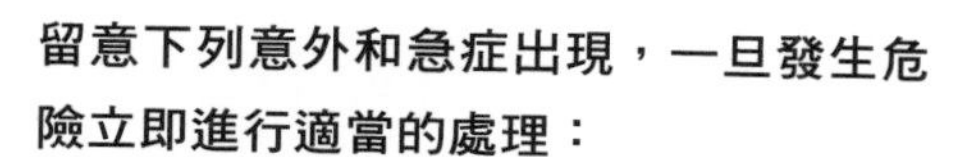

**留意下列意外和急症出現，一旦發生危險立即進行適當的處理：**

★中暑　★脫水
★碰撞　★損傷
★扭傷　★跌倒
★頭傷　★骨折

兒童做運動或到遊樂場的穿着要舒服，帽、清水、糖果零食、太陽油、雨傘、相機等，都能派上用場。還有，要時時提醒兒童不要隨便和陌生人交談，更不可接受他人的東西和食物。

# 急救箱

家中最好設置急救箱，特別是有小孩的家庭。

## 急救箱包括以下各項物品：

- 消毒膠布（藥水膠布）：處理面積較小的傷口。
- 紗布敷料：覆蓋傷口和吸收分泌物。
- 潔淨的棉花球：和消毒藥水用於清潔傷口。
- 繃帶：包括捲軸繃帶（一些有彈性）及三角繃帶（三角巾，參閱 P.188「止血及包紮技巧」一章），以處理不同面積及種類的損傷。
- 敷料鉗
- 消毒藥水：消毒皮膚和清洗傷口。
- 膠布：固定敷料及繃帶。
- 棉花棒
- 70% 消毒火酒
- 用後即棄膠手套
- 圓頭剪刀
- 腰形盆或膠溶液杯
- 外科口罩
- 袋裝面罩
- 探熱器

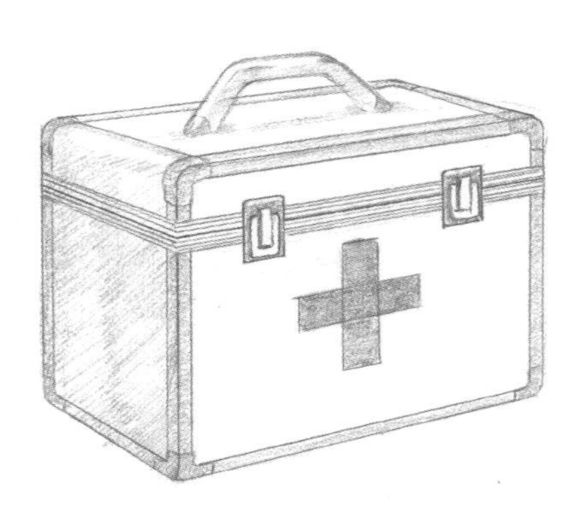

# 救援電話及服務

**緊急電話：999**

## 如何召喚救護車

政府消防處救護車提供緊急救護服務，市民遇有急病，例如休克或需氧氣治療，或受傷而未能自行求診者，可致電 999 熱線或救護車調派中心 2735 3355，要求緊急救護服務。如非嚴重傷病，市民應利用其他途徑往醫院求診。

### 致電者請提供以下資料，使中心更有效率地調派救護車：

- 發生何事（例如有人暈倒、有人受傷、病人等）？
- 詳細事發地點。
- 簡述傷病者情況（例如病人之年齡、性別、病歷、病徵、病狀等，傷者之受傷程度、人數等）。
- 聯絡電話。

### 醫療輔助隊提供的非緊急救護車服務

醫療輔助隊提供的非緊急救護車服務

前往醫院管理局轄下診所就診或由私家醫院轉介的病人，可以使用醫療輔助隊提供的非緊急救護車服務。申請人須填妥申請表格（AMS 52）並由衛生署轄下診所授權的醫護人員或私家醫院的醫務人員簽署。在使用上述服務一個工作天前由已獲授權的醫護人員傳真（2886 5397）至醫療輔助隊非緊急救護車服務總部的控制室，並致電辦事處作進一步核實。

查詢電話：2567 3083

附錄 ⑪

# 救援服務

## 急症室分流制度

醫院管理局轄下十六間設有急症室的公立醫院，已經全部實施分流制度，按照病人病情的輕重緩急而定治理的先後次序，而非按先到先得的方法。當病人抵達急症室後，先由一名經驗豐富及接受特別培訓的護士，對病人的病情嚴重程度作出初步評估，危急的病人會獲得先治理。分流護士會根據病情將病人分為五類：

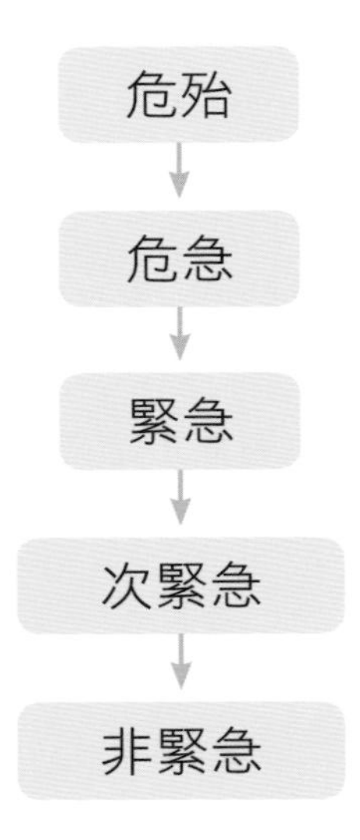


對於情況危殆而生命有即時危險的病人，他們毋須等候，會即時獲得醫護人員治理。至於一些非緊急的病人，則要按抵達急症室的先後次序來輪候，而他們等候的時間亦會較長。

## 分流制度的目標

- 確保病人的病情儘早獲得診斷及評估，並且根據病情的嚴重程度，決定治理的先後次序。
- 減少不必要的延誤。
- 提供簡單的急救方法。

- 採取初步的診斷檢查及治療護理。
- 根據病人的病情，轉送至適當的診治地方，以致有效地調配員工及資源。
- 控制及加快病人流量，以減低急症室病人積聚及混亂的情況。
- 在分流的過程中，透過與病人溝通及慰問，改善病人與醫護人員的關係及部門的形象。
- 即時面見病人，與市民建立良好關係。
- 與入院前的醫療服務提供者作直接溝通。
- 將病人的病情、分流的時間及在分流站接受初步的治理以記錄下來。
- 為員工提供訓練，並作出決定。

分流服務是急症室服務其中重要一環，病人經分流後而決定不接受醫生治療，也需要繳付急症室費用。

註： 資料來源

消防處 http://www.hkfsd.gov.hk/home/chi/amb_info.html

衞生署 http://www.dh.gov.hk/tc_chi/main/main_orhi/list_ph.html

醫院管理局 http://www.ha.org.hk/haho/ho/hesd/100181c.htm

醫療輔助隊 http://www.ams.gov.hk/chi/service.htm#pp2

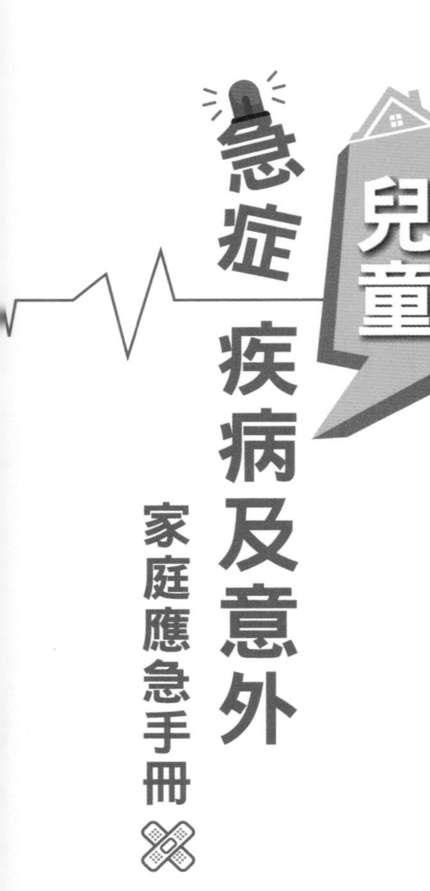



編著

趙長成醫生　方玉輝醫生

編輯

謝妙華

美術設計

Ceci / Carol

插圖

鄭瑞華

排版

辛紅梅

出版者

萬里機構出版有限公司

香港鰂魚涌英皇道1065號東達中心1305室

電話：2564 7511

傳真：2565 5539

電郵：info@wanlibk.com

網址：http://www.wanlibk.com

http://www.facebook.com/wanlibk

發行者

香港聯合書刊物流有限公司

香港新界大埔汀麗路 36 號

中華商務印刷大廈 3 字樓

電話：2150 2100

傳真：2407 3062

電郵：info@suplogistics.com.hk

承印者

中華商務彩色印刷有限公司

香港新界大埔汀麗路 36 號

出版日期

二零一八年十月第一次印刷





Published in Hong Kong

ISBN 978-962-14-6709-6